GAODENGYUANXIAO　TONGJIXUE　JINGPINJIAOCAI

高等院校统计学精品教材

医学科研设计与统计分析

主　编：吴　骋　贺　佳　郑加麟

副主编：何　倩　金志超　叶小飞

　　　　张新佶　许金芳　王　奕

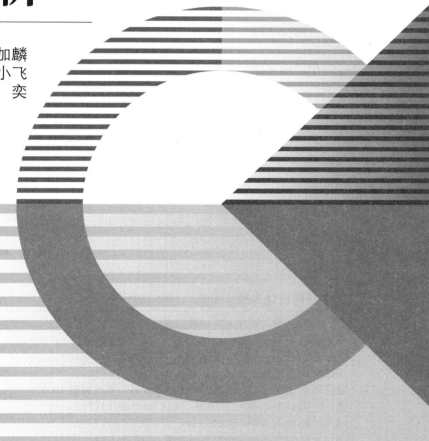

U0364347

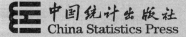

中国统计出版社
China Statistics Press

图书在版编目（ＣＩＰ）数据

医学科研设计与统计分析 / 吴骋，贺佳，郑加麟主编. -- 北京：中国统计出版社，2020.8

高等院校统计学精品教材

ISBN 978-7-5037-9185-7

Ⅰ.①医… Ⅱ.①吴…②贺…③郑… Ⅲ.①医学—科学研究—研究方法—高等学校—教材②医学统计—统计分析—高等学校—教材 Ⅳ.①R-3②R195.1

中国版本图书馆 CIP 数据核字(2020)第 110187 号

医学科研设计与统计分析

| 作 者/吴骋 贺佳 郑加麟 |
| 责任编辑/徐颖 |
| 封面设计/杨超 |
| 出版发行/中国统计出版社有限公司 |
| 通信地址/北京市丰台区西三环南路甲 6 号 邮政编码/100073 |
| 电 话/邮购(010)63376909 书店 (010)68783171 |
| 网 址/http://www.zgtjcbs.com |
| 印 刷/河北鑫兆源印刷有限公司 |
| 经 销/新华书店 |
| 开 本/787×1092mm 1/16 |
| 字 数/318 千字 |
| 印 张/15 |
| 版 别/2020 年 8 月第 1 版 |
| 版 次/2020 年 8 月第 1 次印刷 |
| 定 价/55.00 元 |

《医学科研设计与统计分析》
编辑委员会

前 言

　　医学科学研究工作可分为五个阶段——科研选题、科研设计、科研实施、资料的整理与分析、总结与发表。其中，科研设计是对研究的具体内容、方法进行设想、计划与安排的过程，是整个研究工作中的关键环节。科学合理的设计是研究成功的基石，反之则可能使其面临失败的风险。科研设计通常分为专业设计和统计设计两部分，其中专业设计旨在保证研究的先进性、独创性和实用性，而统计设计是运用统计学方法合理安排实验因素，有效地控制非实验因素的影响，提高研究的质量和效率，保证研究结果的科学性和可靠性。有文献报道，在中华系列医学期刊上发表的学术论文，统计设计方面的错误率高达70%，统计学方法的误用率达到30%以上。目前很多期刊，特别是国外著名医学期刊，如The Lancet、JAMA等，在研究开始前均要求将研究方案进行登记注册，将设计要点公示。由此可见研究设计在医学科研中的重要性。

　　本书从医学科研的各类实际问题出发，以"案例提出—问题分析—实验设计—统计方法—软件实现—结果解释—问题解决"为各章节的撰写结构，注重介绍解决问题的思路和方法，如何得到可信的、有指导实践意义的结论，取材强调实用，理论力求简洁严谨，将科学性和实用性相结合。读者根据所遇到的问题找到相应的章节，了解并熟悉从设计到分析，以及做出结论的解决问题的全过程。特别地，本书对于研究设计中的样本量估算给出了PASS软件的操作过程、截图与参数设置说明，对于随机化方法和分析中所用到的统计方法均给出了SAS程序加以实现，操作简便，读者无须进行烦琐的计算就可以在科研工作中科学、正确地运用统计设计与统计分析，合理、高效地进行医学科研，达到设计正确、结果可靠、结论可信。

　　本书共十一章。从内容上整体可分为四个部分，包括概述、实验性研究设计及分析、观察性研究设计及分析、医学对医学科研设计的基本概念及医学科研工作的基本步骤进行概述。第二章至第六章详细介绍了实验设计的基础知识、常见的单因素与多因素实验设计及统计分析方法；临床试验设计的基础知识、常用的临床试验设计方法及统计分析，包括单组目标值设计、平行组设计、交叉设计、成组序贯设计等；以及诊断试验的设计及统计分析。第七章至第十章详细介绍了观察性研究设计的基础知识和三类常用的观察性研究设计的方法及统计分析，包括横断面研究、病例对照研究和队列研究。第十一章介绍了医学科研论文撰写的基本格式以及常用的医学研究设计的报告规范，以帮助读者更为科学规范地报告研究结果。

海军军医大学军队卫生统计学教研室的科研设计与统计分析课程已开设了近二十年，与国家精品资源共享课程《医学统计学》相辅相成，深受学生欢迎。同时，近年来本科室承担的国家级继续医学教育项目也以此作为主要培训内容，在国内已连续举办几十场，广受好评。本书融合了任课老师多年的授课实践经验，强调科学与实用并重，设计以实例讲解，相应的设计方法与统计分析辅以国际公认的统计软件实现，科学但不枯燥，实用却又不失严谨，编写方式新颖独特，简捷适用。

本书适合基础医学、临床医学、预防医学、影像医学、公共事业管理和护理学等专业的本科生、研究生，以及医学科研工作人员阅读、参考。也可以作为《医学统计学》课程的辅助教材。

全书由吴骋、贺佳、郑加麟总纂、修改定稿。其中：第一章由吴骋、贺佳、郑加麟编写；第二章由贺佳、吴骋、郭晓晶编写；第三章由金志超编写；第四章由王睿、郭轶斌编写；第五章由张新佶、秦婴逸编写；第六章由何倩编写；第七章由陈琪、艾自胜编写；第八章由赵艳芳编写；第九章由许金芳编写；第十章由叶小飞编写；第十一章由郭威、王奕编写。因编者的能力有限，书中不足之处还望广大读者提出宝贵的意见和建议。

吴骋　贺佳　郑加麟
2020年6月于上海

目　　录

第一章 绪 论

医学研究历经漫长的发展，循证医学（evidence-based medicine, EBM）的理念已深入人心，如何获得可靠的"证据"成为医学研究的主要问题之一。研究设计是开展医学研究的第一步，包括专业设计和统计设计。著名统计学家R. A. Fisher曾指出："To call in the statistician after the experiment is done may be no more than asking him to perform a postmortem examination: he may be able to say what the experiment died of." 意思是说，当实验结束后寻求统计学家的帮助，就好像请他为实验进行尸体解剖，统计学家可能只能告诉你实验失败的原因。充分体现了统计设计在医学研究中的重要性。

第一节 医学科研设计的基本概念

医学科研设计是对医学科研具体内容与方法的设想和计划安排，是保证课题能否取得预期结果的重要一环。如果设计不合理、不严谨，将会导致整个研究工作的失败，造成人力、物力和时间的浪费。与其他的科学研究不同，医学研究有其特殊性，因此医学科研设计也有其特殊的要求。下面，首先介绍一下医学研究的特点。

一、医学研究的特点

由于医学研究与其他学科研究在研究对象、研究内容及研究目标等方面的差异，使医学研究具有许多与其他学科领域研究不同的特点，主要包括：

第一，研究条件不易控制。医学研究的对象主要是人和动物，以人多见。由于人同时具有生物属性和社会属性，以人为对象的研究要比以动物为对象的研究复杂得多，实验条件也难以控制。

第二，研究周期较长。在不了解实验对人体可能产生的影响或危害的情况下，不允许研究者按自己的意愿在人体上直接进行试验，而需要采用模拟的方法，先建立动物模型，在充分了解实验对动物所产生的效应后，方可进一步进行人体试验。动物实验的目的是为人体试验做准备，从动物实验到人体试验需要的时间周期可能很长。

第三，实验对象个体差异大、影响因素多，实验结果变异程度大。人在形态、生理和精神等方面的个体差异大，影响医学研究结果的因素多。因此，在研究的设计、实施和结果分析时要充分考虑、合理控制可能的影响因素。否则，得到的实验结果就可能无法正确地反映真实情况。

第四，涉及伦理道德问题。在以人为研究对象的研究中，经常涉及伦理和道德问题，所以在人体研究中应遵循知情同意的原则，并注意保护个人隐私。目前，动物的伦理问题也越来越受到研究者们的重视。

鉴于医学研究的这些特点，医学研究设计也有相应的严格要求。如：考虑到个体变异，研究中需具备一定数量的观测，即样本量；为了平衡研究因素以外的其他因素的干扰，需设立对照组等。

二、常见的医学科研设计类型

根据研究者是否能主动地对研究对象施加干预，医学研究可以分为两大类：研究者可以主动施加干预的实验性研究（experimental study）和研究者无法主动施加干预的观察性研究（observational study）。医学研究的类型不同，其设计方法有所不同。

（一）实验性研究

实验（experiment）一词来源于拉丁语 experiri，是指在人为地控制一些条件与因素的基础上，对研究对象施加干预措施，观察或测量由此引起的结构、功能、生化或疾病过程的变化，这种变化以效应指标来表示，通过相应的效应指标揭示事物发生发展的规律性。其主要特点是研究者能主动地对研究对象施加干预，常能进行随机分组。如为考察某种药物的三种不同剂量对大白鼠肝脏ATP含量的影响，研究者可以将同种属、体重相近、性别相同的大白鼠随机分成3组，对不同组别的大白鼠给予不同剂量的药物，一段时间后测量不同组别大白鼠肝脏中ATP的含量。这里，研究者主动地给予不同组别的大白鼠不同剂量的药物，即为干预。

根据研究对象的不同，实验性研究分为以动物或生物材料为研究对象的动物实验（animal experiment）、以人为研究对象的临床试验（clinical trial）和以人群为研究对象的社区干预试验（community intervention trial）。

1. 动物实验是以动物、微生物或生物材料等作为研究对象。常开展一些不易在人体上进行的研究。如毒物的致畸、致癌、致突变实验，药理实验损伤、手术的病理变化实验研究等。其优点包括：可以严格控制实验，使研究设计更严密，在比较实验中可使各组间的可比性更好。但动物实验也有其局限性，需注意以下几点：

（1）动物实验的结果不能直接用来解释人类的疾病现象。如用臭咸菜卤（浓缩）或霉玉米在小白鼠中诱发肝癌成功，并不能说明这两者就是人类肝癌的病因，还需更多的研究才能证实这一点。

（2）动物种系间生物学特点存在差异。不同种系的动物有不同的生物学特点（包括发病特点），有些动物易患肝癌，有些动物好发乳腺癌，因而应设立同一种系的动物做对照，以鉴别某种物质的致癌性。

（3）动物实验中，常会发生意外死亡。一方面应尽量防止这种情况的发生；另一方面，一旦有动物死亡，要分清是实验药物中毒还是其他原因死亡。要根据研究工作的实际情况决定是否放弃死亡动物的实验数据，决不能一律弃之。

2. 临床试验是以人作为研究对象，对治疗效果做出评价的实验性研究。一般局限于对受试者身心无损伤的试验。可以是短期观察，也可以是中期或远期追踪观察，目的多是为了观察某种药物或疗法的安全性和疗效。如采用某新型化学药物治疗类风湿性关节炎的安全性和疗效等。

3. 社区干预试验是以社区人群作为对象的实验性研究。多在某一地区的人群中进行，持续时间一般较长，其目的是观察某项保护措施对抑制某种危险因素致病的效果。如观察新生儿注射乙肝疫苗对预防乙型肝炎的作用；在克山病流行地区对人群加服硒剂，观察克山病发病率的变化等。

针对实验性研究的设计称为实验设计（experimental design）。根据实验性研究的特点与分类，实验设计中动物实验与临床试验的研究对象接受何种干预措施最好由随机分配而定，以使各处理组间受试对象具有较好的均衡性，即除处理因素外，其他因素在不同组间应保持均衡，具有可比性，从而可以客观地评价干预措施的作用；实验设计能将多种干预措施同时安排在较少次数的实验之中，更有效地控制误差，达到高效、精确的目的。

实验设计的有关概念、常用设计类型及分析方法，将分别在第二章、第三章进行介绍。以人为研究对象的临床试验设计与分析方法将在第四章、第五章进行介绍，评价诊断技术的诊断试验的设计与分析方法将在第六章进行介绍。

（二）观察性研究

观察性研究中，研究者只是"被动"地观察客观情况，不对研究对象施加任何干预措施，无须或者不能对研究对象进行随机分组。如调查了解2019年某市40岁以上居民冠心病患病率。该市40岁以上居民冠心病的患病率在调查时已经客观存在，研究者只需客观记录调查结果。

观察性研究按照研究目的常分为描述性研究和分析性研究。描述性研究以描述人群的疾病或健康状态在人群、时间、地区的分布和强度为目的，常可通过样本数据估计和推断总体参数。常用方法为横断面研究（cross-sectional study）。如欲了解2019年某市40岁以上居民冠心病患病率，采用抽样调查的方法抽取了3000名该市40岁以上居民进行调查，根据调查数据推断全市40岁以上居民冠心病患病率，了解疾病分布特征、探索疾病的关联因素。分析性研究以探索和验证病因假说为主要目的，发现疾病与健康的危险因素，估计其对疾病与健康的作用大小，为干预措施的制定提供依据。常用方法为病例对照研究（case-control study）和队列研究（cohort study）。如历史上对吸烟与肺癌关系的研究，就是先通过病例对照研究发现吸烟与肺癌的关联，提出病因假说，后通过队列研究进行验证。常用的观察性研究设计及分析方法将在第七章至第十章进行介绍。

一般而言，实验性研究与观察性研究相比能更好地控制研究误差，两者在统计设计上也不尽相同。但两种设计方法并非彼此完全独立，实际工作中经常结合应用，相互补充。观察性研究可为实验性研究提供线索，而实验性研究的结果又必须回到现场实践去验证，再通过观察性研究来说明。如开发新药通常经过如下研究阶段：低等动物→高等动物→人体，如果是预防性药物还需进行人群的预防性干预试验，以及后续的药物安全性观察。设计方法经历了实验设计、临床试验设计和调查设计的过程。尽管观察性研究在流行病学与病因学研究中具有重要的地位，但是研究所得的线索，往往需要实验室与临床试验的进一步结合研究，才可能得到较为可靠的结论。

近年来，随着医疗大数据的逐渐形成与完善，医学研究领域对真实世界研究（real world study, RWS）的关注度日益增加。从个人电子健康数据，各级医疗机构、医保部门、医药监管部门电子数据库到区域级、国家级海量数据库平台的建立，为基于高质量数据开展真实世界研究提供了极大的便利。美国食品药品监督管理局（Food and Drug Administration，FDA）和原国家食品药品监督管理总局（China Food and Drug Administration, CFDA）（现为国家市场监督管理总局）分别于2016年7月和2017年10月发布了相关草案和意见，表明了对医疗器械法规决策和临床急需药品医疗器械审批中采用真实世界研究证据的接纳态度。

2018年8月吴阶平医学基金会发布了《真实世界研究指南》，以期促进RWS研究在我国更好地开展。该指南将真实世界研究定义为："对临床常规产生的真实世界数据进行系统性收集并进行分析的研究，与随机对照临床试验（randomized controlled trial, RCT）是互补的关系，并不对立。"2019年5月，国家药品监督管理局药品审评中心（Center for Drug Evaluation，CDE）发布了《真实世界证据支持药物研发的基本考虑（征求意见稿）》，旨在厘清药物研发中真实世界研究的相关定义，明确真实世界证据在药物研发中的地位和适用范围，探究真实世界证据的评价原则，为利用真实世界证据支持药物研发提供科学可行的指导意见。该文件指出："广义的真实世界研究既包括以自然人群为对象的研究，也包括以临床人群为对象的研究；后者所得到的真实世界证据既可用于支持医疗产品研发与监管决策，也可用于其他科学目的。"针对用于支持医疗产品研发与监管决策的真实世界研究，CDE给出的定义为："在真实世界环境下收集与患者有关的数据（真实世界数据），通过分析，获得医疗产品的使用价值及潜在获益或风险的临床证据（真实世界证据），其主要研究类型是观察性研究，也可以是实用临床试验。"

从上述两个定义可以看出，真实世界研究并不是一种研究设计，而是基于真实世界数据开展的进而获得真实世界证据的研究统称，其设计类型多样，不仅包括前述的所有观察性研究，也包括有干预的实验性研究，如实用临床试验（pragmatic clinical trial, PCT）。真实世界研究涉及的问题一般围绕病因、诊断、治疗、预后及临床预测，以及药物经济学等方面展开。既可以基于已有数据库开展回顾性研究，也可以前瞻性地采集数据。在开展真实世界研究前，一定要明确医学研究问题和设计类型，符合相应设计类型的数据整合、清洗与管理、统计分析、结果解读和评价、结果报告规范等要求。特别需要注意，真实世界研究未对或无法对研究条件加以严格控制，常常存在偏倚（bias），限制其在因果关系上的推理和解读。因此，为了减少潜在偏倚，真实世界研究需要进行谨慎而周密的研究设计，制定研究方案和统计分析计划。

第二节 医学科研工作的基本步骤

开展一项医学科研工作大体要经过五个基本步骤：科研选题、科研设计、数据采集与整理、数据分析、研究结论与研究报告。五个步骤丝丝相扣，密不可分。完成好一项研究，既要有扎实的专业知识，也要有严谨的统计思维与正确的统计设计与分析方法。

一、科研选题

医学科研选题就是确定所要研究的题目。选题的好坏决定了研究的价值。科研人员选题一般是在原有工作的基础上，或是在非常熟悉的研究领域，经过长期的观察和反复思考拟定的，选题要具有创新性、先进性、较好的研究价值与科学意义。

第一，准备工作。在确定科研选题前，必须充分查阅大量国内外有关文献资料，熟悉本研究领域的国内外最新研究进展，并精读一部分前沿文献，寻找突破点，论述问题，提出假说，在现有研究结果的基础上，结合自身特点，提出具体、可行的研究目标。

第二，选题原则。确定一个好的研究课题，必须严格遵循创新性、先进性、科学性和可行性的基本原则。其中，创新性是科研工作中最重要的原则。创新是指别人没有研究和涉及的问题，是本学科或领域的研究空白点，或者是别人虽对此研究过，但你的研究将会在理论或应用上有新的发展和补充。在重点考虑创新性的同时兼顾其他"三性"，根据具体情况全面分析和考虑，使四项原则达到协调统一。

第三，研究条件和优势。科研经费一般比较有限，因此在选题时还要考虑课题组的研究工作基础、实验室仪器和设备条件等因素，以便准确地把握课题的研究目标和研究方向。因此，选题时选择已有研究基础且形成优势的领域进行深入研究是非常有必要的。

二、科研设计

科研设计是对医学科研项目实施的整体规划，形成清晰、明确、严谨、对研究具有指导价值的研究方案（protocol），通常包括专业设计与统计设计两方面内容。专业设计是在科研选题的基础上确定主要研究问题、次要研究问题、研究对象、结局指标等；而统计设计，则如第一节所述，根据医学科研的特点与不同类型，科研设计的内容也不尽相同，整体上分为实验设计与观察性研究设计。

科研设计不仅要以丰富坚实的专业知识、统计学知识和科学的方法学作为基础，还要注意实验误差的控制和统计计划的制定，从而得到严谨、科学、高效的研究方案。对于所有在人体中或采用人体标本进行的临床研究，在形成研究方案后，应先在WHO国际临床试验注册平台一级注册机构，或者向其提供数据的美国临床试验注册中心的网站上进行注册，以增加临床试验信息的透明度、减少发表偏倚，保障临床试验质量、增加试验过程的规范性和试验结果的可信度。美国临床试验注册中心的网址为https://clinicaltrials.gov，我国的临床研究注册中心网址为http://www.chictr.org.cn。这两个注册中心是我国研究者较为常用的，可任选其一进行注册。注册成功后每个研究可获得唯一的全球通用识别码（Universal Trial Number，UTN），后期发表研究成果时需在文中提供。

三、数据采集与整理

医学研究的实施过程也可以看成是对数据进行采集的过程，可信的结果源于可靠的数据和正确的分析、准确的推断。而高质量的数据采集是基础。医学研究的数据来源主要包括：医疗卫生工作的各类统计报表、已有的医疗卫生信息数据库、专项研究数据。无论是哪种数据来源均应严格按照研究设计方案执行，有效地控制一切可能干扰研究结果的因素。

对于前瞻性的专项研究，在实施前应对所有参与研究的人员进行培训，以保证各种处理方法和结果的记录按照统一标准进行。在数据记录时，应做到及时、准确、忠实，不应主观剔除异常值，而应该查明原因、核查纠正。借助良好的数据采集软件，如电子数据采集系统（electronic data collection, EDC），常常可以保证数据质量。而对于基于已有的日常数据（routine data）开展的研究，如电子病历（electronic medical record, EMR）、电子健康档案（electronic health record, EHR）等，由于数据的采集并非为某特定研究目的而设计，常常具有分散、异质性高、完整性及准确性欠佳等问题。因此，在开展研究前，首先要根据研究问题，考察数据中是否含有研究所需要的必要的基线信息、相关混杂因素和主要研究结局等关键数据；其次进行数据质量评估，包含数据的完整性、规范性、逻辑性、准确性及可溯源性。其中，完整性是指数据是否存在缺失值；规范性是指数据是否按照字典规定的值域填写；逻辑性是指关联变量之间是否符合逻辑关系，如时间变量是否满足治疗过程的先后顺序；准确性是指数据是否符合实际情况；可溯源性是指数据的来源是否可追溯。对于存在质量问题的数据，如缺失数据，在能够溯源的情况下，应尽可能补全或修正；对于无法溯源的情况，则展开探索性分析，明确缺失值在各个研究因素中的分布情况，判断其分布是否随机，如有偏倚，则需考虑后期分层分析。

四、数据分析

在医学研究领域中，实验或调查的结果往往是不确定的随机现象。发现随机现象背后所隐藏的事件发生、发展的必然规律，是统计方法应用的显著特征。医学统计方法在医学科研中的运用主要有三个方面：一是以正确的方式收集资料，这种"正确的方式"须在科研设计时确定，已在第三部分进行了介绍。二是描述资料的统计特征。如数据归类简化、统计指标的选择与计算、统计结果的表达等。这里的描述仅针对样本。三是统计推断，得出正确结论。如根据不同的分布特点，对实验或观察结果存在的差异和关联做出统计推断，即由样本特征推断得到总体的结论。由于研究设计不同，实验性研究与观察性研究所采用的统计方法与分析时需考虑的因素也有较大差异。如实验性研究中研究对象同质性较好，且通过设置对照、随机化、实施盲法等手段使比较组间的研究对象特征分布均衡可比，统计分析常无须过多考虑混杂因素的影响；而在观察性研究中研究对象的纳入、排除限制较少、异质性较大，常存在潜在的偏倚和混杂，统计分析方法需关注如何减小和控制这些偏倚和混杂。并且，除了控制已观测到的混杂因素外，还需考虑未观测到的混杂因素的影响。常需采用多因素统计方法、多变量回归模型、机器学习方法等分析数据，并进行敏感性分析评价分析结果的稳健性。

可见，正确掌握和运用统计方法是科研中最重要的基本功之一，从科研课题的选题、设计、实施、分析到总结成文的全过程中，统计方法已渗透到各个环节，尤其是设计阶段。有的研究在设计阶段未考虑统计方法，得到数据以后再咨询统计学专家，这样的例子屡见不鲜，而其结果就可能如R. A. Fisher所说"统计学家或许只能告诉你研究失败的原因"。因此，没有坚实的专业基础和必要的统计学知识是不可能圆满完成科研课题的。

五、研究结论与报告

有了好的选题、设计、严格的实施与正确的分析之后，如何报告研究结果、给出合理的科研结论是医学科研成果分享的重要一步。

科研结论要根据观察事实与统计分析结果，运用分析、综合、归纳与演绎的方法，把感性认识上升为理性概念。在总结概括时应注意：首先，根据已有的研究数据来推理。在推理中既要不违背公理，又要不拘泥于传统观念，应当在继承的基础上发展，推陈出新。其次，按照本次研究的范围做出结论，即推断在科研设计时所确定的总体的特征，轻易外延推断可能导致错误的结论。

科研结论发表的常见形式是撰写科研论文。研究完成后应全面衡量研究的学术水平，选定相应的杂志，根据其要求进行论文撰写、投稿。科研论文撰写时有其基本格式与相应的统计学要求，如动物临床前研究报告规范（ARRIVE清单）、随机对照试验（RCT）的研究报告规范（CONSORT声明）、诊断试验的报告规范（STARD清单）、观察性研究的报告规范（STROBE声明）等。科研论文撰写的基本格式与要求，以及常用的报告规范将在第十一章进行介绍。在论文发表之后，还需要注意收集论文被他人引用的情况与评价。

医学科研的上述五个基本环节中，选题和设计是最重要的两个步骤，能否把握住这两个环节，是科研成败的关键。

思考题

1. 常见的医学研究类型包括哪些？分别具有怎样的特征？
2. 医学科研工作的基本步骤是什么？各个步骤之间具有怎样的关系？

第二章 实验设计的基础知识

实验性研究的主要目的是阐明某种或某些干预措施对研究对象产生的效应。

例2.1 为研究饲料中维生素E的缺乏对大鼠肝中维生素A含量的影响，将大鼠随机分为两个组，第一组给予缺乏维生素E的饲料，第二组给予正常饲料，一段时间后将大鼠处死，测量并比较两组大鼠肝中维生素A的含量，来评价饲料中维生素E的缺乏对肝中维生素A含量的影响。

在这一研究过程中，研究者需要确定三个基本要素：1.采取怎样的干预措施，如给予正常饲料或缺乏维生素E的饲料。2.作用于何种研究对象，如大鼠。3.哪些指标可以反映干预措施作用于研究对象后产生的效果，如大鼠肝中维生素A的含量。

实验设计中，上述三个要素分别称为：处理因素、受试对象和实验效应。具备了这三个要素后就可以依据一定的设计原则将其组合起来进行实验。后文将首先介绍实验设计中基本要素的确定与实验设计的原则。

第一节 实验设计的基本要素

实验性研究的基本要素包括处理因素、受试对象和实验效应三个部分。如用两种降压药治疗高血压病人，观察比较两组病人血压值的下降情况，这里的降压药即为处理因素，高血压病人即为受试对象，血压下降值即为实验效应。这三个部分缺一不可。基本要素确定的正确与否，会直接影响实验结果，在实验设计中占有重要的地位。

一、处理因素

处理因素（treatment factor），又称研究因素（study factor），指研究者根据研究目的，欲施加或欲观察的能作用于受试对象并引起直接或间接效应的因素。一般都是外部施加的因素，如欲施加给大白鼠的某种药物等。因素在实验中所处的状态称为水平（level），亦称处理。根据处理因素个数的多少，可将实验分为单因素实验和多因素实验。如例2.1中只有一个处理因素"不同饲料喂养"，是单因素实验，但是该处理因素有2个水平，即"缺乏维生素E的饲料喂养"和"正常饲料喂养"。与处理因素相对应，与研究目的无关，也能使受试对象产生效应的因素称为"非处理因素"，如实验动物的窝别、体重，实验时的季节、气温等。这些因素均可能影响实验结果，当非处理因素的作用干扰了处理因素的作用，夸大或缩小了处理效应时，又称为混杂因素（confounding factor）。在确定处理因素的同时，应该根据专业知识与实验条件，找出混杂因素加以控制，以保证将处理因素的作用真实地反映出来。确定处理因素时一般应注意：

（一）抓住实验中的主要因素

实验中的主要因素通常根据以往研究的基础提出。一次实验所设计的处理因素不宜太多，否则会使分组增多，受试对象的例数增多，需要控制的非处理因素增多，难以实施。而处理因素过少，又难以提高实验的广度和深度。因此，常根据研究目的确定 1~2 个主要的、关键性的处理因素。

（二）找出非处理因素

非处理因素虽然不是研究因素，但其中有些可能会影响实验结果，称为混杂因素，产生混杂偏倚。如两种降压药治疗高血压病人的临床试验中，不同年龄、性别的降压效果可能不一样，年龄、性别作为非处理因素，可能会影响两种降压药疗效的比较。即当两组病人的年龄、性别构成不同时，可能影响两种降压药疗效的比较。设计时明确了非处理因素，可以通过一定的设计原则消除其对实验结果的干扰。

（三）处理因素必须标准化

处理因素的标准化是指在整个实验过程中，处理因素的性质、强度、作用途径等应该始终保持一致，如果实验的处理因素是药物，则药物的剂量、出厂批号、用药时间等都应在整个实验中保持相同；如果是某种手术方法，则需要在实验前对实施手术的人进行培训，并进行一致性检验，确保所实施的手术符合统一的标准。

二、受试对象

受试对象（study subject）是处理因素作用的客体，又称实验对象（experimental subject）。实验对象代表的是根据研究目的而确定的观察总体。医学研究的受试对象一般分为人、动物和生物材料（血清、细胞等），在实验开始前必须对受试对象的条件做出严格的规定，以保证其同质性。

（一）受试对象应满足两个基本条件：对处理因素敏感、反应稳定

如观察某药物治疗高血压的疗效，一般Ⅲ期高血压患者对药物不够敏感，而Ⅰ期患者本身血压波动较大，因此宜选择Ⅱ期高血压患者为受试对象。

（二）受试对象应具有明确的入选标准

如动物实验时，受试动物的种属、性别、体重和窝别要具有可比性，因为这些条件可能影响实验结果。临床试验时，应根据研究目的拟定严格的纳入排除标准，如知情同意、年龄、性别、症状等，对受试对象进行筛选，保护受试对象利益的同时，保证受试对象具有较好的行为能力，能确保研究的顺利进行，如妊娠试验为阳性的女性不能纳入研究，非精神类药物的研究中患有精神疾病的患者不能纳入等。

三、实验效应

实验效应（experimental effect）是处理因素作用于受试对象的反应和结果，通过具

体的观察指标来表达。如果指标选择不当，未能准确地反应处理因素的作用，所获得的研究结果就缺乏科学性，因此选择恰当的观察指标是关系研究成败的重要环节。选择观察指标的依据是：客观性强、特异性与敏感性高。

（一）客观性强

观察指标有主观指标与客观指标两种。主观指标是由受试者回答或医生定性判断来描述观察结果，如疼痛的程度，易受研究者和受试对象心理因素的影响；而客观指标是借助仪器、工具等手段进行测量来反映观察结果，比主观指标准确、可信。因此，实验设计中应尽量选用易于量化的客观指标作为实验观察指标。如实验室检查化验数据、仪器测量数据等，这些数据比临床问诊获得的资料客观、可靠。例如要评价某药对胃溃疡的疗效，用胃镜检查结果作为观察指标比用病人对疗效的自我评价作为观察指标更加客观。必须使用主观指标时，如评价镇痛药物的效果，需要借助病人疼痛程度的主观描述加以反映，可以采用一定的措施来量化主观指标，如借助疼痛测量尺，尺的正面为微笑符号☺（不痛）到悲伤符号☹（非常痛），在两者之间设置游标，面向受试对象，让其根据疼痛感觉划动游标，选择两个等级之间的某个位置；而尺的背面为 0~10 的评分，反映疼痛由轻到重的等级，面向测试者，根据病人所划动的游标位置进行记录，由此采用统一的标准，将病人的主观疼痛感觉量化。

（二）特异性与敏感性高

特异性（specificity）反映指标鉴别真阴性的能力，敏感性（sensitivity）反映指标检出真阳性的能力。选择的指标应能反映处理因素的效应，高特异性、高敏感性是指标可用性的较好体现。特异性高的指标能较好地揭示处理因素的作用，不易受混杂因素的干扰。如甲胎蛋白（AFP）对于原发性肝癌就是特异性较高的指标。血糖高低是诊断糖尿病患者的基本依据，在糖尿病研究中特异性较高。而敏感性高的指标可以减少假阴性率。如血沉在结核活动期明显升高，属敏感性高的指标，但它在风湿病活跃期也发生改变，显然对研究结核病不具有高特异性，仅能作为辅助指标或次要指标。缺铁性贫血的研究中，可以选择临床症状、体征，也可以选择血红蛋白含量作为观测指标，但这些指标只有在缺铁性贫血比较严重的情况下才有较大改变，不够灵敏，而血清铁蛋白会随着疾病的变化发生改变，是敏感性较高的指标。

第二节　实验设计的原则

从统计学角度讲，严格设计的实验条件下收集资料，不仅可以减少或避免实验过程中可能产生的偏倚，而且可以用最小的消耗获取最多的信息。实验设计中应遵循三个基本原则：对照、重复、随机化。

一、对照原则

对照（control）是指在确定接受研究者感兴趣的"处理（treatment）"的实验组时，

要同时设立不施加所感兴趣的处理的对照组，如例 2.1 中给予缺乏维生素 E 的饲料即为研究者感兴趣的"处理"，该组为实验组；而给予正常饲料的组别为对照组。有时，也可以在实验中设立若干个实验组，一个对照组，该对照组所施加的干预措施的结果是已知或公认的。

（一）设置对照的意义

有比较才有鉴别。设置对照的目的就是在同样的实验条件下，验证研究者感兴趣的"处理"所产生的效应与已知或公认的结果有无差异。设立对照可以使处理因素不同水平的差别有一个科学的对比，消除非处理因素对实验结果的影响，把处理因素的效应充分显示出来。因此，设立对照是平衡各种已知的非处理因素造成的系统误差的基本措施。

（二）设置对照的原则

设置对照组，必须遵循"齐同对比"的原则，即"均衡性"原则，即要求在相互比较的各组间，除了给予的处理因素的水平不同外，其他对实验效应有影响的非处理因素尽量均衡一致。

（三）常用的对照形式

1. 空白对照（blank control）：指对照组不给予任何处理。该对照形式反映了观察对象在实验过程中的自然变化。如研究某药物的抑瘤效果，将大白鼠染瘤后，实验组大白鼠的饲料中投放该药物，对照组大白鼠的饲料中不投放。由于空白对照容易引起实验组和对照组受试对象的心理差异，从而影响实验效果的测定，因此，临床试验不宜使用空白对照。

2. 标准对照（standard control）：用现有标准值或正常值做对照，或者以标准品或标准效应作为对照。如在临床研究中常以当前公认的阳性药物（或疗法）作为对照，来衡量试验药物（或疗法）的安全性和有效性。

3. 实验对照（experimental control）：对照组不施加感兴趣的处理，但施加某些有关的实验因素。常用于有刺激、有损伤的动物实验，如假注射、假手术等，其目的是使两组动物所受到的刺激、损伤相同，以避免施加处理的方式可能对动物产生的影响。如研究某种注射剂的效果，实验组动物注射该制剂，而对照组动物注射无药理作用的生理盐水，使两组动物均接受注射，接受的刺激与损伤保持一致。

4. 自身对照（self-control）：对照与实验在同一受试者身上进行。如选用双下肢烧伤程度相同的病人，一侧采用阳性药物，另一侧采用试验药物，从而避免个体差异引起的误差。

需要注意的是，通常不宜仅设立一个处理组，对该组受试对象用药前后的情况进行对比，即自身前后对照设计。特别是对有短期自愈倾向或周期性发作倾向的疾病。因为，实验前后的某些因素可能发生变化，时间、环境等均可能很大程度上影响到实验结果，难以反映药物作用的真实效应。如果需要考察服药前后的变化，通常要同时设立一个平行对照组，也观察其处理前后的变化情况，将两组接受干预前后变化的差值进行比较，以控制非处理因素的影响。

在临床试验中，还会用到一些其他形式的对照，如安慰剂对照、多剂量组对照等，详见第四章。

二、重复原则

重复（replication）原则是指接受相同处理的受试对象不止一个，即每个处理组都要有一定的样本例数，以反映个体变异，估计实验误差，提高实验结果的可靠性。每个处理组究竟至少需要多大的样本含量，可根据不同实验设计的要求，用专门的统计方法进行估计。通常实验所需的样本含量 n 受以下四个因素的影响：1. 假设检验的 I 类错误的概率 α；2. 假设检验的 II 类错误的概率 β，其中检验效能 power $=1-\beta$；3. 总体参数的估计值，如标准差 σ、均数 μ 或发生率 π；4. 处理组间的差别 δ，$\delta=\mu_1-\mu_2$ 或 $\delta=\pi_1-\pi_2$。其中，α 和 β 由研究者根据研究目的事先给定，α、β 的取值越小，实验所需的样本含量 n 越大；总体参数的估计值和 δ 可通过专业知识、历史资料或预试验（pilot study）进行估计，δ 的取值越小，实验所需的样本含量 n 越大。具体的样本量计算方法尚需要考虑资料类型、设计类型、比较组数等。

给定 α 和 β，并对 δ 和总体参数做出估计后，可借助专业软件对实验所需的样本含量进行估计。样本量估计可以借助 PASS、nQuery、PS、Epi Info、SAS 等软件完成。其中，PASS（power analysis and sample size）软件是专门用于检验效能分析和样本量估算的软件包。PASS 软件包含 60 多种用于样本量估算的工具包，能对数十种统计检验条件下的检验效能和样本量进行估算，主要包括区间估计、均数或率的比较（含差异性检验、等效性检验、非劣效性检验、优效性检验）、相关分析、回归分析、生存分析、诊断试验、成组序贯试验、模拟研究等多种情形。该软件界面友好，操作简便，研究者只需确定研究设计方案及相关参数，就可通过简单的菜单操作估算出检验效能和样本量。同时，PASS 软件还提供了每种样本量计算方法的原理及参数设置的 PDF 文件，供使用者参考学习。本书估计样本含量采用的版本为 PASS 15。后文将结合 PASS 15 介绍几种常见设计的样本量估计方法。

（一）样本均数与总体均数的比较

检验假设是 $H_0: \mu=\mu_0$，$H_1: \mu \neq \mu_0$，μ_0 为对照组观测指标的总体均数，μ 为实验组观测指标的总体均数。样本含量的计算公式为

$$n = (\frac{z_\alpha + z_\beta}{\delta / \sigma})^2 + \frac{1}{2}Z_\alpha^2 \qquad (2.1)$$

其中：z_α 和 z_β 是给定 α 和 β 的水平下标准正态分布的界值，z_α 可以根据研究目的取单侧或双侧界值，z_β 仅用单侧界值。

例 2.2 续例 2.1。研究维生素 E 缺乏时对大鼠肝中维生素 A 含量的影响，估计其肝中维生素 A 含量的标准差为 550 IU/g，要求以 $\alpha=0.05$，$\beta=0.1$ 的概率，能检验出维生素 A 含量平均变化 700 IU/g，需要观察多少只大鼠？

本例为单样本均数与总体均数的比较，可借助 PASS 15 软件：Means→One

Mean→Tests (Inequality)→Tests for One Mean（图 2.1）。在弹出的图 2.2 对话框中输入样本量估算所需参数：Power=0.9，Alpha=0.05，Mean0 (Null or Baseline)=0，Mean1 (Alternative)=700，S (Standard Deviation)=550。点击"Calculate"按钮，PASS 软件会自动输出所需的样本量（图 2.3）。本例，至少需要 9 例。

　　说明：本例题目中强调"能检验出维生素 A 含量平均变化 700 IU/g"，因此图 2.2 中分别在"Mean0 (Null or Baseline)"和"Mean1 (Alternative)"输入"0"和"700"，保证效应差值 $\delta = \mu - \mu_0$ 为 700。而常规的研究中若是已知的总体均数和样本均数值，则只需要分别在"Mean0 (Null or Baseline)"和"Mean1 (Alternative)"中输入已知总体均数和样本均数值即可。

　　对于本例也可采用 PASS 15 软件：Means→One Mean→Tests (Inequality)→Tests for One Mean Using Effect Size 实现，需要注意的是需要根据现有数据计算出相应 Effect Size 参数 $d = (\mu - \mu_0)/\sigma$，本例 d=700/550=1.27，同样可以计算出所需样本例数为 9。

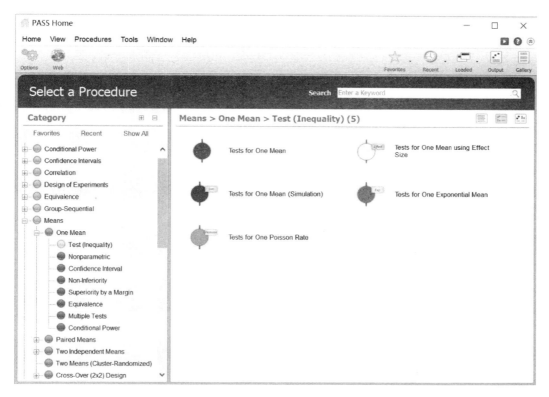

图 2.1　样本均数与总体均数的比较 PASS 样本量计算进入界面

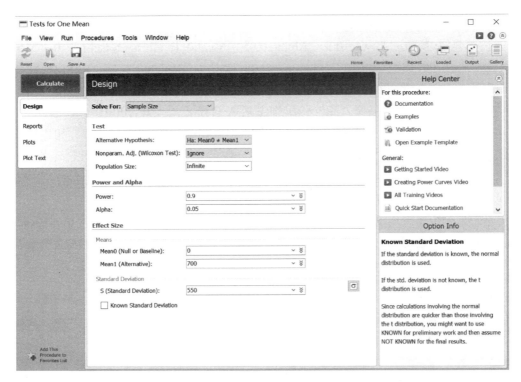

图 2.2　样本均数与总体均数的比较 PASS 样本量计算参数设置界面

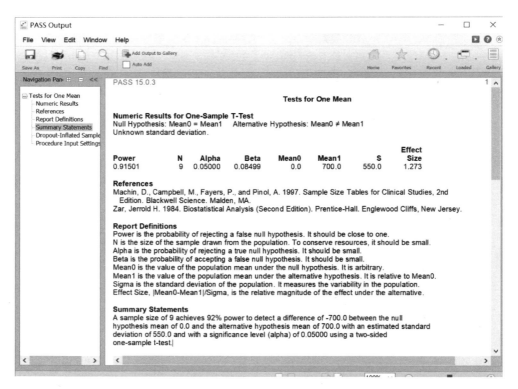

图 2.3　样本均数与总体均数的比较 PASS 样本量计算结果输出界面

（二）两样本均数的比较

检验假设是 $H_0: \mu_1 = \mu_2$，$H_1: \mu_1 \neq \mu_2$。μ_1 和 μ_2 分别为两样本所来自的总体的均数。样本含量的计算公式为

$$n_1 = n_2 = 2 \times (\frac{z_\alpha + z_\beta}{\delta / \sigma})^2 + \frac{1}{4}Z_\alpha^2 \qquad (2.2)$$

其中：z_α 和 z_β 是给定 α 和 β 的水平下标准正态分布的界值，$\delta = \mu_1 - \mu_2$，为两总体均数之差，σ 为两样本的合并标准差。

例 2.3   某药厂欲对新研发的降压药 A 与标准降压药 B 的疗效进行比较。已知 B 药能使舒张压平均下降 10 mmHg，期望 A 药能平均下降 15 mmHg，根据预试验舒张压下降水平的标准差为 6.5 mmHg，在 α=0.05，检验效能 power 为 0.90，两组样本例数相等的情形下，每组至少需要观察多少例病人？

本例为两样本均数的比较，可借助 PASS 15 软件：Means→Two Independent Means→T-Tests (Inequality)→Two-Sample T Tests Assuming Equal Variance（图 2.4）。在弹出的图 2.5 对话框中设置样本量估算所需的参数值：Power=0.9，Alpha=0.05，μ1=15，μ2=10，σ=6.5。点击"Calculate"按钮，PASS 软件会自动输出所需的样本量（图 2.6）。本例，每组至少需要观察 37 例病人。

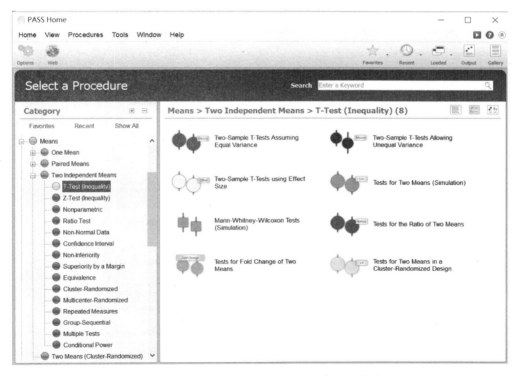

图 2.4   两独立样本均数比较 PASS 样本量计算进入界面

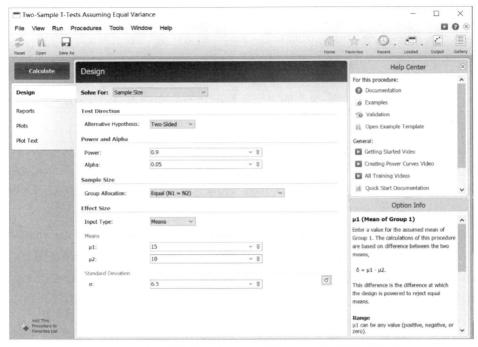

图 2.5　两独立样本均数比较 PASS 样本量计算参数设置界面

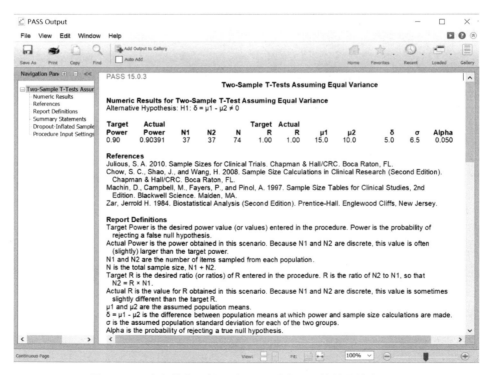

图 2.6　两独立样本均数比较 PASS 样本量计算结果输出界面

说明：本例采用的是 Means→Two Independent Means→T-Tests (Inequality)→Two-Sample T Tests Assuming Equal Variance，针对方差不相等的情形，可选择 Means→Two Independent Means→T-Tests (Inequality)→Two-Sample T Tests Assuming Unequal Variance 进行设置和计算。同时，也可根据情况选择 Means→Two Independent Means→Z-Tests (Inequality)，此时计算得到的样本量为每组 36 例，与 T-Tests (Inequality)结果接近。

根据公式及软件计算得到的样本量均为所需要的最小样本量，考虑到实验过程中可能产生的脱落、剔除等情形，一般需要在计算得到的样本量的基础上增加一定的样本例数，增加的例数需要结合不同试验的具体脱落剔除比例进行设定。

（三）多组样本均数的比较

检验假设是 H_0：各组总体均数相等，H_1：各组总体均数不全相等或全不相等。样本含量的计算公式为

$$n = \psi^2 \left(\sum S_i^2 / g \right) / \left[\sum (\bar{X}_i - \bar{X})^2 / (g-1) \right] \tag{2.3}$$

其中：n 为每组所需样本含量；g 为组数；$\bar{X}_i$、S_i 分别为各组的均数与标准差，$i=1$，2，$\cdots$，g；$\bar{X} = \sum \bar{X}_i / g$；$\psi$ 值可根据 α、β 和自由度查表得到，具体的附表可参见相关书籍。在采用软件，如 SAS、PASS 等，计算其样本含量时，还需要通过预实验或专业知识预估计各组的合并标准差，即将各组数据合并后求其标准差。

例 2.4　拟用三种方法治疗贫血患者，经预实验治疗后血红蛋白含量（g/l）增加的均数分别为 12g/l、14 g/l、10g/l，三个组的合并标准差为 9 g/l，设 $\alpha=0.05$，power=0.8，若要得出差别有统计学意义的结论，每组需至少观察多少例？

本例为完全随机设计多组均数的比较。可借助 PASS 15 软件：Means→One-Way Designs(ANOVA)→ANOVA F-Test→ One-Way Analysis of Variance F-Tests（图 2.7）。在弹出的图 2.8 对话框中设置样本量估算所需的参数值：Power=0.8，Alpha=0.05，G(Number of Groups)=3，Group Allocation Ratios=Equal，Means (μ1, μ2, ..., μG)=12 14 10，σ (Standard Deviation)=6.5。点击"Calculate"按钮，PASS 软件会自动输出所需的样本量（图 2.9）。本例，每组至少需要观察 99 例病人（Average n），3 组共需要观察 297 例病人（Total N）。

说明：　Means (μ1, μ2, ..., μG)=12 14 10 中的"12 14 10"需采用空格分隔。本例中已经给出了合并标准差，若是没有现成的合并标准差，需要根据各组的标准差计算或者根据预实验数据及相关文献数据进行估算。

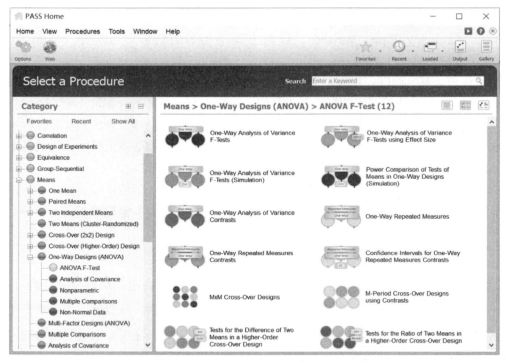

图 2.7   完全随机设计多组样本均数比较 PASS 样本量计算进入界面

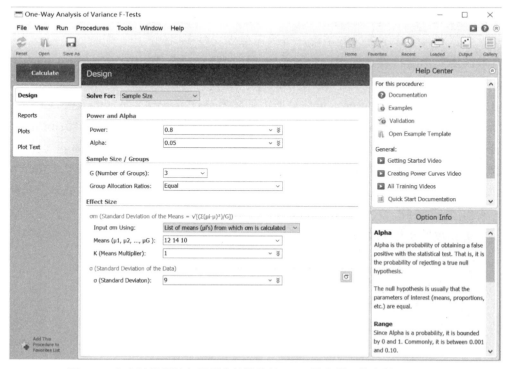

图 2.8   完全随机设计多组样本均数比较 PASS 样本量计算参数设置界面

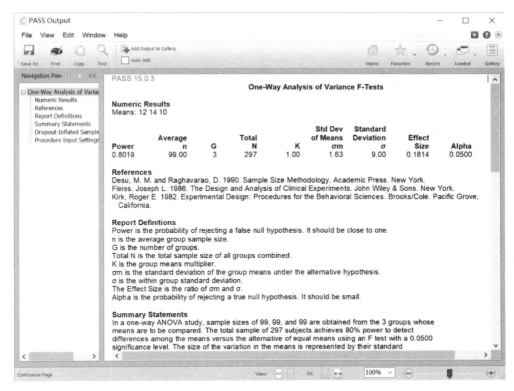

图 2.9　完全随机设计多组样本均数比较 PASS 样本量计算结果输出界面

（四）样本率与总体率的比较

检验假设是 H_0：$\pi=\pi_0$，H_1：$\pi \neq \pi_0$。样本含量的计算公式为

$$n=\pi_0(1-\pi_0)(\frac{z_\alpha+z_\beta}{\delta})^2 \tag{2.4}$$

其中：π_0 为已知的总体率，z_α 和 z_β 是给定 α 和 β 的水平下标准正态分布的界值，δ 为样本率与已知总体率的差别。

例 2.5　已知目前某病的治愈率是 70%，某位研究者发现了一种新的治疗方法，经预试验估计其治愈率达到 85%。给定 $\alpha=0.05$，$power=0.9$，问至少需要观察多少病例才能发现新方法的治愈率较一般治愈率的差异有统计学意义？

本例为样本率与总体率的比较。可借助 PASS 15 软件：Proportions→One Proportion→ Test(Inequality)→ Tests for One Proportion（图 2.10），在弹出的图 2.11 对话框中设置样本量估算所需的参数值：Power=0.9，Alpha=0.05，P0 (Null Proportion)=0.7，P1 (Alternative Proportion)=0.85。点击"Calculate"按钮，PASS 软件会自动输出所需的样本量（图 2.12）。本例，至少需要观察 82 例（n）病人才能发现新方法的治愈率较一般治愈率的差异有统计学意义。

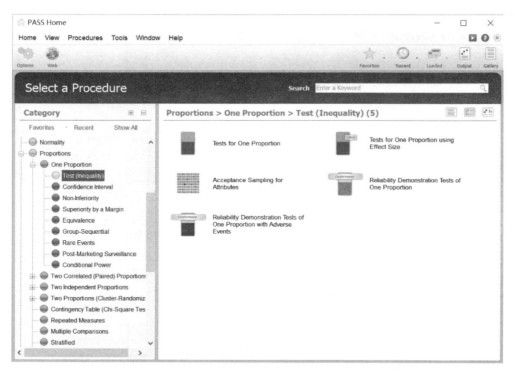

图 2.10　样本率与总体率比较 PASS 样本量计算进入界面

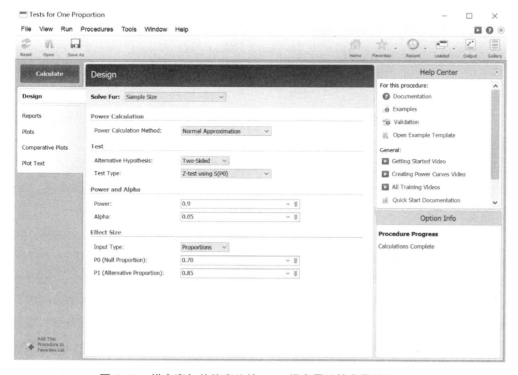

图 2.11　样本率与总体率比较 PASS 样本量计算参数设置界面

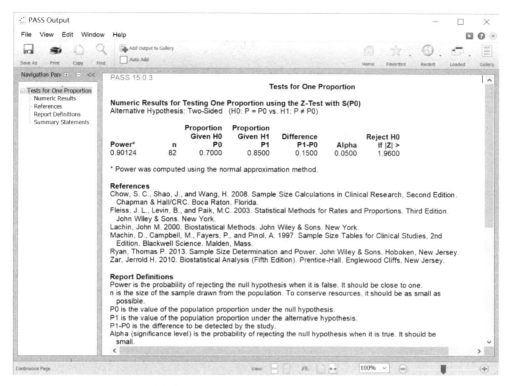

图 2.12　样本率与总体率比较 PASS 样本量计算结果输出界面

（五）两样本率的比较

检验假设是 H_0: $\pi_1 = \pi_2$，H_1: $\pi_1 \neq \pi_2$。样本含量的计算公式为

$$n_1 = n_2 = \frac{1}{2} \times (\frac{z_\alpha + z_\beta}{\sin^{-1}\sqrt{p_1} - \sin^{-1}\sqrt{p_2}})^2 \qquad (2.5)$$

其中：p_1 和 p_2 分别为两样本率，$\sin^{-1}$ 为反正弦函数，z_α 和 z_β 是给定 α 和 β 的水平下标准正态分布的界值。

例 2.6　拟研究某抗菌新药对某感染性疾病的治疗效果。经预试验，新药有效率为 80%，阳性对照药的有效率为 70%，要在检验水准为 $\alpha = 0.05$，以 90% 的把握度得到两组差异有统计学意义的结果，每组至少需要观察多少例患者？

本例为两样本率的比较。可借助 PASS 15 软件：Proportions→Two Indpendent Proportions→ Test(Inequality)→ Tests for Two Proportions（图 2.13），在弹出的图 2.14 对话框中设置样本量估算所需的参数值：Power=0.9，Alpha=0.05，Group Allocation=Equal (N1=N2)，P1 (Group 1 Proportion|H1)=0.80，P2 (Group 2 Proportion)=0.70。点击"Calculate"按钮，PASS 软件会自动输出所需的样本量（图 2.15）。输出结果中"N1"和"N2"分别为新药组和对照组各自需要的样本量，本例两组例数相等，每组至少需要观察 392 例患者，两组共需要观察 784 例患者（N）才能得到两组差异有统计学意义的结果。

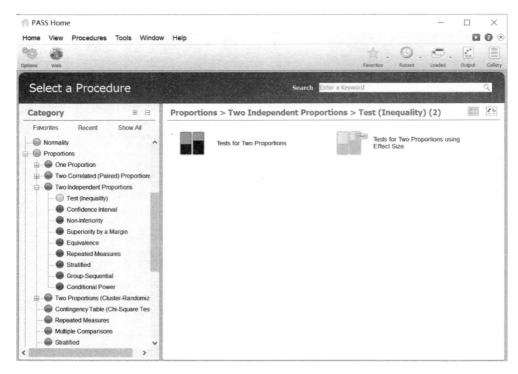

图 2.13　两样本率的比较 PASS 样本量计算进入界面

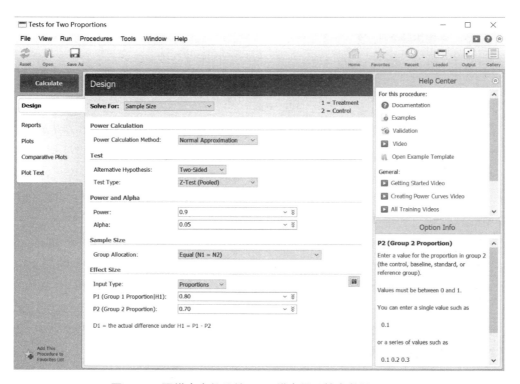

图 2.14　两样本率的比较 PASS 样本量计算参数设置界面

说明：图 2.14 中，"P1（Group 1 Proportion| H1）"中输入的为实验组或者处理组（the experimental or treatment group）的率，本例为 0.80；"P2（Group 2 Proportion）"中输入的为对照组（the control or reference group）的率。

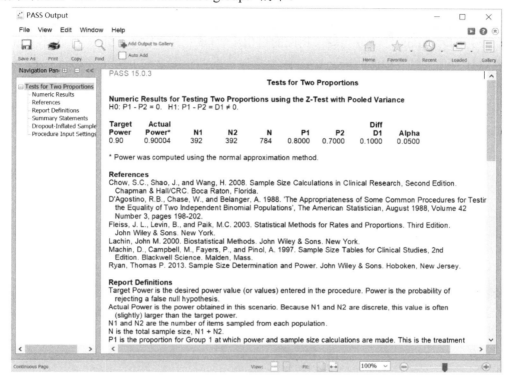

图 2.15 两样本率的比较 PASS 样本量计算结果输出界面

（六）多组样本率的比较

检验假设是 H_0：各组总体率相等，H_1：各组总体率不全相等或全不相等。样本含量的计算公式为

$$n = \frac{\lambda}{2(\sin^{-1}\sqrt{p_{\max}} - \sin^{-1}\sqrt{p_{\min}})^2} \qquad (2.6)$$

其中：$p_{\max}$ 和 $p_{\min}$ 分别为各样本率中的最大值和最小值，$\sin^{-1}$ 为反正弦函数，检验水准为 α，第 II 类错误的概率为 β，λ 为非中心卡方分布的非中心参数，可查表得到，该卡方分布的自由度 $\nu = g-1$，g 为欲比较的组别数。

例 2.7 拟评价 3 种药物治疗某病的效果，经预实验估计 3 种药物的有效率分别为 60%、70%、80%。给定 α=0.05，β=0.10，则每组至少需要观察多少例病人才能发现三组有效率的差异有统计学意义？

本例为多组样本率的比较。可借助 PASS 15 软件：Proportions→Contingency Table (Chi-square Tests)→ Chi-square Tests（图 2.16），在弹出的图 2.17 对话框中设置样本量估

算所需的参数值：由于是三个率的比较，因此自由度"DF(Degree of Freedom)"设置为"2"，Power=0.9，Alpha=0.05。"W(Effect size)"为卡方检验的效应估计值，点击"⊞"按钮（Chi-Square Effect Size Estimator），则会弹出图 2.18 所示的对话框，在图 2.18 所示的对话框中的"Input"表格部分输入相应的频数（counts）或者百分比（percentages），则在下方的"Output"部分会输出相应的自由度"DF"和"Effect Size (W)"的数据，然后将计算得到的"Effect Size (W)"的数据拷贝粘贴至图 2.17 的"W(Effect size)"中，如图 2.19 所示。点击"Calculate"按钮，PASS 软件会自动输出所需的样本量（图 2.20）。结果中"N"为三组总共需要病例数 399 例，则每组至少需要观察 133 例病人才能发现三组有效率的差异有统计学意义。

　　说明：若按照公式（2.6）计算，得到的样本量为每组 129 例，PASS 15 对于多个样本率的比较的样本量计算方式与公式（2.6）不同，其样本量的估计通过逼近的方法求得，详见相关专业书籍。

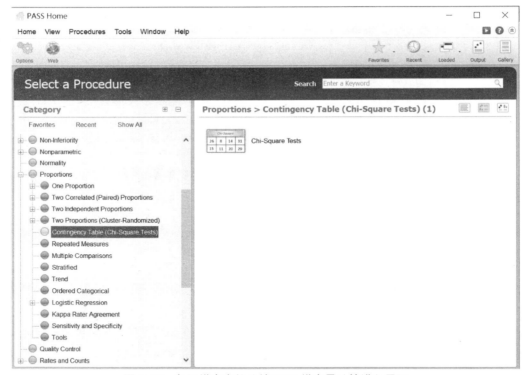

图 2.16　多组样本率的比较 PASS 样本量计算进入界面

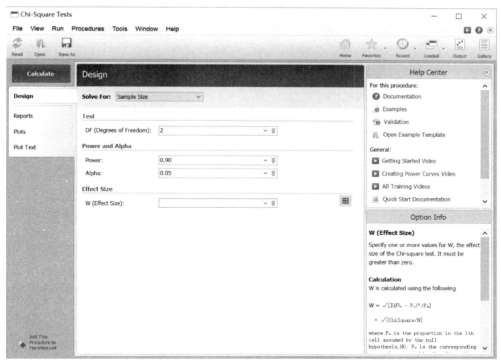

图 2.17 多组样本率的比较 PASS 样本量计算参数设置界面

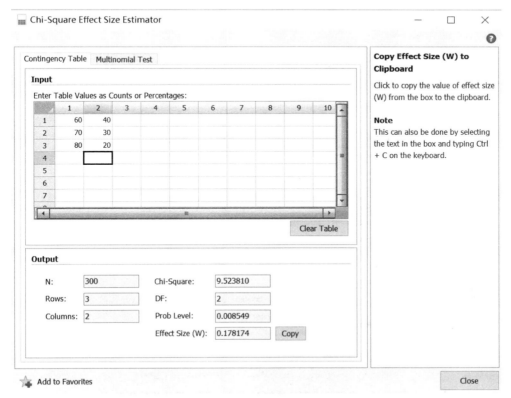

图 2.18 多组样本率的比较 PASS 样本量计算效应值 W 计算界面

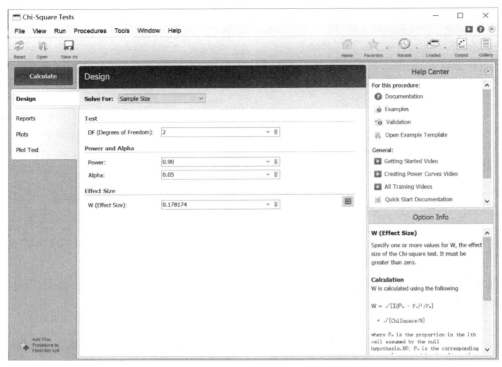

图 2.19   多组样本率的比较 PASS 样本量计算参数设置界面

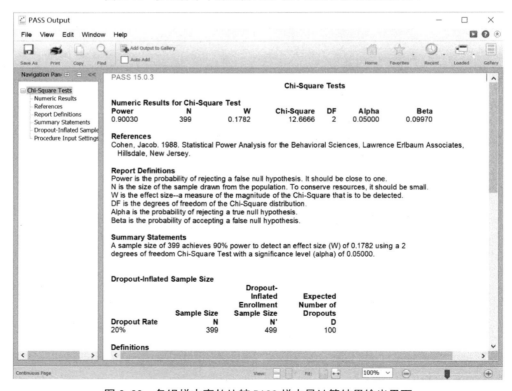

图 2.20   多组样本率的比较 PASS 样本量计算结果输出界面

三、随机化原则

随机化（randomization）是指每个受试对象有相同的概率或机会被分配到不同的处理组。随机不等于随意，如评价 A、B 两种药物的疗效，设置两个诊室，让病人随意选择诊室，进入 1 号诊室的服用 A 药，进入 2 号诊室的服用 B 药，表面上好像病人进入哪个诊室是随机的，但是，在病人选择诊室的过程中已经掺杂了主观性，如从众心理，可能大家都会倾向于选择就诊人数多的诊室。因此，这样的分组不仅违背了随机化的原则，还可能导致两个组别之间病人在年龄、性别、病情等方面不具有可比性，导致试验结果的偏移。

随机化分组可以使各处理组的受试对象具有相近的特征，可比性好；避免研究者的主观因素对分组结果的影响；另外，随机化还是所有统计方法的理论基础，非随机样本进行比较时得到的推断结果其可信度往往值得怀疑。

随机化分组主要通过随机数（random number）来实现。得到随机数的常用方法有两种：随机数字表（table of random number）和计算机（或计算器）随机数发生器，常用的科学型计算器、各种统计软件，如 SAS、SPSS，以及常用的办公软件，如 Excel，均有随机数发生器。当采用 SAS 等统计软件生成随机数时，可设置种子数（seed number）使得所产生的随机数能够再次生成，即具有重现性。这也是目前较为推荐的产生随机数的方法。

实验设计中常用的随机化分组方法，包括完全随机化和区组随机化等。

（一）完全随机化（complete randomization）

直接对实验单位进行随机化分组，分组后各组实验单位的个数可以相同，也不可以不同。具体操作详见第三章第一节。

（二）区组随机化（block randomization）

先按可能影响实验结果的混杂因素（如性别、体重、病情等）将实验单位配成区组（block），然后在每一个区组内进行完全随机化。具体操作详见第三章第二节。

在临床试验中，还会用到一些其他形式的随机化，如动态随机化、中央随机化等，详见第四章。

第三节 实验误差及其控制

实验性研究中，实际测量结果与真实值之间不完全一致的情况，称为实验误差（experimental error）。产生误差的原因有很多，首先是受试对象的生物变异性，其次是各种主、客观因素的干扰。实验误差的存在使研究者对实验结果的评价具有某种不确定性，因此，搞清误差的来源，控制实验误差是提高实验效率，保证实验结果正确性的保障手段之一。

一、实验误差的种类

按其产生的原因和性质，实验误差主要分为两大类：随机误差和系统误差。

（一）系统误差

系统误差（systematic error）又称为偏倚（bias），是由于对实验因素或条件控制不严而发生的一种误差。如测量仪器未校正而产生的测量误差。此时，实验结果往往系统地偏离真值，具有一定的倾向性，如总是偏大、偏小，或呈周期性变化。系统误差可以通过好的实验设计进行控制或消除。

根据其来源，系统误差可分为：

1. 选择偏倚（selection bias）。常发生在研究的设计阶段。由于对受试对象的选择或分组不当所产生的偏倚。按照抽样理论，每个受试对象均应由随机抽样、随机分组得到，如果不严格遵守这一原则，可能使结果出现偏差。如在选择病例时未严格按照设计的要求执行随机化原则，而按照病人的意愿，把不愿接受试验药物治疗的病人分配到对照组，就可能会使试验结果产生偏倚。

2. 信息偏倚（information bias）。又称测量偏倚，常发生在观测研究结果的阶段，由于测量仪器未校正、操作标准不统一，以及测量者的其他主观因素所造成。如某医生在观察某种手术的效果时，抱有非常乐观的态度，就很可能千方百计地使试验结果的估计偏向正性结果，一旦出现负性结果，常常会主观地找出很多理由来解释，如时间短、数量不足、动物选择不当等，结果造成试验结果的偏倚。又如对于同一项研究由于采用不同型号的仪器、不同批号的试剂，或不同测量时间、不同环境温度、湿度等均会使观测值产生偏差。

3. 混杂偏倚（confounding bias）。可以发生在设计之初或数据的统计分析阶段，通常由影响实验结果的非处理因素在各对比组之间分布不均衡所引起。如疾病的转归除了药物的治疗作用外，还可能与疾病的自然过程、辅助治疗方法、病人的体质等因素有关。

上述三种偏倚在临床试验与调查研究中有着更为细致的分类，如信息偏倚又包括来自被调查对象的无应答偏倚、回忆偏倚、报告偏倚等，和来自调查者本身的诊断怀疑偏倚、沾染偏倚、测量偏倚等；而选择偏倚又包括现患病例-新发病例偏倚（即 Neyman 偏倚）、就诊机会偏倚、检出征候偏倚等，此处不再一一详述，有兴趣的读者可以参考相关专业书籍。需要注意的是偏倚可能发生在医学研究的各个阶段，一旦发生了偏倚，事后往往无法纠正或弥补，造成对研究结论不同程度的扭曲。因此，研究者必须认真对待研究的每个细节，防患于未然，有效地避免偏倚的出现，或将偏倚对研究结论的影响降低到最低程度。

（二）随机误差

随机误差（random error）又称偶然误差，指排除了系统误差后尚存的误差，通常由一系列微小的偶然因素引起，无法控制，但具有统计规律性，可以通过统计方法估计其大小。测量过程中的变异性越大，测量值越分散，随机误差越大。如由同一名医生多次测定同一名病人的血压时所产生的随机误差就要小于由多名医生同时测定一名病人所产生的随机误差。在大规模的观察条件下，随机误差服从均数为"0"的正态分布。

二、实验误差的控制

实验设计的主要作用之一就是减少实验误差，提高实验精度，从而保证研究结果的可靠性与可信度。由于误差可能产生于研究过程的各个环节，因此，需要在研究的不同阶段注意控制误差，从而使实验得到接近真实的结果。

（一）设计阶段

研究者应充分估计各个环节可能产生的误差，尽可能控制或消除系统误差。通过预实验可以找到产生误差的根源，对误差的大小进行评估，进而修订实验设计方案，对研究总体规定得更明确、更具体，改用能更有效控制实验误差的设计方法，如配对设计、交叉设计、正交设计等，对干预手段、方法和测量仪器的使用制定规范化培训计划等。

（二）分组阶段

遵循随机化原则是控制实验误差的主要方法。尽管随机误差不可避免，但其大小可以预先进行估计。在随机抽样或随机分组的前提下，适当增加样本例数可以减少随机误差。小样本研究时，提高样本中个体之间的同质性，减小个体之间的变异，是减少随机误差的有效措施。

（三）实验阶段

应注意按照实验设计方案的要求，规范实施处理因素，控制非处理因素，必要时对研究者和观测者进行培训，并对培训结果进行一致性检验。保证实验过程的严谨性。另外，还可以采用重复实验、平行实验等方法增加样本的可靠性。如采用同一名医生多次测量同一名病人的平均测量值作为观测结果。

总之，严格按照实验设计的三个原则进行设计，定期校准测量仪器，将处理因素标准化，以及在实验过程中采用统一的记录表格，完整、及时地进行实验结果的记录，完善操作人员的技术水平考核、提高专业素质等都可以控制实验误差。

思考题

1. 某研究者欲研究一种减肥新药的临床疗效，采用了如下设计方法：从门诊收集了 10 名不同程度的肥胖患者，用药前测量其体重后，将药物一次性发放给患者，3 个月后进行随访，测量其体重，将服药前后体重的差值作为评价该药物临床疗效的主要指标。请分析该设计的缺陷与不足。

2. 在上述问题中，如果采用阳性药物作为对照，已知该阳性药物能使患者体重平均下降 1.5 kg，期望新药能平均下降 2.5 kg，若两组体重下降值的标准差分别为 1kg 和 1.5kg。欲在 0.05 检验水平上，以 90%的把握度得到两种药物减肥效果差异有统计学意义的结果，每组应各观察多少例病人？

第三章 常见实验设计方法及统计分析

实验设计的方法很多，合适的设计方法既能节省资源又能获得可靠的结果，不合适的设计则会使研究杂乱无章、虽多犹无。设计方法的选择主要取决于实验目的、研究因素的个数和因素的水平数，还要结合实验条件、实验可能的投入等因素进行综合考虑。

最简单的研究设计是仅考虑一个处理因素，希望通过实验设计了解该因素的实验效应。通常称这样的实验为单因素实验（single-factor experiment），即实验中仅涉及一个处理因素。某些情况下，为了控制混杂因素，会根据实验对象的属性增加区组因素，如考虑一个区组因素的随机区组设计和考虑两个区组因素的拉丁方设计。由于利用区组因素控制了混杂效应，因此，这两类设计的检验效能往往高一些，但区组因素并不是研究者感兴趣的因素，如动物的窝别、种属等，因此，仍然属于单因素实验。有时，研究者需要考查的处理因素可能不止一个，如需同时考察两种药物及其交互作用的效应，就需要用到多因素实验设计，常用的有析因设计、正交设计。本章将介绍几种常用的单因素、多因素实验设计方法，包括：完全随机设计、随机区组设计、拉丁方设计、析因设计、正交设计、嵌套设计等。

第一节 完全随机设计

例 3.1 某研究者欲研究孕妇在服用三种保健食品 A、B、C 后，新生儿脐血胰岛素水平有无差异，以统一的纳入排除标准选取了 30 位孕妇进行临床试验，通过胰岛素浓度观测新生儿脐血胰岛素水平。如何进行设计？

一、设计实施

例 3.1 是医学科研中很常见的一类研究，设计时可以首先将孕妇随机分到三个处理组中，分别服用保健食品 A、B、C，然后观测三组孕妇分娩的新生儿脐血中胰岛素的浓度（nmol·L^{-1}）。该设计称为完全随机设计（completely random design），即将实验单位（受试对象）完全随机地分配到不同的处理组中，施加处理因素并观察处理效应。完全随机设计不考虑和控制受试对象个体差异的影响，仅涉及一个处理因素，可以有两个或多个水平，属于单因素实验（试验）设计。

例 3.2 续例 3.1。试采用完全随机设计，将 30 位孕妇随机等分到 A、B、C 三组。

（一）基本步骤

现结合例 3.2，简单介绍完全随机设计的基本步骤，该研究可通过以下三步进行随机分组：

1. 按孕妇的年龄由小到大给每一位孕妇编号；

2. 生成 30 个随机数对应每一位孕妇。随机数的产生可采用 Excel 软件提供的 RAND()函数，要注意的是 RAND()给出的是均匀分布的随机数，其取值在[0，1)之间，为了便于书写、识别，可将 100*RAND()的整数部分作为所取随机数；

3. 将产生的随机数从小到大排列后得序号 R，并规定 R＝1～10 者入 A 组，R＝11～20 者入 B 组，R＝21～30 者入 C 组。分组结果见表 3.1。由此可见，分组结果为第 1、4、5、6、7、12、15、22、26、27 号孕妇服用保健食品 A，第 9、10、13、14、16、17、20、21、28、30 号孕妇服用保健食品 B，第 2、3、8、11、18、19、23、24、25、29 号孕妇服用保健食品 C。

表 3.1　例 3.2 的随机分组结果

编号	1	2	3	4	5	6	7	8	9	10	11	12	13	14	15
随机数	13	67	99	1	43	3	19	93	62	55	88	2	47	52	18
序号(R)	5	21	30	1	10	3	7	27	18	14	26	2	11	13	6
处理组别	A	C	C	A	A	A	A	C	B	B	C	A	B	B	A
编号	16	17	18	19	20	21	22	23	24	25	26	27	28	29	30
随机数	57	56	97	94	66	63	40	76	75	84	28	11	49	73	59
序号(R)	16	15	29	28	20	19	9	24	23	25	8	4	12	22	17
处理组别	B	B	C	C	B	B	A	C	C	C	A	A	B	C	B

（二）在进行随机分组时需要注意事项

1. 随机数的产生和选取。随机数的位数宜大于或等于受试对象个数（样本量）n 的位数。这也是上例第 2 步中采用 100*RAND()的整数部分作为最终选取的随机数的原因。生成随机数时若遇相等的情况，则舍弃，重新产生。

2. 各处理组例数不等的情况。如果设计上不要求各组例数相等或者无法进行等分，可以利用随机数序号 R 调整各组例数。若例 3.2 中要求 A 组 16 例、B 组 8 例、C 组 6 例，可规定 R＝1～16 者入 A 组，R＝17～24 者入 B 组，R＝25～30 者入 C 组。但是在进行后续分析时，各组例数相等的情况下进行分析的假设检验，检验效能最高。

3. 样本量较大的情况。当样本量 n 较大时（如 n＞100），可采用分段随机化的方法实现随机分组。例如，将 120 个实验单位随机等分到 A、B、C 三组，可将分组过程分成 4 个阶段进行，每个阶段进行 30 个实验单位的随机分组，SAS 程序如下：

```
proc plan seed = 20190911;
    factors period= 4 subjects = 30;
    output out = a;
run;
data b;
```

```
set a; no = _N_;
if subjects <= 10 then treat = "A";
   else if subjects <= 20 then treat = "B";
      else treat = "C";
run;
proc print data = b;
   var no treat;
run;
```

程序说明：seed 为种子数，保证随机化分组的可重现性； period 为阶段数，本例为 4；subjects 为每个阶段需分组的实验对象数，本例为 30，可保证每 30 个实验对象中有 10 个分在 A 组，10 个分在 B 组，10 个分在 C 组；no 为实验单位的编号，本例为 1~120；treat 为处理组，本例为 A、B、C 三组。

（三）完全随机设计的特点

1. 简便易行，统计分析简单；

2. 可适用于两个或多个处理组处理效应的研究；

3. 实验单位应具有较好的同质性，如果同质性不好，则需要较多的样本量；

4. 只能分析一个因素，在小样本时，该设计的抽样误差有时较大，其设计效率一般低于配对设计和区组设计。

二、统计分析方法

完全随机设计中，只考虑处理因素的效应，不控制非处理因素。如例 3.1，处理因素为"保健食品"，包含三个不同的水平：A、B、C，即三个不同的"处理"，研究的主要目的是比较不同处理组处理效应（新生儿脐血中胰岛素的浓度）的差别。对于完全随机设计的资料，可以根据不同的资料类型和特征选择统计分析方法：

（一）计量资料

1. 当各处理组的数据均来自正态分布总体（即满足正态性），并且各总体方差相等，即方差齐性（homogeneity of variance）时，可采用完全随机设计的方差分析（analysis of variance, ANOVA）或者成组 t 检验（group t-test）（处理组数为 2 时）进行不同组之间的比较；当某些无法控制的基线指标对处理效应有影响时，需将该指标作为协变量，采用协方差分析（analysis of covariance）进行比较。

2. 当资料不满足正态性或不满足方差齐性时，可采用完全随机设计的秩和检验（rank sum test）：处理组数≥3 时，用 Kruskal-Wallis H 检验；处理组数＝2 时，用 Wilcoxon 秩和检验或 Mann-Whitney U 检验；或将原始数据进行转换后，如对右偏态资料取对数转换为正态分布后，进行方差分析。

（二）等级资料

当观测结果有等级强弱关系时，如治愈、显效、好转、无效，-、+、++、+++等，可采用上述秩和检验进行不同组之间分布位置的比较。

（三）计数资料

当观测结果为相互独立、无等级关系的不同结局或不同类别的数量时，如生存、死亡的例数，不同致病部位的例数等，可采用 χ^2 检验（chi-square test）进行不同组之间率或构成比的比较。

具体方法的详细介绍不属于本教材内容，请参阅医学统计学教程的相关章节。

例 3.3　续例 3.2。采用完全随机设计，进行三种饮食方式下新生儿脐血胰岛素水平的研究，得到 A、B、C 三组新生儿脐血胰岛素浓度（$nmol \cdot L^{-1}$），见表 3.2。试比较三组新生儿脐血胰岛素浓度是否相等，即孕妇服用不同保健食品的情况下其新生儿的胰岛素水平是否相同。

表 3.2　三组新生儿脐血胰岛素浓度（$nmol \cdot L^{-1}$）

A	B	C
42.29	30.04	15.86
35.05	35.26	23.81
55.00	19.78	22.67
51.86	40.54	29.77
58.86	22.92	22.22
31.16	40.53	22.44
48.14	22.85	13.41
54.82	24.69	30.70
51.13	26.58	17.72
43.11	29.96	21.52

本例是完全随机设计（一个处理因素，三个处理水平），观测结果为计量资料，研究目的是推断处理因素是否影响实验结果，即三组样本（即三组新生儿脐血胰岛素浓度）所代表的各个总体平均水平是否相等。首先应对资料进行正态性检验和方差齐性检验，根据检验结果选择方差分析或秩和检验。

三、软件实现

对例 3.3 中的数据进行分析，SAS 程序如下：

（一）建立数据集

```
data eg3_3;
   input g x @@;
   cards;
   1    42.29   2    30.04   3    15.86
   1    35.05   2    35.26   3    23.81
   1    55.00   2    19.78   3    22.67
   1    51.86   2    40.54   3    29.77
```

```
    1    58.86    2    22.92    3    22.22
    1    31.16    2    40.53    3    22.44
    1    48.14    2    22.85    3    13.41
    1    54.82    2    24.69    3    30.70
    1    51.13    2    26.58    3    17.72
    1    43.11    2    29.96    3    21.52
    ;
run;
proc sort data = eg3_3;
    by g;
run;
```

（二）多个样本的正态性检验

```
proc univariate normal data = eg3_3;
    var x;
    by g;
run;
```

（三）多个样本方差齐性的 Bartlett 检验

```
proc anova data = eg3_3;
    class g;
    model x = g;
    means g / hovtest = bartlett;
run;
```

（四）方差分析及多重比较

```
proc anova data = eg3_3;
    class g;
    model x = g;
    means g / lsd;
run;
```

（五）Wilcoxon秩和检验

```
proc npar1way wilcoxon data = eg3_3;
    class g;
    var x;
run;
```

程序说明：数据步data建立SAS数据集，数据集名称为eg3_3，数据集中有两个变量。其中，g为组别，其取值1、2、3分别代表A、B、C三组；x为观测值，即新生儿脐血胰岛素浓度。

由于例3.3为计量资料，应首先判断资料特征，先进行正态性和方差齐性检验，如univariate和anova过程步所示。根据正态性和方差齐性检验的结果，选择执行anova过程步（方差分析）或npar1way过程步Wilcoxon秩和检验，进行分析。本教材仅介绍最基本的SAS程序,对于各语句的详细说明及深入用法请参考SAS软件教程的相关章节。

四、结果解释及结论表述

(一) 正态性检验结果

Tests for Normality (g=1)

Test	---Statistic---		-----p Value------	
Shapiro-Wilk	W	0.938963	Pr < W	0.5415
Kolmogorov-Smirnov	D	0.170111	Pr > D	>0.1500
Cramer-von Mises	W-Sq	0.046961	Pr > W-Sq	>0.2500
Anderson-Darling	A-Sq	0.296193	Pr > A-Sq	>0.2500

上述为 A 组(g = 1)新生儿脐血胰岛素浓度的正态性检验结果,其中,Shapiro-Wilks 法的检验统计量 $W = 0.94$,$P = 0.5415$;另可得 B 组(g = 2)和 C 组(g = 3)的 W 值分别为 0.91、0.94,P 值分别为 0.3030、0.5768。三组的 P 值均大于 0.10,可认为三组数据均满足正态分布。

(二) 方差齐性检验结果

Bartlett's Test for Homogeneity of x Variance

Source	DF	Chi-Square	Pr > ChiSq
g	2	2.0868	0.3523

由上述结果可见,三组新生儿脐血胰岛素浓度的 Bartlett 方差齐性检验结果为 $\chi^2 = 2.09$,$P = 0.3523 > 0.10$,可认为三组数据满足方差齐性。

(三) 方差分析结果

根据正态性检验和方差齐性检验的结果,可知例 3.3 资料满足正态性和方差齐性的条件,可以采用方差分析与多重比较进行多个样本均数的比较,运行 anova 过程步可得如下结果:

1. 方差分析结果

第一部分:

The ANOVA Procedure

Source	DF	Sum of Squares	Mean Square	F Value	Pr > F
Model	2	3342.175460	1671.087730	30.10	<.0001
Error	27	1499.216570	55.526540		
Corrected Total	29	4841.392030			

R-Square	Coeff Var	Root MSE	x Mean
0.690334	22.70241	7.451613	32.82300

第二部分：

Source	DF	Anova SS	Mean Square	F Value	Pr > F
g	2	3342.175460	1671.087730	30.10	<.0001

第一部分是对方差分析模型检验的结果和模型的描述性统计量。其中，总变异分解为两部分，一部分来源于模型（Model），另一部分来源于随机误差（Error），输出的统计量有自由度（DF）、离均差平方和（Sum of Square）、均方（Mean Square）、检验统计量 F 值（F Value）以及该检验统计量所对应的 P 值（Pr > F）。模型的描述性统计量包括：决定系数（R-Square），观测值的变异系数（Coeff var）、模型误差均方的平方根（Root MSE）、观测值的均数（x Mean）。本例 $F = 30.10$，$P < 0.0001$，可认为方差分析模型有统计学意义，可以采用方差分析模型考察处理因素的作用。

第二部分是对处理因素（组别 g）的检验，在完全随机设计资料的方差分析中与模型的检验相等，$F = 30.10$，$P < 0.0001$，可认为三组新生儿脐血胰岛素浓度不同或不全相同。

2. 多重比较结果

进一步研究任意两组新生儿脐血胰岛素浓度的差别，采用 LSD-t 检验进行三个样本均数间的多重比较，结果如下：

t Tests (LSD) for x			
t Grouping	Mean	N	g
A	47.142	10	1
B	29.315	10	2
C	22.012	10	3

LSD 检验的结果共有 4 列，第一列为 LSD 组别（t Grouping），SAS 系统规定，如果两组均数差异无统计学意义，则两组均数前面的分组字母相同，反之则不同。第二列为各组均数（Mean），按从大到小至上而下排列。第三列为各组的样本例数（N）。第四列为组别变量（g）。本例，从 LSD 组别的字母排列可以看出，任意两组的新生儿胰岛素浓度的差异均有统计学意义。按均数由大到小排列的顺序为 A 组（g = 1）、B 组（g = 2）和 C 组（g = 3）。

组间均数的两两比较有多种方法，常用的有 LSD 法、SNK 法和 Dunnet t 检验等三种方法。其中，LSD（least significant different）法，即最小显著差异法，适用于验证性研究中的有专业意义的任意两个均数的比较，检验的敏感度最高，即与其他方法相比，最易检验出差别。SNK（Student Newman Keuls）法，又称 q 检验，适用于探索性研究中任意两个均数之间的比较，即在研究设计前对结果无任何专业推测的研究，其检验结果比较保守。Dunnet t 检验，又称 q' 检验，适用于 $k-1$ 个实验组与一个对照组之间的均数比较。研究者可以根据不同研究目的加以选择，修改 SAS 程序中的 MEANS 语句中的选项即可。

综合上述结果，在 $\alpha = 0.05$ 的检验水平上，三组新生儿胰岛素浓度差异有统计学意义（$F = 30.10$，$P < 0.0001$），可认为服用三种不同保健食品的孕妇，其新生儿的脐血胰岛素浓度不同或不全相同。进一步采用 LSD 法进行多重比较，任意两组间的差异均有统计学意义，可认为孕妇服用三种不同的保健食品对新生儿脐血中胰岛素的水平有影响，由高到低依次是 A 组、B 组和 C 组。

第二节　随机区组设计

例3.4　某研究者欲研究一种新药成分是否具有明显的雌激素活性，拟对豚鼠进行不同剂量注射液的颈部皮下注射，通过子宫湿重来反映此激素的活性，如何进行设计？

一、设计实施

例3.4是医学科研中较常见的一类研究，设计时除了处理因素（新药成分）外，可能还存在一些影响实验结果的非处理因素（豚鼠种系）。此时为了控制非处理因素，先将几个条件（豚鼠种系）相同（或相近）的受试对象划分到一个区组（block）或配伍组，然后再按随机的原则，将同一区组的受试对象随机分配到各实验组或对照组。这种设计就是随机区组设计（randomized block design），又称配伍组设计；当只有两个组别时，即是配对设计。

例 3.5　续例 3.4。试采用随机区组设计，取 4 窝不同种系的豚鼠，每窝 3 只，随机分配到接受不同剂量的 A（空白对照）、B、C 三组中。

（一）现结合例 3.5，简单介绍随机区组设计的基本步骤

通过 SAS 程序来实现随机区组实验的分组：

```
proc plan seed = 20190912;
    factors block = 4 subjects = 3;
    output out = a;
run;
data b;
    set a; no = _N_;
    if subjects = 1 then treat = "A";
    if subjects = 2 then treat = "B";
    if subjects = 3 then treat = "C";
run;
proc print data = b;
    var no block treat;
run;
```

程序中主要变量赋值说明：seed 为种子数，保证随机化分组的可重现性；block 为区组数，本例为 4；subjects 为每个区组的受试对象数，本例为 3；no 为受试对象的编

号，本例为 1～12；treat 为处理组，本例为 A、B、C 三组，结果见表 3.3。

表 3.3　随机区组分配结果

Obs	no	block	treat
1	1	4	C
2	2	4	B
3	3	4	A
4	4	3	C
5	5	3	A
6	6	3	B
7	7	1	B
8	8	1	A
9	9	1	C
10	10	2	C
11	11	2	B
12	12	2	A

（二）随机区组设计的特点

1. 有一个处理因素和一个区组因素，可以同时进行分析；

2. 每一个区组内的受试对象都要进行随机分配，即随机分配要重复多次；

3. 各个区组内受试对象的数量相等，达到了区组内平衡；

4. 每个区组内的受试对象有较好的同质性，比完全随机设计更容易察觉处理间的差别；

5. 当区组间的差异有统计学意义时，这种设计的误差比完全随机设计小，检验效能得以提高；

6. 试验结果中若有缺失值（missing value），统计分析较麻烦。

随机区组设计应注意的事项：区组因素应是对实验结果有影响的非处理因素。区组内受试对象应均衡，区组之间受试对象具有较大的差异为好。

二、统计分析方法

随机区组设计与完全随机设计相比，不仅考虑处理因素的效应，还控制非处理因素。如例 3.4，处理因素为"注射药物"，包含三个不同的水平：A、B、C，即三个不同的"处理"，研究的主要目的是比较不同处理组处理效应（子宫湿重）的差别。对于随机区组设计的资料，可以根据不同的资料类型和特征选择统计分析方法：

（一）计量资料

1. 当满足各处理组数据均来自正态分布总体（即正态性），并且各总体方差相等，即方差齐性时，可采用双向方差分析（two-way ANOVA）或者配对 t 检验（paired t-test）（处理组数为 2 时）进行不同组之间的比较；当某些无法控制的基线指标对处理效应有影响时，需将该指标作为协变量，采用多因素的协方差分析（analysis of covariance）进行比较。

2. 当资料不满足正态性或不满足方差齐性时，可对数据进行转换或采用随机区组设计资料的秩和检验：处理组数≥3 时，用 Friedman 秩和检验（M 检验）；处理组数＝2 时，用 Wilcoxon 符号秩检验。

（二）等级资料

当观测结果有等级强弱关系时，可采用上述秩和检验进行不同组之间分布位置的比较。

（三）计数资料

当观测结果为相互独立、无等级关系的不同结局或不同类别的数量时，可采用 Mantel-Haenszel 检验，将区组因素作为分层因素，进行不同组之间率或构成比的比较。

具体方法的详细介绍在这里不做赘述，请参阅医学统计学教程的相关章节。

例 3.6　续例 3.5。采用随机区组设计，4 窝不同种系的豚鼠，每窝 3 只根据随机分组原则进入 A、B、C 三组，注射不同剂量的药物，三天后测得子宫湿重（g），见表 3.4。试比较三组豚鼠的子宫重量是否相同。

表 3.4　三组豚鼠子宫湿重（g）

窝　别	处　理　因　素		
	A	B	C
1	64.96	109.28	134.32
2	61.12	103.06	119.66
3	70.59	116.27	141.17
4	58.33	95.13	116.83

本例是随机区组设计（含处理因素和非处理因素／区组因素），观测结果为计量资料，研究目的是，在排除了非处理因素（窝别种系）对实验结果的影响下，推断处理因素对实验结果的影响，即三组样本（即三组豚鼠子宫湿重）所代表的各个总体平均水平是否相等。首先应对资料进行正态性检验和方差齐性检验，根据检验结果选择方差分析或秩和检验。

三、软件实现

对例 3.6 中的数据进行分析，SAS 程序如下：

（一）建立数据集

```
data eg3_6;
   input a b x @@;
cards;
1   1   64.96   2   1   109.28   3   1   134.32
1   2   61.12   2   2   103.06   3   2   119.66
1   3   70.59   2   3   116.27   3   3   141.17
1   4   58.33   2   4    95.13   3   4   116.83
;
run;
```

（二）多样本的正态性检验和方差齐性检验

略。可参考例 3.3。

（三）方差分析及多重比较

```
proc anova data = eg3_6;
    class a b;
    model x = a b;
    means a / dunnett ('1');
run;
```

（四）Friedman 秩和检验

```
proc freq data = eg3_6;
    tables b * a * x / scores = rank cmh2;
run;
```

程序说明：数据步 data 建立 SAS 数据集，数据集名称为 eg3_6。数据集中有两个变量：a 为处理因素，其取值 1、2、3 分别代表 A、B、C 三组；b 为区组因素，其取值 1、2、3、4 分别代表四个窝别。x 为观测值，即子宫湿重。anova 过程步中，dunnett 后面括号里面的参数，可以将任何一组定义为对照组，SAS 默认分组变量中的变量值最小的组为对照组，本例以 A 组作为对照，其取值为 1，最小，所以 dunnett 后面括号及里面的内容可以省略。

由于例 3.6 为计量资料，应首先判断资料特征，进行正态性和方差齐性检验，根据正态性和方差齐性检验的结果，选择执行 anova 过程步（方差分析）或 freq 过程步 Friedman 秩和检验，进行分析。

四、结果解释及结论表述

例 3.6 数据经统计学检验，满足正态性和方差齐同的条件（结果略），采用两因素方差分析与多重比较进行多个样本均数的比较，运行 anova 过程步可得：

（一）两因素方差分析结果

第一部分：

The ANOVA Procedure

Source	DF	Sum of Squares	Mean Square	F Value	Pr > F
Model	5	9185.268667	1837.053733	147.25	<.0001
Error	6	74.855400	12.475900		
Corrected Total	11	9260.124067			

R-Square	Coeff Var	Root MSE	x Mean
0.991916	3.559652	3.532124	99.22667

第二部分：

Source	DF	Anova SS	Mean Square	F Value	Pr > F
a	2	8524.850467	4262.425233	341.65	<.0001
b	3	660.418200	220.139400	17.65	0.0022

第一部分是对方差分析模型检验的结果和模型的描述性统计量，与完全随机设计的单因素方差分析类似，本例 $F = 147.25$，$P < 0.0001$，可认为方差分析模型有统计学意义，可以采用方差分析模型考察处理因素的作用。

第二部分与完全随机设计相比，多了一个区组因素，即是对处理因素（a）和区组因素（b）的检验，与处理因素相对应的 $F = 341.65$，$P < 0.0001$，可认为三组豚鼠子宫湿重不同或不全相同；与区组因素相对应的 $F = 17.65$，$P < 0.0022$，可认为 4 个窝别的豚鼠不同或不全相同。

（二）多重比较结果

进一步研究两种浓度的实验药物和空白对照的差别，采用 Dunnet t 检验进行两个实验组和对照组之间的多重比较，结果如下：

Dunnett's t Tests for x

NOTE: This test controls the Type I experimentwise error for comparisons of all treatments against a control.

Alpha	0.05
Error Degrees of Freedom	6
Error Mean Square	12.4759
Critical Value of Dunnett's t	2.86282
Minimum Significant Difference	7.1505

Comparisons significant at the 0.05 level are indicated by ***.

a Comparison	Difference Between Means	Simultaneous 95% Confidence Limits		
3-1	64.245	57.095	71.395	***
2-1	42.185	35.035	49.335	***

Dunnett法与LSD法不同，是对多个实验组和一个对照组进行均数的比较，Dunnett法的结果表示形式与LSD法也有较大不同。Dunnett法的检验水准提示：Comparisons significant at the 0.05 level are indicated by ***，说明检验水准为0.05，差异有显著性的两组用"***"表示。比较结果共有五列内容，第一列（a Comparison）是实验组和对照组的组号，按两组均数之差从大到小的顺序自上而下排列，本例第三组（实验组）和第一组（对照组）的差值最大，其次是第二组（实验组）和第一组（对照组）的差值；第

二列是两组均数的差值；第三列、第四列分别为两组均数之差的95%可信区间的下限和上限，第五列为均数差别是否有统计学意义的标记，如果出现"***"，说明该行的两个均数之间的差别有统计学意义，如没有出现"***"，则两均数的差别没有统计学意义。例3.6以第一组为对照组，其他组为实验组，由于所有均数的差值都出现"***"，说明两种剂量的药物均有雌激素活性。

综合上述结果，在 $\alpha=0.05$ 的检验水平上，三组豚鼠子宫湿重差异有统计学意义（$F=341.65$，$P<0.0001$），可认为注射三种不同剂量药物的豚鼠的子宫湿重不同或不全相同；四个区组之间豚鼠子宫湿重差异有统计学意义（$F=17.65$，$P=0.0022$），可认为不同窝别的豚鼠的子宫湿重不同或不全相同。对注射不同剂量药物的豚鼠，进一步采用 Dunnett 法进行多重比较，两个实验组与对照组的差异均有统计学意义，可认为 B、C 两个剂量的药物均有雌激素活性。

第三节　拉丁方设计

例3.7　某研究者欲研究注射不同药物对家兔产生疱疹的影响，为了考虑不同家兔之间的差异，并节约样本，此研究者决定在同一只家兔身上的不同部位进行注射，观察产生疱疹的情况。若要同时控制不同家兔的因素和不同注射部位的因素，进而判断不同药物对家兔产生疱疹的影响，如何进行设计？

一、设计实施

例3.7的问题和随机区组设计相比，除了处理因素（不同药物）和一个区组因素（家兔个体差异）外，还存在一个影响实验结果的非处理因素（注射部位），当每个因素的水平数相等时，可以采用拉丁方设计（Latin square design）。借助拉丁方，将需要控制的两个非处理因素分别安排在拉丁方的行和列，而具体的处理在拉丁方的每一个方格里面体现。下面结合例3.8进行详细介绍。

例3.8　试采用拉丁方设计，比较甲、乙、丙、丁、戊五种不同药物给家兔注射后产生疱疹的情况，用 5 只家兔进行实验，每只家兔有 5 个部位进行注射。

（一）基本步骤

1. 本例有 5 种不同药物，5 只家兔，每只兔子有 5 次注射，可选 5×5 基本拉丁方；

2. 图 3.1 中行区组代表家兔，列区组代表不同的注射部位，格子内的拉丁字母代表不同的注射药物；

3. 随机排列拉丁方的行：随机读取 4 个两位数的随机数 55、86、34、58，则排序得 R=2、4、1、3，即先将第 2 行和第 4 行对调，然后第 1 行和第 3 行对调，见图 3.1。

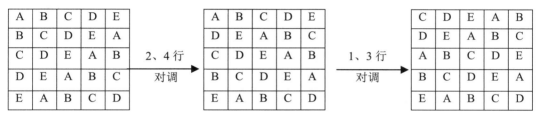

(基本拉丁方)

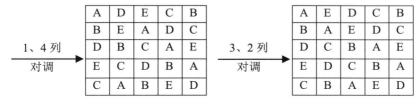

图 3.1 基本拉丁方行列随机变换流程图

4. 随机排列拉丁方的列：读取 4 个两位数的随机数 29、67、38、34，则排序得 R = 1、4、3、2，即在第 3 步的基础上，继续将第 1 列和第 4 列对调，然后第 3 列和第 2 列对调，见图 3.1；

5. 随机分配处理水平：事先我们假定 R = 1、2、3、4、5 分别对应不同的处理水平，即甲、乙、丙、丁、戊五种不同的药物；为拉丁方表中的字母 A、B、C、D、E 读取 5 个两位数的随机数 95、18、80、63、42，则排序得 R = 5、1、4、3、2，即得字母与处理之间对应关系 A➝戊、B➝甲、C➝丁、D➝丙、E➝乙。

将上述最后一个拉丁方的行、列和拉丁字母分别对应于家兔、部位和药物的最终实验方案见表 3.5。

表 3.5 拉丁方设计随机分配结果

家兔编号	注射顺序				
	I	II	III	IV	V
1	戊	乙	丙	丁	甲
2	甲	戊	乙	丙	丁
3	丙	丁	甲	戊	乙
4	乙	丙	丁	甲	戊
5	丁	甲	戊	乙	丙

（二）拉丁方的特点

1. 有 1 个处理因素和 2 个控制因素。

2. 方差分析时能将变异分解为四个部分，使误差较小。

3. 节约样本，效率高，尤其适合于动物和实验室实验。

4. 要求处理数必须等于拉丁方的行（列）数，一般的实验不容易满足此条件。

5. 数据缺失会增加统计分析的难度。

（三）注意事项

除样本分配需要在行列区组内随机化外，处理因素各水平与拉丁字母关系的确定也要随机化；必须明确 3 个因素间无交互作用；为了提高结论的可靠性，有时可用两个拉丁方进行重复试验。

二、统计分析方法

拉丁方设计是一种比较特殊的设计，有一个处理因素、两个非处理因素，并且处理因素的水平数均相等，通常得到的是计量资料，原始资料或者经过数据转换后的数据方差齐同时，可以采用三因素的方差分析进行统计学检验。

例 3.9 续例 3.8。采用拉丁方设计，按照表 3.5 进行实验，获得家兔疱疹大小值，见表 3.6。试比较 5 种药物对家兔产生疱疹的影响是否相同。

表 3.6   家兔注射 5 种不同药物后疱疹大小（mm²）

家兔 编号	注射顺序				
	I	II	III	IV	V
1	（戊）413	（乙）　47	（丙）132	（丁）230	（甲）　18
2	（甲）　31	（戊）415	（乙）　70	（丙）156	（丁）230
3	（丙）126	（丁）253	（甲）　51	（戊）433	（乙）　76
4	（乙）　73	（丙）126	（丁）291	（甲）　60	（戊）453
5	（丁）201	（甲）　58	（戊）423	（乙）　81	（丙）140

例 3.9 是拉丁方设计（含一个处理因素和两个非处理因素 / 区组因素，各因素水平数相等），观测结果为计量资料，研究目的是，在排除了非处理因素（家兔和注射部位）对实验结果的影响下，推断处理因素对实验结果的影响，即 5 种不同药物对家兔产生疱疹大小的影响。

三、软件实现

对例 3.9 中的数据进行分析，SAS 程序如下：

（一）建立数据集

```
data eg3_9;
  do row = 1 to 5;
    do column = 1 to 5;
      input z $ x@@;
      output;
    end;
  end;
cards;
e  413  b   47  c  132  d  230  a   18
a   31  e  415  b   70  c  156  d  230
c  126  d  253  a   51  e  433  b   76
b   73  c  126  d  291  a   60  e  453
```

```
d   201   a    58   e   423   b   81   c   140
;
run;
```

（二）多样本的正态性检验和方差齐性检验

略。

（三）方差分析及多重比较

```
proc anova;
    class row column z;
    model x = row column z;
    means z / snk;
run;
```

程序说明：数据步data建立SAS数据集，数据集名称为eg3_9，数据集中有4个变量，row和column分别代表行区组因素和列区组因素，z代表处理因素（a、b、c、d、e不同于拉丁方表中的字母A、B、C、D、E，此处小写字母分别代表处理水平甲、乙、丙、丁、戊），x为观测值，即家兔疱疹大小。例3.9数据为计量资料，经统计学检验满足正态性和方差齐性，执行anova过程步。

四、结果解释及结论表述

例3.9数据采用三因素方差分析与多重比较进行多个样本均数的比较，运行anova过程步可得：

（一）三因素方差分析结果

第一部分：

The ANOVA Procedure

Source	DF	Sum of Squares	Mean Square	F Value	Pr > F
Model	12	493048.7200	41087.3933	145.98	<.0001
Error	12	3377.5200	281.4600		
Corrected Total	24	496426.2400			

R-Square	Coeff Var	Root MSE	x Mean
0.993196	9.143650	16.77677	183.4800

第二部分：

Source	DF	Anova SS	Mean Square	F Value	Pr > F
row	4	2845.8400	711.4600	2.53	0.0957
column	4	2000.2400	500.0600	1.78	0.1983
z	4	488202.6400	122050.6600	433.63	<.0001

第一部分是对方差分析模型检验的结果和模型的描述性统计量，与前面介绍的单因素方差分析和两因素方差分析类似，本例 $F = 145.98$，$P < 0.0001$，可认为方差分析模

型有统计学意义，可以采用方差分析模型考察处理因素的作用。

　　第二部分是对行列区组因素（row、column）和处理因素（z）的检验，与行区组因素相对应的 $F=2.53$，$P=0.0957$，还不能认为 5 只家兔不同或不全相同；与列区组因素相对应的 $F=1.78$，$P=0.1983$，还不能认为不同的注射部位家兔产生疱疹值不同或不全相同；与处理因素相对应的 $F=433.63$，$P<0.0001$，可认为 5 种不同药物处理后，家兔疱疹大小不同或不全相同。

　　（二）多重比较结果

　　进一步研究 5 种浓度药物之间的差别，采用 SNK 法检验进行多组之间的多重比较，结果如下：

Student-Newman-Keuls Test for x

NOTE: This test controls the Type I experiment wise error rate under the complete null hypothesis but not under partial null hypotheses.

Alpha	0.05
Error Degrees of Freedom	12
Error Mean Square	281.46

Number of Means	2	3	4	5
Critical Range	23.118506	28.306396	31500673	33.819636

Means with the same letter are not significantly different.

SNK Grouping	Mean	N	z
A	427.40	5	e
B	241.00	5	d
C	136.00	5	c
D	69.40	5	b
E	43.60	5	a

　　检验水准（alpha）为0.05，误差自由度（Error Degrees of Freedom）为12，误差均方（Error Mean Square）为281.46；Number of Means表示两对比组包含的组数，Critical Range表示对应的两组均数之差无统计学意义时的临界值；结果中"Means with the same letter are not significantly different."下面所列的内容判断两组之间差异的统计学意义，SNK Group列中的字母如果有相同，则该两组或多组均数的差异无统计学意义，Mean按照从大到小排列，N为每组的例数，z表示处理组。本例中接受处理戊、丁、丙、乙、甲的家兔疱疹大小从大到小依次排列，并且两两之间的差异均有统计学意义。

　　综合上述结果，在 $\alpha=0.05$ 的检验水平上，5 个行区组和 5 个列区组之间家兔疱疹大小差异无统计学意义（$F=2.53$，$P=0.0957$；$F=1.78$，$P=0.1983$），还不能认为家兔个体差异和药物注射部位影响家兔疱疹大小；5 种处理下的家兔疱疹大小的差异有统计学意义（$F=433.63$，$P<0.0001$），可认为注射 5 种不同药物的家兔产生的疱疹大小不同或不全相同。

　　上述完全随机设计、随机区组设计和拉丁方设计都只涉及一个处理因素，为单因素实验设计。某些情况下，为了控制混杂因素，会根据实验对象的属性增加区组因素，如考虑一个区组因素的随机区组设计和考虑两个区组因素的拉丁方设计。由于利用区组因素控制了混杂效应，因此，这两类设计的检验效能往往高一些，但区组因素并不是研究者感兴趣的因素，如动物的窝别、种属等，因此，仍然属于单因素实验。有时，研究者需要考查的处理因素可能不止一个，如需同时考察两种药物及其交互作用的效应，就需要用到多因素实验设计，常用的有析因设计、正交设计和重复测量设计。

第四节　析因设计

一、完全随机两因素析因设计

例 3.10　某研究者欲研究某中药复方治疗高胆固醇血症的效果，包括该中药复方中甲药和乙药对降低胆固醇的作用，以及甲药和乙药是否有交互作用，如何进行设计？

例 3.10 中研究者感兴趣的包括甲药和乙药两个处理因素，每个因素有两个水平：用药和不用药，共有 2×2 = 4 个不同因素水平的组合，即四个不同的处理组：用甲药不用乙药，用乙药不用甲药，两种药都用和两种药都不用。此时，将受试对象随机分配到不同的处理组，不仅可以检验同一因素不同水平之间的效应的差异，称为单独效应（simple effect）以及某一因素单独效应的平均值，称为主效应（main effect），还可以检验某一因素的单独效应随另一因素的不同水平变化而变化的情况，称为交互作用（interaction），这类设计就称为析因设计（factorial design）。下面，结合例 3.10 介绍完全随机两因素析因设计和统计分析的基本步骤。

（一）设计实施

将 20 位高胆固醇患者完全随机地分配到四个处理组（随机化方法同前，此处略），用不同疗法治疗：第一组用基础治疗（既不用甲药，也不用乙药），第二组在基础疗法的基础上加用甲药，第三组在基础疗法的基础上加用乙药，第四组在基础疗法的基础上加用甲药和乙药，一个月后观察胆固醇降低量（mmol·L^{-1}），收集、整理资料见表 3.7。

表 3.7　不同治疗组别胆固醇的降低量（mmol·L^{-1}）

不用甲药		使用甲药	
不用乙药	使用乙药	不用乙药	使用乙药
0.39	0.67	1.35	1.76
0.71	0.77	1.31	1.48
0.56	0.70	1.03	1.76
0.39	0.74	1.06	1.97
0.43	0.87	1.55	1.69

此例为析因设计，有两个处理因素，每个处理因素都有两个水平，观测结果为计量资料，研究目的是推断处理因素（甲药、乙药）是否影响实验结果（胆固醇的降低量），

以及处理因素之间是否有交互作用，可采用多因素方差分析进行统计分析。

（二）统计分析方法及软件实现

对例 3.10 中的数据进行多因素方差分析分析，SAS 程序如下：

```
data eg3_10;
 do drug1 =1 to 2;
  do drug2 =1 to 2;
   do n = 1 to 5;
   input x @@;
   output;
   end;
  end;
 end;
cards;
0.39    0.71    0.56    0.39    0.43
0.67    0.77    0.70    0.74    0.87
1.35    1.31    1.03    1.06    1.55
1.76    1.48    1.76    1.97    1.69
;
run;
proc anova;
   class drug1 drug2;
   model x = drug1 drug2 drug1* drug2;
run;
```

程序说明：数据步 data 建立 SAS 临时数据集，数据集名称为 eg3_10，变量 drug1 表示甲药，其赋值 1 表示"不用"，赋值 2 表示"用"；变量 drug2 表示乙药，其赋值 1 表示"未用"，赋值 2 表示"用"。采用 anova 过程，与前面介绍的单因素实验设计的方差分析模型不同，多因素方差分析的模型中包括研究者感兴趣的所有处理因素及交互作用，本例包括 drug 1、drug 2 及其交互作用，用 drug1* drug2 表示。

（三）结果解释及结论表述

SAS 程序运行结果：

第一部分：

The ANOVA Procedure

Source	DF	Sum of Squares	Mean Square	F Value	Pr > F
Model	3	4.528895	1.509632	58.68	<.0001
Error	16	0.411600	0.025725		
Corrected Total	19	4.940495			

R-Square	Coeff Var	Root MSE	x Mean
0.916689	15.13829	0.160390	1.059500

第二部分：

Source	DF	Anova SS	Mean Square	F Value	Pr > F
drug1	1	3.810645	3.810645	148.13	<.0001
drug2	1	0.658845	0.658845	25.61	0.0001
drug 1* drug 2	1	0.059405	0.059405	2.31	0.1481

第一部分是对方差分析模型检验的结果和描述性统计量，本例 $F = 58.68$，$P < 0.0001$，说明方差分析的模型有统计学意义，即可以采用多因素方差分析模型考察处理因素的作用及其交互作用。第二部分是对每个处理因素及其交互作用的检验结果。其中，处理因素 drug1 的 $F = 148.13$，$P < 0.0001$，说明用甲药和不用甲药的胆固醇平均降低量有差别；drug 2 的 $F = 25.61$，$P = 0.0001$，说明用乙药和不用乙药的胆固醇平均降低量有差别；drug1*drug2 对应的 $F = 2.31$，$P = 0.1481$，说明尚不能认为两种药物之间存在交互作用。

综合上述结果，在 $\alpha = 0.05$ 的检验水平上，甲药和乙药均能降低血胆固醇，且尚不能认为甲药和乙药对于降低血胆固醇有交互作用。

二、完全随机三因素析因设计

例 3.11　某研究者欲对剖宫产术预防感染用药进行研究，考察两种抗生素，两种给药时间，以及三种给药方式对术后第二天白细胞计数的影响。应如何设计？

（一）设计实施

表 3.8　不同方案下受试者术后第二天白细胞计数（$10^9/L$）

抗生素	给药时间	给药方式		
		method$_1$	method$_2$	method$_3$
drug$_1$	time$_1$	5.86	8.57	9.99
drug$_1$	time$_1$	4.66	8.95	11.13
drug$_1$	time$_1$	6.93	9.75	11.77
drug$_1$	time$_1$	8.82	8.37	6.26
drug$_1$	time$_1$	6.05	6.56	5.84
drug$_1$	time$_2$	9.22	8.95	9.07
drug$_1$	time$_2$	9.90	10.87	10.41
drug$_1$	time$_2$	10.26	10.41	9.71
drug$_1$	time$_2$	7.13	6.57	11.96
drug$_1$	time$_2$	9.63	7.50	9.62
drug$_2$	time$_1$	7.02	9.79	8.71
drug$_2$	time$_1$	8.27	11.14	11.83
drug$_2$	time$_1$	6.03	7.24	10.56
drug$_2$	time$_1$	8.95	12.89	14.01
drug$_2$	time$_1$	11.99	8.84	14.18
drug$_2$	time$_2$	10.69	11.18	10.38
drug$_2$	time$_2$	6.30	10.66	10.98
drug$_2$	time$_2$	8.33	9.48	13.35
drug$_2$	time$_2$	10.64	10.71	9.39
drug$_2$	time$_2$	9.73	9.17	10.31

例 3.11 中含有三个处理因素，包括抗生素药物、给药时间和给药方式；并且每个处理因素至少含有两个水平，为三因素析因设计。类似完全随机分组的两因素析因设计，处理这类问题可以先将 $g×n$ 个受试对象完全随机等分为 g 组，每组例数为 n。例 3.11 中，入选了符合研究标准的非择期性剖宫产孕妇 60 位，可将 60 位孕妇完全随机分配到不同的 2×2×3=12 个处理组中，每组 5 位，接受不同抗生素、不同给药时间和不同给药方式的处理，收集和整理分娩者术后第二天白细胞计数（10^9/L）见表 3.8。

此例是 2×2×3 析因设计，在完全随机两因素析因设计的基础上添加了一个处理因素，总的处理组也相应增加，组与组之间的交互作用除了两两交互（称为一阶交互作用）外，还可能存在三个因素之间的交互（称为二阶交互作用），采用多因素方差分析进行统计分析，将多阶交互作用加入模型。

（二）统计分析方法及软件实现

对例 3.11 中的数据进行多因素方差分析分析，SAS 程序如下：

```
data eg3_11;
    do drug =1 to 2;
    do time =1 to 2;
     do method= 1 to 3;
      do n = 1 to 5;
       input x @@;
       output;
      end;
     end;
    end;
   end;
   cards;
    5.86     4.66     6.93     8.82     6.05
    8.57     8.95     9.75     8.37     6.56
    9.99    11.13    11.77     6.26     5.84
    9.22     9.90    10.26     7.13     9.63
    8.95    10.87    10.41     6.57     7.50
    9.07    10.41     9.71    11.96     9.62
    7.02     8.27     6.03     8.95    11.99
    9.79    11.14     7.24    12.89     8.84
    8.71    11.83    10.56    14.01    14.18
   10.69     6.30     8.33    10.64     9.73
   11.18    10.66     9.48    10.71     9.17
   10.38    10.98    13.35     9.39    10.31
   ;
   run;
   proc anova data= eg3_11;
```

```
        class drug time method;
    model x = drug time method
                drug*time time*method drug*method
                drug*time*method;
        means method / bon;
run;
```

程序说明：数据步 data 建立 SAS 临时数据集，数据集名称为 eg3_11，变量 drug 表示抗生素种类，变量 time 表示不同的给药时间，变量 method 表示不同给药方式；变量 n 表示每个处理组中的不同受试对象。采用 anova 过程步，多因素方差分析的模型中包括了所有因素，因素之间的一阶交互作用，如药物与给药时间的交互作用（用 drug*time 表示），以及二阶交互作用，如药物、给药时间与给药方式之间的交互作用（用 drug*time*method 表示）。

1. 方差分析结果

第一部分：

The ANOVA Procedure

Source	DF	Sum of Squares	Mean Square	F Value	Pr > F
Model	11	104.1974983	9.4724998	2.90	0.0053
Error	48	157.0049200	3.2709358		
Corrected Total	59	261.2024183			

R-Square	Coeff Var	Root MSE	x Mean
0.398915	19.25823	1.800573	9.391167

第二部分：

Source	DF	Anova SS	Mean Square	F Value	Pr > F
drug	1	29.44201500	29.44201500	9.00	0.0043
time	1	7.74004167	7.74004167	2.37	0.1305
method	2	46.33630333	23.16815167	7.08	0.0020
drug*time	1	7.95704167	7.95704167	2.43	0.1254
time*method	2	7.75658333	3.87829167	1.19	0.3143
drug*method	2	1.81117000	0.90558500	0.28	0.7594
drug*time*method	2	3.15434333	1.57717167	0.48	0.6204

由以上结果可知，在 $\alpha=0.05$ 的检验水平上，本例方差分析模型的检验结果为 $F=2.90$，$P=0.0053$，说明该模型有统计学意义，即可以采用多因素方差分析模型考察处理因素的作用及其交互作用。drug 因素检验的 $F=9.00$，$P=0.0043$，说明不同抗生素的抗感染作用有差别；time 因素检验的 $F=2.37$，$P=0.1305$，说明尚不能认为不同给药时间的抗感染作用有差别；method 因素检验的 $F=7.08$，$P=0.0020$，说明不同给药方式的抗感染作用有差别；drug*time 对应的 $F=2.43$，$P=0.1254$，说明尚不能认为不

同抗生素和用药时间之间有交互作用；time*method 对应的 $F = 1.19$，$P = 0.3143$，说明尚不能认为不同用药时间和给药方式之间有交互作用；drug*method 对应的 $F = 0.28$，$P = 0.7594$，说明尚不能认为不同抗生素和给药方式之间有交互作用；drug*time*method 对应的 $F = 0.48$，$P = 0.6204$，说明尚不能认为不同抗生素、不同用药时间和给药方式之间有交互作用。

2. 多重比较结果

本例采用 Bonferroni 法比较处理因素 method 的各个水平之间的均数差异，结果如下：

Bonferroni (Dunn) t Tests for x

Bon Grouping		Mean	N	method
	A	10.4730	20	3
B	A	9.3800	20	2
B		8.3205	20	1

由 Bonferroni 两两比较法检验的结果可知，给药方式 method 对术后第二天白细胞计数的影响差异有统计学意义，采用 method₃ 给药方式比采用 method₁ 给药方式的受试者术后第二天白细胞计数高。

第五节　正交设计

一、无重复正交设计

例 3.12　某研究者欲研究可降解淀粉微球包载某药物的条件，淀粉浓度（A）、淀粉/药物溶液体积比（B）、交联剂用量（C）和油/水相体积比（D）对微球的载药量的影响，其中因素 A 和 B 可能存在交互作用，包载效果采用载药量评价。实验条件有四个因素，各因素有两个水平，见表 3.9，如何进行研究？

表 3.9　微球的载药量的正交实验因素水平表

水平	因　素			
	淀粉浓度（A）	淀粉/药物溶液体积比（B）	交联剂用量（C）	油/水相体积比（D）
1	4%	2∶1	300μL	4∶1
2	8%	4∶1	400μL	8∶1

（一）设计实施

例 3.12 含有四个处理因素：淀粉浓度（A）、淀粉/药物溶液体积比（B）、交联剂用量（C）和油/水相体积比（D），每个因素含有两个水平，并且已知只有因素 A 和因素 B 之间存在一阶交互作用，研究者主要关心的是三个处理因素和部分一阶交互作用。本例若作析因设计，虽然可以分析四个处理因素四因素之间的一阶交互作用、二阶交互作用和三阶交互作用，但是至少需要 2×2×2×2= 16 个处理组，若每个处理组重复 n 次实验，总共则需要做 $16n$ 次实验。如果因素或因素的水平进一步增加，处理组数和实验次数将大幅度增加，对实验的实施造成一定的难度。

正交设计（orthogonal design）可以根据生物学和医学专业知识，只分析有意义的主效应和部分重要因素的交互作用，可以有效减少实验次数和设计分析的繁杂，考察各因素各水平的部分组合，是一种非全面实验。例如此例若采用正交设计，可从析因设计中选取 1/2 的组合做实验，则 2×2×2×2 析因设计的各因素不同水平的组合数"16"可减少为"8"。因此正交设计是一种高效、快速、灵活的多因素的实验设计方法。

正交表的选择及表头设计非常关键。

1. 现结合例 3.12 介绍无重复的两水平正交实验设计及分析。

正交设计可以通过查正交表来安排实验。每个正交表都有一个表头符号，如 $L_4(2^3)$、$L_8(2^7)$、$L_{16}(2^{15})$、$L_9(3^4)$ 等，其一般表示方法为 $L_n(K^m)$，其中 L 代表正交表（orthogonal table），n 表示正交表的行数，即实验次数，m 表示正交表的列数最多可安排的因素个数及交互项，K 表示每个因素的水平数。正交表由两部分组成，一个是表头设计，如表 3.10，用来安排因素的位置；另一部分是表体，用来安排各因素不同水平的组合，如表 3.11，每一列都可以安排一个两水平的处理因素，其中数字"1"或"2"表示某因素的"1"或"2"水平。

本例含有四个两水平的因素，可以考虑运用 $L_8(2^7)$ 正交表。$L_8(2^7)$ 表示该正交表最多可以安排 7 个两水平的因素，若无重复数至少需作 8 次实验；根据 $L_8(2^7)$ 正交表表头设计，见表 3.10，AB 存在交互作用的情况下，A、B、C、D 只能安排在 $L_8(2^7)$ 正交设计表的 1、2、4、7 列；表体见表 3.11，用来安排各种实验组合。8 次实验的各因素各水平的搭配和实验结果见表 3.12。

表 3.10 $L_8(2^7)$ 正交设计表的表头

因素个数	实施比例	列 号						
		1	2	3	4	5	6	7
3	1	A	B	AB	C	AC	BC	ABC
4	1/2	A	B	AB=CD	C	AC=BD	BC=AD	D

表 3.11 $L_8(2^7)$ 正交设计表

实验号	列 号						
	1	2	3	4	5	6	7
1	1	1	1	1	1	1	1
2	1	1	1	2	2	2	2
3	1	2	2	1	1	2	2
4	1	2	2	2	2	1	1
5	2	1	2	1	2	1	2
6	2	1	2	2	1	2	1
7	2	2	1	1	2	2	1
8	2	2	1	2	1	1	2

2. 正交表的特点

（1）每一列出现各水平的次数相同。如表 3.11，$L_8(2^7)$ 正交设计表中第一列的 "1" 和 "2" 均出现了 4 次；列内数字表示每一因素的水平数，数字出现的次数相同说明每一因素的各个水平数出现次数相同，即每个因素的水平全而齐整。

（2）任意两列搭配的数字对齐全、均衡。如表 3.11 $L_8(2^7)$ 正交设计表中，任何两列搭配的数字对均为 4 种：（1，1），（1，2），（2，1），（2，2），且每种数字对都出现 2 次，说明任意两因素水平组合全面、均衡，保证了实施实验时因素水平的均衡可比。

（3）表头设计中涉及的交互作用列，指在考虑安排主要单因子时，表头应留置的主要因素的交互作用列。应用正交表时，不允许随意安排交互作用，否则会造成主因素效应和交互作用的效应混杂，导致分析混乱而无法解释。

（二）统计分析方法及软件实现

表 3.12　微球的载药量的正交设计

实验序号	淀粉浓度（A）	淀粉/药物溶液体积比（B）	交联剂用量（C）	油/水相体积比（D）	载药量 /$\mu g \cdot mg^{-1}$
1	1	1	1	1	27.36
2	1	1	2	2	28.12
3	1	2	1	2	31.06
4	1	2	2	1	25.42
5	2	1	1	2	22.09
6	2	1	2	1	16.57
7	2	2	1	1	14.22
8	2	2	2	2	16.10

SAS 软件实现及结果解释：

```
data eg3_12;
  input A B C D x @@;
cards;
1 1 1 1 27.36
1 1 2 2 28.12
1 2 1 2 31.06
1 2 2 1 25.42
2 1 1 2 22.09
2 1 2 1 16.57
2 2 1 1 14.22
2 2 2 2 16.10
;
run;
proc anova;
```

```
      class A B C D;
      model x = A B C D A*B;
      means A B C D A*B;
  run;
```

程序说明：数据步 data 中，建立了临时数据集 eg3_12，其中，变量 x 为效应变量，A、B、C、D 均为分组变量，分别代表淀粉浓度（A）、淀粉/药物溶液体积比（B）、交联剂用量（C）和油/水相体积比（D）。anova 过程步中，除对单因素进行分析外，还对淀粉浓度和淀粉/药物溶液体积比的交互作用进行分析。

SAS 程序运行结果解释及结论表述：

第一部分：

The ANOVA Procedure

Source	DF	Sum of Squares	Mean Square	F Value	Pr > F
Model	5	281.427750	56.285550	354.89	0.0028
Error	2	0.317200	0.158600		
Corrected Total	7	281.744950			

R-Square	Coeff Var	Root MSE	x Mean
0.998874	1.760788	0.398246	22.61750

第二部分：

Source	DF	Anova SS	Mean Square	F Value	Pr > F
A	1	230.910050	230.910050	1455.93	0.0007
B	1	6.734450	6.734450	42.46	0.0227
C	1	9.073800	9.073800	57.21	0.0170
D	1	23.805000	23.805000	150.09	0.0066
A * B	1	10.904450	10.904450	68.75	0.0142

第三部分：

The ANOVA Procedure

Level of A	N	-------------x--------------- Mean	Std Dev
1	4	27.990000	2.341196
2	4	17.245000	3.385818

Level of B	N	-------------x--------------- Mean	Std Dev
1	4	23.535000	5.361968
2	4	21.700000	7.932179

Level of C	N	Mean	Std Dev
		--------------x---------------	
1	4	23.682500	7.303571
2	4	21.552500	6.127661

Level of D	N	Mean	Std Dev
		--------------x---------------	
1	4	20.892500	6.468722
2	4	24.342500	6.643465

Level of A	Level of B	N	Mean	Std Dev
			--------------x---------------	
1	1	2	27.740000	0.537401
1	2	2	28.240000	3.988082
2	1	2	19.330000	3.903229
2	2	2	15.160000	1.329361

　　第一部分为方差分析模型的检验结果，$F = 354.89$，$P = 0.0028$，说明模型有统计学意义，即可以采用多因素方差分析模型考察处理因素的作用及其交互作用。第二部分为各因素的方差分析结果，由 P 值得淀粉微球包载药物的载药量主要与淀粉浓度（A）、淀粉/药物溶液体积比（B）、交联剂用量（C）、油/水相体积比（D）以及淀粉浓度与淀粉/药物溶液体积比的交互作用有关。第三部分对不同因素下的均值进行描述，淀粉浓度为 4%（水平 1）、淀粉/药物溶液体积比为 2∶1（水平 1）、交联剂用量为 300μL（水平 1）、油/水相体积比为 8∶1（水平 2）时，载药量最佳。考虑到因素 A 和因素 B 的交互作用，A_1B_2 为 A 和 B 因素的最佳组合，再结合 C 和 D 因素，最佳因素水平组合为 $A_1B_2C_1D_2$，即最佳组合实验条件为 4%浓度的淀粉、与药物体积采用 4∶1、300μL 交联剂和 8∶1 的油/水相体积比。

二、有重复的正交设计

　　例 3.13　某研究者欲优化研究某菌株蛋白的表达量，实验选取影响蛋白表达量的四个 3 水平因素：诱导时间（4h、6h、8h）、诱导剂浓度（0.5mmol·L^{-1}、0.8mmol·L^{-1}、1.0 mmol·L^{-1}）、初始菌浓度 OD_{600}（0.6、0.8、1.0）和诱导温度（27℃、32℃、37℃），假设因素之间无交互作用，如何设计及分析？

（一）设计实施

　　例 3.13 含有的因素均为 3 水平，首先根据在实验中所考察的因素水平数选择对应该水平的一类正交表，再根据因素的个数具体选定一张表。在本例中所考察的因子是三水平的，因此选用 $L_9(3^4)$ 正交表，见表 3.13。此例四个因素占满了 $L_9(3^4)$ 正交表，故需要重复实验计算误差项，进行方差分析，数据见表 3.14，其中诱导时间 4h、6h、8h 分别为因素 A 的第 1~3 水平，诱导剂浓度 0.5mmol·L^{-1}、0.8mmol·L^{-1}、1.0 mmol·L^{-1} 分别为因素 B 的第 1~3 水平，初始菌浓度 OD_{600} 0.6、0.8、1.0 分别为因素 C 的第 1~3 水平，诱导温度分别为因素 D 的第 1~3 水平。

表 3.13　$L_9(3^4)$ 正交设计表

实验号	列号			
	1	2	3	4
	A	B	C	D
1	1	1	1	1
2	1	2	2	2
3	1	3	3	3
4	2	1	2	3
5	2	2	3	1
6	2	3	1	2
7	3	1	3	2
8	3	2	1	3
9	3	3	2	1

表 3.14　某菌株蛋白的表达量的正交设计

实验号	诱导时间	诱导剂浓度	初始菌浓度 OD_{600}	诱导温度	蛋白表达量（μg）		
	A	B	C	D	x_1	x_2	x_3
1	1	1	1	1	6.10	6.41	6.77
2	1	2	2	2	5.13	5.37	5.51
3	1	3	3	3	6.82	6.34	6.38
4	2	1	2	3	4.80	5.94	6.02
5	2	2	3	1	5.63	5.08	5.56
6	2	3	1	2	3.59	4.01	3.64
7	3	1	3	2	5.06	3.97	4.50
8	3	2	1	3	4.36	4.94	5.32
9	3	3	2	1	4.42	4.31	3.71

（二）统计分析方法及软件实现

有重复的正交实验的数据分析可采用方差分析，SAS 程序如下：

```
data eg3_13;
  input A B C D @@;
  do i=1 to 3;
    input x@@;
    output;
  end;
cards;
1  1  1  1    6.10 6.41 6.77
1  2  2  2    5.13 5.37 5.51
1  3  3  3    6.82 6.34 6.38
2  1  2  3    4.80 5.94 6.02
2  2  3  1    5.63 5.08 5.56
2  3  1  2    3.59 4.01 3.64
```

```
3  1  3  2    5.06 3.97 4.50
3  2  1  3    4.36 4.94 5.32
3  3  2  1    4.42 4.31 3.71
;
run;
proc anova;
  class A B C D;
  model x = A B C D;
  means A B C D ;
run;
```

程序说明：数据步 data 建立 SAS 临时数据集，变量 x 为效应变量，通过 do 语句重复输入三次的实验结果，A、B、C、D 均为分组变量，分别代表诱导时间、诱导剂浓度、初始菌浓度 OD_{600} 和诱导温度。

SAS 程序运行结果：

第一部分：

The ANOVA Procedure

Source	DF	Sum of Squares	Mean Square	F Value	Pr > F
Model	8	21.737696	2.717212	16.25	<.0001
Error	18	3.010333	0.167241		
Corrected Total	26	24.748030			

R-Square	Coeff Var	Root MSE	x Mean
0.878361	7.904411	0.408951	5.173704

第二部分：

Source	DF	Anova SS	Mean Square	F Value	Pr > F
a	2	12.141985	6.070993	36.30	<.0001
b	2	2.259030	1.129515	6.75	0.0065
c	2	1.285252	0.642626	3.84	0.0408
d	2	6.051430	3.025715	18.09	<.0001

第三部分：

The ANOVA Procedure

Level of A	N	-------------x---------------- Mean	Std Dev
1	9	6.092222	0.614487
2	9	4.918889	0.964332
3	9	4.510000	0.517904

Level of B	N	--------------x---------------	
		Mean	Std Dev
1	9	5.507778	0.954526
2	9	5.211111	0.394539
3	9	4.802222	1.320736

Level of C	N	--------------x---------------	
		Mean	Std Dev
1	9	5.015556	1.207385
2	9	5.023333	0.778588
3	9	5.482222	0.932132

Level of D	N	--------------x---------------	
		Mean	Std Dev
1	9	5.332222	1.032664
2	9	4.531111	0.755603
3	9	5.657778	0.836507

第一部分是模型方差分析的检验结果，$F = 16.25$，$P<0.0001$，说明模型有统计学意义，即可以采用多因素方差分析模型考察处理因素的作用及其交互作用。第二部分是各因素的方差分析结果，显示目标蛋白的表达量和诱导时间（A）、诱导剂浓度（B）、初始菌浓度 OD_{600}（C）和诱导温度（D）有关。第三部分对不同因素下的均值进行描述，当诱导时间为 4h（水平 1）、诱导剂浓度为 0.5mmol·L^{-1}（水平 1）、初始菌浓度 OD_{600} 为 1.0（水平 3）和诱导温度为 37℃（水平 3）时，蛋白表达量最高，则相对最佳因素水平组合为 $A_1B_1C_3D_3$。

第六节 嵌套设计

例3.14 在某项研究中，探讨催化剂（A因素）的种类（分为甲、乙、丙）与温度（B因素）对化合物转化率的影响，由专业知识可知，不同催化剂要求的温度范围不同，进行相关实验设计考察催化剂及温度对化合物转化率是否有影响。

一、设计实施

例 3.14 需要通过嵌套设计评价催化剂及温度对化合物转化率的影响。嵌套设计又称为系统分组设计或者巢式设计（nested design），是指主要因素（A）的各水平下嵌套着次要因数（B）各水平分组的设计方法。与析因设计不同的是，析因分析的各个因素是彼此独立的，而嵌套设计的各因素间有主次关系或从属关系。嵌套设计各因素水平没有交叉，不能分析因素间的交互作用。根据例 3.14 的要求，研究者设计了如下实验，设计如图 3.2，每种温度下重复实验两次，实验结果见表 3.15。

催化剂

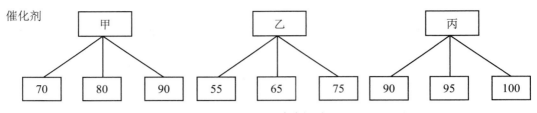

图 3.2   嵌套设计

表 3.15   不同催化剂在不同温度下对某化合物转化率的观测结果

催化剂温度（℃）	甲			乙			丙		
	70	80	90	55	65	75	90	95	100
第一次实验数据	82	91	85	65	62	56	71	75	85
第二次实验数据	84	88	83	61	59	60	67	78	8

此实验的两个特点是：B 因素的水平嵌套在 A 因素的水平下，以及两因素各水平没有交叉分组。

二、统计分析方法及软件实现

SAS 软件实现及结果解释：

```
data eg3_14;
  do a =1 to 3;
      do b =1 to 3;
        do c =1 to 2;
          input x @@;
          output;
          end;
        end;
    end;
cards;
82 84
91 88
85 83
65 61
62 59
56 60
71 67
75 78
85 89
;
run;
proc glm;
    class a b;
```

```
    model x=a b(a)/SS1;
    test h=a e=b(a);
run;
quit;
```

程序说明：在数据集中有四个变量：变量 a 为不同催化剂，1 代表催化剂甲，2 代表乙，3 代表丙；变量 b 为温度；变量 c 为测量次数，1 为第一次，2 为第二次；变量 x 为分析变量，某化合物转化率。在 glm 过程用()表示变量之间的主次关系，本例 a 因素不同催化剂为主要因素，b 因素温度为次要因素，本例是嵌套设计资料，选择 Type I SS （第一型离均差平方和）结果，即 SS1。test 选项表示在考察催化剂效应时，用温度内不同观测值间的均方作为误差项。

SAS 程序运行结果解释及结论表述：

The GLM Procedure
Dependent Variable: x

Source	DF	Sum of Squares	Mean Square	F Value	Pr > F
Model	8	2357.000000	294.625000	53.57	<.0001
Error	9	49.500000	5.500000		
Corrected Total	17	2406.500000			

R-Square	Coeff Var	Root MSE	x Mean
0.979431	3.147930	2.345208	74.50000

Source	DF	Type I SS	Mean Square	F Value	Pr > F
a	2	1956.000000	978.000000	177.82	<.0001
b(a)	6	401.000000	66.833333	12.15	0.0007

Tests of Hypotheses Using the Type I MS for b(a) as an Error Term

Source	DF	Type I SS	Mean Square	F Value	Pr > F
a	2	1956.000000	978.000000	14.63	0.0049

本例模型方差分析的 $F=53.57$，$P<0.0001$，说明模型有统计学意义。在分析单个因素的作用时，主要因素不同催化剂所对应的 $F=14.63$，$P=0.0049$，说明不同催化剂对该化合物的转化率有影响；次要（二级）因素（温度）所对应的 $F=12.15$，$P=0.0007$，说明在同一催化剂下，不同的温度对化合物的转化率也有影响。如果需要进一步进行两因素不同组合间的两两比较，可以在 RUN 前加上 means a/snk e=b(a)和 lsmeans b(a)/tdiff pdiff。

思考题

1. 有甲、乙、丙三种涂抹药物，欲采用动物实验检测其致敏性，通过给家兔3个不同部位涂抹后产生的皮肤红斑大小（mm²）来衡量过敏程度。请问可以通过何种设计来完成实验？如何进行？

2. 现有培养双歧杆菌的三种方法A、B、C，研究者想找到一种使双歧杆菌增殖最快的培养方法，根据双歧杆菌数（10^7 cfu / ml）来衡量培养效果。考虑到株别可能会对实验结果产生影响，研究者将同一株别的双歧杆菌等分成三份，分别采用不同的培养方法进行培养。得到实验结果如下：

表3.16　三种培养方法得到的双歧杆菌活菌数（10^7 cfu/ml）

株别	培养方法		
	A	B	C
1	18.85	11.20	33.16
2	18.71	12.68	34.58
3	18.60	12.03	33.20
4	18.36	13.41	34.00
5	19.70	10.78	32.44
6	18.20	11.03	34.63
7	17.99	11.43	31.63
8	18.81	12.56	34.01
9	20.20	11.64	33.25
10	20.06	11.29	32.96
11	19.97	13.15	32.24
12	20.50	11.27	33.09
13	19.73	11.17	34.59
14	19.13	11.47	34.57
15	18.27	12.38	33.39
16	20.00	12.00	32.64
17	19.10	11.37	34.52
18	18.96	13.22	32.45
19	19.29	12.82	31.52
20	19.53	12.67	31.63
21	19.08	12.76	32.89
22	18.77	10.76	32.54
23	19.21	13.23	33.80
24	18.98	12.67	32.08
25	19.88	11.39	32.19
26	20.16	10.75	33.12
27	18.16	12.02	32.81
28	20.54	12.47	33.26
29	18.79	12.31	31.41
30	19.46	11.89	34.30
31	18.19	13.29	33.57
32	19.47	12.66	34.60

该研究者采用SAS对上述数据进行了统计分析。经检验，三组数据满足正态分布，且方差齐性，故采用方差分析。主要结果如下：

The ANOVA Procedure

Source	DF	Sum of Squares	Mean Square	F Value	Pr > F
Model	2	7371.947508	3685.973754	5036.80	<.0001
Error	93	68.058166	0.731808		
Corrected Total	95	7440.005674			

Source	DF	Anova SS	Mean Square	F Value	Pr > F
g	2	7371.947508	3685.973754	5036.80	<.0001

因为 $F = 5036.80$，$P < 0.0001$，可认为三组双歧杆菌活菌数的差异有统计学意义，即三种培养方法的培养效果不全相同。

请讨论：

（1）研究者采用的是何种设计方法？该设计中，包含哪些需要考虑的因素？

（2）研究者对数据进行的统计分析是否正确、完整？为什么？应如何修改、改进？

3. 针对双歧杆菌的营养需要，欲优化增殖培养基，此次主要优化的培养基的氮源、碳源和pH内源调节。其中氮源分酵母浸出膏、胰蛋白胨和大豆蛋白胨三种；碳源有葡萄糖、乳糖和蔗糖三种；pH内源调节有：不加原培养基中的磷酸盐、磷酸缓冲盐法和 $CaCO_3$ 法。可以通过何种设计来进行实验？

第四章　临床试验设计的基础知识

　　临床试验（clinical trial）是以人作为研究对象，对药物、治疗方法、预防干预措施等的干预效果做出评价的实验性研究。因此临床试验设计的基本要素也包括处理因素、受试对象和实验效应，同时必须遵循对照、重复、随机化的基本原则。但由于以人（包括患者和健康志愿者）为研究对象，临床试验除了需考虑实验性研究的基本原则，还应考虑研究对象的知情同意、心理因素、伦理道德等问题，因此，临床试验的设计有其特殊性。

第一节　临床试验概述

一、临床试验的特点

　　国家市场监督管理总局发布的《药物临床试验质量管理规范》中定义临床试验是以人体（病人或健康受试者）为对象的试验、研究，意在发现或验证某种试验药物的临床医学、药理学、其他药效作用、不良反应，或者试验药物的吸收、分布、代谢和排泄，以确定药物的疗效与安全性的系统性试验。

　　可见，临床试验的研究对象确定为"人"，可以是患者，也可以是正常人。进行临床试验时，要注意对受试者的保护，其措施就是伦理委员会的伦理审查和签署知情同意书。伦理委员会（Institutional Review Board/IRB，Independent Ethics Committee/IEC）由医学、科学及非科学背景人员独立组成，其职责是通过审查、同意、跟踪审查试验方案及相关文件、获得和记录受试者知情同意所用的方法和材料等，确保受试者的权益和安全受到保护。知情同意（informed consent）指告知受试者可影响其做出参加临床试验决定的各方面情况后，受试者自愿确认同意参加临床试验的过程。《纽伦堡法典》开宗明义的第一句话："人类受试者自愿的同意是绝对必要的"。知情要求研究人员或医师为受试者提供真实、可靠、完备的信息，并保证知情同意书能让所有受试者理解。受试者或其法定监护人应具有理解信息的能力，其决定应在没有受到强迫、不正当影响或劝诱、胁迫下做出。

　　另外，临床试验存在"干预（intervention）"，需观察"干预"的效果。"干预"一般是指药物，也可以是手术、放疗、运用器械的诊断、治疗手段、护理方法、宣教指导等。"干预"效果可以是对人有利的疗效，也可以是与人体安全性有关的不良反应，还可以是药物在人体内的代谢过程。"干预"效果不仅仅需观察短期的疗效和安全性，还需观察远期的效应，尤其是长期"干预"导致的不良反应。

二、临床试验的分期

药物临床试验通常包括Ⅰ、Ⅱ、Ⅲ、Ⅳ期临床试验、生物等效性试验等。

Ⅰ期临床试验：初步的临床药理学及人体安全性评价试验。其目的是观察人体对药物的耐受程度和药代动力学，为制定给药方案提供依据。

Ⅱ期临床试验：治疗作用初步评价阶段。其目的是初步评价药物对目标适应证受试者的治疗作用和安全性，也包括为Ⅲ期临床试验研究设计和给药剂量方案的确定提供依据。可以根据具体的研究目的采用多种形式，包括随机盲法对照临床试验。

Ⅲ期临床试验：治疗作用确证阶段。其目的是进一步验证药物对目标适应证受试者的治疗作用和安全性，评价利益与风险关系，最终为药品上市许可申请的审查提供充分的依据。一般为具有足够样本量的随机盲法对照试验。

Ⅳ期临床试验：新药上市后应用研究阶段。其目的是考察在广泛使用条件下的药品的疗效和不良反应，评价在普通或者特殊人群中使用的利益与风险关系以及改进给药剂量等。

生物等效性试验：是指用生物利用度研究的方法，一般以药代动力学参数为指标，比较同一种药物的相同或者不同剂型的制剂，在相同的试验条件下，其活性成分吸收程度和速度有无统计学差异的人体试验。

根据药物研制规律，原则上药物临床试验可按照Ⅰ、Ⅱ、Ⅲ期的顺序实施，也可根据药物特点、适应证以及已有的支持信息，采用灵活的方式开展适用的试验。各期临床试验有其相应的具体要求，对于不同的药物，分期的要求也不尽相同，表4.1列举了我国各期临床试验的最低样本量要求。试验需首先按照试验方案和预试验的结果进行样本量计算，选择计算结果与法规规定例数中较大者作为临床试验的最终样本例数。临床试验样本量的计算方法详见第二节。

表4.1　我国新药临床试验分期与要求

分期	研究内容	受试者	试验例数	补充说明
Ⅰ	耐受程度、药代动力学	健康志愿者	20～30 例，生物利用度试验为 19～25 例	必要时可选择受试者
Ⅱ	盲法、随机、对照试验，药物的有效性和安全性的初步评价	患者	试验组和对照组不得少于 100 对	试验组和对照组各100 例
Ⅲ	扩大多中心临床试验，进一步评价药物的有效性和安全性	患者	试验组不少于 300 例，避孕药需做 1000 例	可试验组与对照组各100 例（100 对），另 200例试验药进行开放试验
Ⅳ	新药上市后的监测	患者	2000 例开放试验	某些新药可以不做

三、临床试验的管理制度与技术规范

在新药发展过程中，人们逐步认识到新药上市前，必须经过科学、规范的临床试验，以充分证明其安全性和有效性。为了促进各国临床试验规范化的发展，由美国FDA、美国制药工业协会、欧洲委员会、欧洲制药工业协会、日本厚生省（卫生福利部）和日本制药工业协会这六个成员成立了ICH组织，即人用药物注册技术国际协调会议（international conference on harmonization of technical requirements for registration of pharmaceuticals for human use，ICH）。1996年在日本召开的ICH会议上制订出了第一个ICH文件，这个文件不仅将美国、欧洲和日本的法规结合在一起，也将北欧国家、澳大利亚、加拿大和世界卫生组织的规范包含在内，成为全球性的临床试验指导原则。不久，ICH制订了多个文件，从不同方面保证了临床试验的规范化。目前，全世界各国都非常重视新药临床试验的研究质量，纷纷在世界卫生组织和ICH的文件基础上，结合本国的实际情况，制定适合本国实情的新药临床试验规范。我国1984年开始实施《中华人民共和国药品管理法》，之后相继颁布了《新药审批办法》《药物临床试验质量管理规范》和《药品注册管理办法》等相关法规及《临床试验的电子数据采集（EDC）技术指导原则》《药物临床试验数据管理和统计分析的计划和报告指导原则》《临床试验数据管理工作技术指南》等一系列技术指南，这些文件全面指导我国的新药临床试验工作。2017年6月19日，中国国家市场监督管理总局正式加入ICH，成为其全球第8个监管机构成员，这也意味着我国药品监管部门、制药行业和研发机构将逐步转化和实施国际最高技术标准和指南。

ICH有一系列文件，其中E6的标题是临床试验管理规范（guideline for good clinical practice，GCP），是规范临床试验各项内容的总纲，同时对临床试验的数据质量提出更高的要求，是各国制定政策的标准。临床试验管理规范是对临床研究提出的标准化要求，是指为了以明智和负责的方法实施高质量临床研究而制订的一整套临床研究标准。GCP把临床药理学的专业理论、伦理道德观念和新药安全有效性的研究评价方法以及为了确保伦理的理论、观点、方法得以实施的管理措施用制订规范的办法规定下来，从而形成了法规文件，成为临床试验的统一要求和必须遵循的依据，为研究药物的临床试验中如何进行设计、实施、分析和评价提供指导。

第二节　临床试验设计的注意事项

一、结局指标

临床试验设计之初应明确疗效评价的结局指标（outcome）。结局指标一般是对受试者影响最大、受试者最为关心的、与受试者切身利益最为相关的事件，即评估其有效性指标的最佳选择，主要包括对受试者生存或死亡、残障水平或其他一些重要临床事件，如疾病复发等的测量。结局指标可以是定量变量、定性变量或生存变量等，一旦确定，

在整个试验过程中不应轻易改变。

（一）主要指标和次要指标

主要指标（primary endpoint）又称主要终点，是与试验目的有本质联系的，能确切反映药物有效性或安全性的观察指标。一个试验通常只有一个主要指标，应根据试验目的，选择易于量化、客观性强、重复性高、并在相关研究领域已有公认的标准，在方案设计时确定，并用于试验样本量的估计。若存在多个主要指标，方案设计时应考虑控制Ⅰ类错误的方法。

次要指标（secondary endpoint）是与试验目的相关的辅助性指标。方案设计时也需明确次要指标的定义，并对这些指标在解释试验结果时的作用及相对重要性加以说明。次要指标数目也应当是有限的，并能回答与试验目的相关的问题。

（二）复合指标

当难以确定单一的主要指标时，可按预先确定的计算方法，将多个指标组合构成一个复合指标（combined endpoint）。复合指标一般有两种类型，一种即临床上常用的量表，如抗抑郁药临床试验中常用的汉密尔顿抑郁量表。另一种复合指标多见于生存分析中，几种事件被合并定义为一个复合指标。如在急性冠脉综合征临床试验中，主要指标可使用一个复合终点，即出现任何原因的死亡、心肌梗死、有证据的需再次住院的不稳定性心绞痛、血管重建术和中风的事件。

（三）全局评价指标

全局评价指标（comprehensive endpoint）是将客观指标和研究者对受试者疗效的总印象有机结合的综合指标，通常是有序等级指标。用全局评价指标来评价某个治疗的总体有效性或安全性，一般都有一定的主观成分。如果必须将其定义为主要指标时，应在试验方案中有明确判断等级的依据和理由。全局评价指标中的客观指标一般应该同时单独作为主要指标进行分析。

（四）替代指标

替代指标（surrogate endpoint）指在直接测定临床效果不可能时，用于间接反映临床效果的观察指标。替代指标一般易于测量，如血脂、血糖、实体肿瘤体积的缩小等。采用替代指标必须有足够证据支持其与临床终点结局的关系，并可预测疾病结局，其应用的前提是替代指标的改善也将会相应改善疾病的终点结局。替代指标所提供的用于临床效果评价的证据强度取决于：（1）替代指标与试验目的在生物学上相关性的大小；（2）在流行病学研究中替代指标对临床试验结果的预测价值；（3）从临床试验中获得的药物对替代指标的影响程度与药物对临床试验结果的影响程度相一致的证据。

（五）测量指标转换为分类指标

根据临床评价的需要，有时需将测量指标转换为二分类或多分类的分类指标，如根据一个测量指标改变程度等于或超过某一数值时作为分类的定义。分类指标的定义应在试验方案中明确规定。由测量指标转换为分类指标通常会丧失部分信息，由此导致检验效能的降低应当在估计样本量时加以考虑。

二、设计类型

由于临床试验以人为受试对象的特点，其设计类型除了上一章介绍的完全随机设计、随机区组设计、拉丁方设计、析因设计、正交设计等，还有适应性设计、富集设计、主方案设计、单病例随机对照试验设计等有别于传统设计类型的设计方法。

（一）适应性设计（adaptive design）

在临床试验设计中，人们希望尽量缩短研发时间，同时尽可能使受试者获益，尤其是在严重危害人类健康的艾滋病、癌症等疾病的新药研究中。传统的试验设计方法虽操作简单、便于实施，但研发成本大、速度低，同时会增大受试者暴露于危险因素的风险。因此，美国 FDA 于 2018 年 9 月 28 日发布了《药品和生物制品临床试验的适应性设计》（Adaptive Designs for Clinical Trials of Drugs and Biologics），定义适应性设计为"允许事前计划基于已积累的数据对试验中一个或多个方面进行修改的临床试验设计"，并给出了适应性设计从设计、实施到结果报告的原则。

相对于传统设计，适应性设计可以在更小的样本量或者更短的时间下得到相同的检验效能，也更具有伦理学优势。但也存在一些限制：（1）可能会增加假阳性概率并引入偏倚。（2）适应性设计增加的检验效能可能会被抵消。（3）当最小的样本量过小时无法收集足够的安全性数据或者结局发生时间较长时，使用适应性设计会受限。（4）当适应性改变前后的结论不相同时，对结果的解释和推广产生困难。

适应性设计的调整可以体现在试验过程的多个方面，包括成组序贯设计、样本量重估的适应性、受试者人群的适应性、处理组选择的适应性、受试者分配的适应性、试验终点选择的适应性和多重适应性设计。适应性设计中还有一些特殊考虑，如适应性设计中的模拟、贝叶斯适应性设计、实时调整的设置、基于潜在替代或中间终点的调整、次要终点、早期探索性试验中的适应性设计、对中期结果和基于试验外部信息的设计变更进行比较后做出的计划外设计变更。

（二）富集设计（enrichment strategies）

美国 FDA 于 2019 年发表了《针对提高新药及生物学产品临床试验效果的富集设计》（Enrichment Strategies for Clinical Trials to Support Determination of Effectiveness of Human Drugs and Biological Products Guidance for Industry），将富集设计定义为在随机对照临床试验中，通过前瞻性利用受试者特征（包括人口统计学特征、病理生理学特征、组织学、遗传学特征等）来确定试验的入组人群，从而使目标药物的有效性相对于未选择人群在该特定人群中更容易显现。

富集设计根据富集的方法和目的可分为三类：

1. 同质化富集设计（strategies to decrease variability）。是以减少入组患者的异质性来达到富集目的的设计。其减少异质性的策略包括：（1）严格定义入组标准，确保入组人群患有符合研究药物适应证的疾病；严格培训相关研究人员，保证所入组的患者满足所设的标准；（2）尽可能选择依从性好的患者；（3）控制安慰剂效应，随机化前可设立安慰剂诱导期，以剔除对安慰剂反应大的患者；（4）选择基线指标稳定的患者入组；（5）减少其他药物对研究药物的影响，例如严格筛选既往用药和试验用药相似或存在药物相互作用的患者；（6）控制非研究目标疾病或用药导致的过早死亡和提前退出试验；（7）排除很可能无法耐受药物治疗的患者以及排除可能因非医学原因失访的患者。

2. 预后型富集设计（prognostic enrichment strategies）。通过识别和选择高危患者以达到富集目的，其实施的手段通常是选择符合某些特定预后指标（如实验室指标、临床指征、基因等）的患者入组，从而可以更容易和稳定地观察到药品的治疗作用。预后型富集策略设计可以在一定程度上增加研究药物或措施的绝对有效量，使研究可以在有限的样本量中进行。此类研究的策略是在高危患者人群中先进行研究，当研究取得成功后再推广到现实患者人群中进行更大规模的研究。

3. 预测型富集设计（predictive enrichment strategies）。通过选择更有可能对治疗反应人群达到疗效的富集设计，从而获得更高的效应量，使临床研究在更小范围人群中进行。预测型富集设计在肿瘤研究中迅速得到普及，可以利用乳腺癌 HER2/neu 标记物等生物标志物鉴别出潜在的治疗有效者，使试验更顺利地进行，并为肿瘤治疗前进行基因筛查和制定个性化治疗方案提供有力证据。

（三）主方案设计

传统的临床试验设计方法是一个临床试验方案仅在单一人群中进行单一药物的试验，但很多药物尤其是肿瘤药物的研发需要更为灵活的试验设计。针对这一情况，美国 FDA 于 2018 年 9 月 28 日发布了《主方案：以促进抗肿瘤药物和生物制品研发为目标的高效临床试验设计策略》（Master Protocols: Efficient Clinical Trial Design Strategies to Expedite Development of Oncology Drugs and Biologics），以指导这一类试验的设计、实施。主方案（master protocol）设计指设计多个研究目的不同的子试验，可以在同一总试验框架内对成人和儿科肿瘤的多种试验药物和/或多种肿瘤类型同时进行评估。

主方案设计类型主要有篮式设计（basket trial）和伞式设计（umbrella trial）。

1. 篮式设计是在多种疾病或疾病亚型的背景下研究单一靶向治疗，通常设计为单臂，以总体应答率作为主要终点的活性评估试验，其设计示意图见图 4.1。篮式设计同时研究携带同一分子靶点的不同类型的肿瘤，受试者入组后才统一进行分子靶点特征的检测及确认，缩短了试验所需时间；包含的队列通常较小且多采用单阶段或二阶段设计，能够更快得到结果。但篮式设计也有一些缺点，在一些情况下，对目标药物的反应，以组织学分类为主的肿瘤可能比以生物标志物或特定分子变异分类为主的肿瘤更好；另外，肿瘤内部一般不同质，因此活检时有可能遗漏目标变异点。

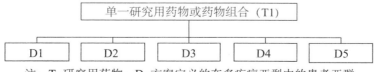

注：T=研究用药物；D=方案定义的在多疾病亚型中的患者亚群

图 4.1　篮式试验设计主方案示意图

2. 伞式设计旨在评估单一疾病受试者群中多个研究用药物作为单一药物或组合药物用药。子研究可以包括剂量确定部分，以在开展活性评估部分之前确定研究用药物组合的安全剂量。其设计示意图见图4.2。伞式设计又分为探索性伞式设计和确证性伞式设计。探索性伞式设计指在按照受试者生物标志物信息分组后，每个生物标志物组中的受试者分别接受多种可能有效的治疗方法，评价并寻找最佳的生物标志物-治疗组合，为后期确证性试验打下基础。确证性伞式设计指在按照受试者生物标志物信息分组后，每个生物标志物组中的受试者分别接受某种特定的治疗方法和对照药物或安慰剂，在前期探索性试验的基础上，进一步验证某种治疗方法在特定生物标志物组中的具体疗效和安全性，加速推动研究药物在临床上的应用。

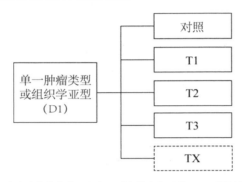

注：T=研究用药物；D=方案定义的在单一疾病亚型中的患者亚群；TX=虚线边框描绘了未来的治疗组

图4.2　伞式试验设计主方案示意图

（四）单病例随机对照试验设计

单病例随机对照试验（randomized controlled trial in individual patient，简称N-of-1 trial）是一种基于单个病例进行随机、多周期二阶段交叉设计的研究方案，用于比较两种干预（或药物）的疗效。N-of-1试验设计最少安排两种干预和两个及以上周期，每个周期形成一个二阶段交叉设计。随机分配每个周期两个治疗阶段的干预，阶段间有一个洗脱期；相邻周期之间亦安排一个洗脱期。

N-of-1试验不仅具备传统随机对照临床试验的优点，可以采用随机、盲法控制偏倚，而且还有其独特的优势：研究基于单个患者，结果可直接用于该研究对象，具有较高的循证医学证据等级；研究全过程均可评估疗效，可实现疗效的追踪评估；超适应证用药或者未经证实的疗法也可以被评估等。但N-of-1试验并不适用于任何情况，有其严格的适用条件。首先，研究的疾病或者状态必须是慢性而且相对稳定的，如自闭症、糖尿病、慢性疼痛等。其次，待评价的干预措施如果有效，能够迅速显效，而去除该干预后，其效果也会很快消失。

三、比较类型

在常规的假设检验中，原假设H_0通常为两组总体参数（均数或率）相等，备择假设H_1为两组不相等，其目的是推断两样本统计量的差别有无统计学意义，如果$P > \alpha$，表示不能拒绝H_0，但不能说明H_0成立；如果$P \leq \alpha$，表示两组差别有统计学意义，但不能评价差别的大小。因此，临床试验中还有三种比较类型，即优效性（superiority trial）、等效性（equivalence trial）和非劣效性（non-inferiority trial）试验，以评价疗效差别。如无特殊说明，本节针对的指标均为高优指标（即指标取值越高越好）。

（一）优效性试验

优效性试验分为两种情形，一种仅仅从统计学角度考虑的优效性，只需证明试验组效果优于对照组即可。另外一种是从临床角度考虑，需要证明试验组效果比对照组好一定程度，才能认为试验组优于对照组。一般对于以安慰剂作为对照的试验尤其应当做优效性试验。有时，设计方案为所有受试者在接受标准疗法的基础上，试验组加用试验药物，对照组加用模拟试验药的安慰剂。这种试验称为加载试验（add-on trial），也应当做优效性检验。

优效性检验的原假设和备择假设分别为：

H_0：$T-C \leq 0$，H_1：$T-C > 0$（统计优效性试验）

H_0：$T-C \leq \delta$，H_1：$T-C > \delta$（临床优效性试验）

其中：T表示试验组的效应，C表示对照组的效应，δ为优效性界值。优效性试验的假设检验为单侧检验。如果$P \leq \alpha$，则拒绝H_0，可以认为试验组效应优于对照组；如果$P > \alpha$，则不拒绝H_0，尚不能认为试验组效应优于对照组。

1. 定量指标

定量指标的优效性检验可以用单侧t检验和置信区间法两种方法。单侧t检验的计算公式为：

$$t = \frac{\overline{X}_T - \overline{X}_C}{S_{\overline{X}_T - \overline{X}_C}} \quad \text{（统计优效）} \tag{4.1}$$

$$t = \frac{(\overline{X}_T - \overline{X}_C) - \delta}{S_{\overline{X}_T - \overline{X}_C}} \quad \text{（临床优效）} \tag{4.2}$$

$$S_{\overline{X}_T - \overline{X}_C} = \sqrt{\frac{S_T^2(n_T - 1) + S_C^2(n_C - 1)}{n_T + n_C - 2}\left(\frac{1}{n_T} + \frac{1}{n_C}\right)} \tag{4.3}$$

式中：$\overline{X}_T$为试验组的均数，$\overline{X}_C$为对照组的均数，δ为优效性界值，$S_{\overline{X}_T - \overline{X}_C}$为试验组与对照组均数差的标准误，$S_T$和$S_C$分别表示试验组和对照组指标的标准差，$n_T$和$n_C$分别表示试验组和对照组的例数。如果$t$值大于$t_{\alpha,\nu}$，则可以认为试验组优于对照组；反之，则尚不能认为试验组优于对照组。

置信区间法需计算两组均数差值的置信区间的下限，计算公式为：

$$C_L = (\overline{X}_T - \overline{X}_C) - t_{\alpha,\nu} S_{\overline{X}_T - \overline{X}_C} \tag{4.4}$$

C_L为置信区间的下限，如果该下限大于0或δ，则可以认为试验组效应优于对照组；反之，则尚不能认为试验组效应优于对照组。

例 4.1 在研究某新降压药降压效果的优效性试验中，采用标准治疗高血压的方法作为阳性对照，主要指标为治疗前后舒张压的下降值。已知试验组有102例受试者，治疗前后舒张压的下降值均数为14.5mmHg，标准差为6.8mmHg，对照组有114例受试者，治疗前后舒张压的下降值的均数和标准差分别为9.4mmHg和6.2mmHg，检验试验组的疗效是否优于对照组，可以采用如下SAS程序：

```
data eg4_1;
  n_t=102;
  m_t=14.5;
  s_t=6.8;
  n_c=114;
  m_c=9.4;
  s_c=6.2;
  d_m=m_t-m_c;
  df=n_t+n_c-2;
  s_tc=sqrt((s_t**2*(n_t-1)+s_c**2*(n_c-1))/df*(1/n_t+1/n_c));
  t_df=tinv(0.975,df);
  ci_l=d_m-t_df*s_tc;
  t=d_m/s_tc;
  p=1-probt(abs(t),df);
run;
proc print;
run;
```

程序说明：首先建立了一个数据集，名称为eg4_1，在该数据集中给出了试验组和对照组的例数、均数和标准差，分别为变量n_t、m_t、s_t、n_c、m_c和s_c，接着计算了两组数据的均数差（d_m）、自由度（df）和合并标准差（s_tc），然后根据自由度计算了t界值（t_df），以及两均数差值单侧97.5%置信区间的下限（ci_l），又进行了单侧t检验，在此检验中，计算了t值（t）和相对应的P值（p），最后将数据集中的数据显示到OUTPUT窗口。

SAS的运行结果为：

Obs	n_t	m_t	s_t	n_c	m_c	s_c	d_m	df	s_tc	t_df	ci_l	t	p
1	102	14.5	6.8	114	9.4	6.2	5.1	214	0.88456	1.97111	3.35644	5.7656	1.41E-08

从SAS结果可以看到，单侧t检验的结果为检验统计量t值为5.77，相对应的P<0.0001，说明可以认为试验组优于对照组。另外，两组均数差值单侧97.5%置信区间的下限为3.3564，大于统计优效性界值0，说明从统计学角度来说，试验组优于对照组。同时，从临床角度来说，如果优效性界值小于3.3564，则可以认为试验组临床效应优于对照组，反之，则无法说明试验组临床效应优于对照组。

如果例4.1收集到的是原始数据，即每个受试者的组别和治疗前后舒张压的下降值，则可以采用下述SAS程序：

```
proc ttest data=dataset test=diff h0=0 sides=u;
    var x;
    class group;
run;
```

其中：dataset数据集包含原始数据，变量x为治疗前后舒张压的下降值，变量group代表组别。"h0=m"指示优效性界值，其中m=0表示统计优效，m>0表示临床优效。

2. 二分类指标

二分类指标的优效性检验可以通过单侧u检验和置信区间两种方法，单侧u检验的计算公式为：

$$u = \frac{P_T - P_C}{S_{P_T - P_C}} \quad (\text{统计优效}) \tag{4.5}$$

$$u = \frac{(P_T - P_C) - \delta}{S_{P_T - P_C}} \quad (\text{临床优效}) \tag{4.6}$$

$$S_{P_T - P_C} = \sqrt{\frac{P_T(1-P_T)}{n_T} + \frac{P_C(1-P_C)}{n_C}} \tag{4.7}$$

式中：P_T为试验组的发生率，P_C为对照组的发生率，δ为优效性界值，$S_{P_T - P_C}$为试验组与对照组发生率差的标准误，P_T和P_C分别为试验组和对照组的发生率。如果u值大于u_α，则可以认为试验组优于对照组；反之，则尚不能认为试验组优于对照组。

两组率差值置信区间下限的计算公式为：

$$C_L = (P_T - P_C) - u_\alpha S_{P_T - P_C} \tag{4.8}$$

C_L为置信区间的下限，如果该下限大于0或δ，则可以认为试验组效应优于对照组；反之，则尚不能认为试验组效应优于对照组。

例 4.2 为探索某治疗手足癣药物的疗效，进行阳性对照的优效性试验，对照为目前的标准治疗方案，主要指标为临床治愈率，试验结果为：试验组有119例受试者，临床治愈率为82%，对照组有116例受试者，临床治愈率为68%，本试验优效性界值为10%，要检验试验组是否优效于对照组，可采用以下SAS程序：

```
data eg4_2;
    n_t=119;
    p_t=0.80;
    n_c=116;
    p_c=0.68;
    epsilon=0.1;
    s_tc=sqrt((p_t*(1-p_t)/n_t)+(p_c*(1-p_c)/n_c));
    d_p=p_t-p_c;
    u_alpha=probit(0.975);
```

```
    ci_l=d_p-u_alpha*s_tc;
    u=(d_p-epsilon)/s_tc;
    p=1-probnorm(abs(u));
run;
proc print;
run;
```

程序说明：建立了数据集eg4_2，该数据集中有n_t、p_t、n_c和p_c变量分别表示试验组和对照组的信息，包括例数和发生率，epsilon表示临床优效性界值，随后计算了一些中间变量，包括两组发生率差值的标准误（s_tc）和两组发生率的差值（d_p），并计算了检验水准为0.05时的u分布界值（u_alpha），接着计算了两组发生率差值单侧97.5%置信区间的下限（ci_l）和u检验的结果，包括u值（u）和相对应的P值（p），最后将计算结果显示在OUTPUT窗口。

SAS结果：

Obs	n_t	p_t	n_c	p_c	epsilon	s_tc	d_p	u_alpha	ci_l	u	p
1	119	0.8	116	0.68	0.1	0.05675	0.12	1.95996	0.0087749	0.3524	0.3623

从SAS结果可以看到单侧u检验的结果为检验统计量u值为0.35，相对应的P值为0.3623，尚不能说明试验组临床效应优于对照组，而两组临床治愈率差值单侧97.5%置信区间的下限为0.0088，小于优效性界值0.1，其结论与单侧u检验的结论相同。但是，如果仅仅从统计学角度考虑，由于其单侧97.5%置信区间下限0.0088是大于0的，可以认为试验组优于对照组。

如果例4.2收集到的是原始数据，则可以采用下述SAS程序：

```
proc freq data=dataset;
    tables group*x/cl riskdiff (superiority margin=0.1);
run;
```

其中：dataset数据集包含原始数据，变量x为是否治愈，变量group代表组别。"superiority margin=0.1"表示采用优效性检验，优效性界值为0.1。

（二）非劣效性试验

非劣效性试验用以判断试验因素的作用不比对照差。如果一种新药具有成本低、毒性小等特点，虽然其有效性可能会比阳性对照药差一些，但若能证明它在允许的范围内疗效不低于阳性对照药，即"非劣效"，也可以推广使用。至于试验药物比阳性对照药的差距在多大程度以内就可以认为"非劣效"，这个标准就是非劣效界值（non-inferiority margin），用δ表示。一般来说，δ的取值大小应该由临床专家来确定。δ取值应该适当，太大有可能夸大试验因素的作用，太小则可能会埋没一些本可推广使用的药物。在伦理条件允许的情况下，ICH指导原则还推荐使用含有试验药物、阳性对照药物以及安慰剂的三臂（three-arm）试验的设计方法，即在检验阳性对照药相对于安慰剂优效性的基础上，检验试验药相对于阳性对照药的非劣效性。这种设计不但保证了试验的灵敏度，即具有鉴别试验药物是否真正有效的能力，同时不需要两组非劣效性检验恒定假设的条件。

非劣效检验为单侧检验，其原假设和备择假设分别为：

$$H_0: \ T-C \leqslant -\delta, \ H_1: \ T-C > -\delta$$

其中：T表示试验组的效应，C表示对照组的效应，δ为非劣效性界值。如果$P \leqslant \alpha$，则拒绝H_0，可以认为试验组非劣效于对照组；如果$P > \alpha$，则不拒绝H_0，尚不能认为试验组非劣效于对照组。

1. 定量指标

定量指标的非劣效性检验也可采用单侧t检验和置信区间法。单侧t检验的计算公式为：

$$t = \frac{(\bar{X}_T - \bar{X}_C) + \delta}{S_{\bar{X}_T - \bar{X}_C}} \tag{4.9}$$

$$S_{\bar{X}_T - \bar{X}_C} = \sqrt{\frac{S_T^2(n_T-1) + S_C^2(n_C-1)}{n_T + n_C - 2}\left(\frac{1}{n_T} + \frac{1}{n_C}\right)} \tag{4.10}$$

式中：$\bar{X}_T$为试验组的均数，$\bar{X}_C$为对照组的均数，δ为非劣效界值，$S_{\bar{X}_T - \bar{X}_C}$为试验组与对照组均数差的标准误，$S_T$和$S_C$分别表示试验组和对照组指标的标准差，$n_T$和$n_C$分别表示试验组和对照组的例数。

置信区间法需计算两组均数差值置信区间的下限，计算公式为：

$$C_L = (\bar{X}_T - \bar{X}_C) - t_{\alpha,\nu} S_{\bar{X}_T - \bar{X}_C} \tag{4.11}$$

如果该下限大于非劣效界值，则可以认为试验组非劣效于对照组；反之，则尚不能认为试验组非劣效于对照组。

例 4.3　在研究某新降压药降压效果的非劣效临床试验中，采用标准治疗高血压的方法作为阳性对照，主要指标为治疗前后舒张压的下降值。已知试验组有108例受试者，治疗前后舒张压的下降值均数为14mmHg，标准差为9mmHg，对照组有110例受试者，治疗前后舒张压的下降值的均数和标准差分别为12mmHg和7mmHg，非劣效界值为3mmHg，检验试验组的疗效是否非劣效于对照组，可以采用如下SAS程序：

```
data eg4_3;
  n_t=108;
  m_t=14;
  s_t=9;
  n_c=110;
  m_c=12;
  s_c=7;
  delta=3;
  d_m=m_t-m_c;
```

```
          df=n_t+n_c-2;
          s_tc=sqrt((s_t**2*(n_t-1)+s_c**2*(n_c-1))/df*(1/n_t+1/n_c));
          t_df=tinv(0.975,df);
          ci_l=d_m-t_df*s_tc;
          t=(d_m+delta)/s_tc;
          p=1-probt(abs(t),df);
        run;
        proc print;
        run;
```

　　程序说明：首先建立了一个名称为eg4_3的数据集，在该数据集中给出了试验组和对照组的例数、均数和标准差，分别为变量n_t、m_t、s_t、n_c、m_c和s_c，同时给出了非劣效界值（delta）；接着计算了两组数据的均数差（d_m）、自由度（df）和合并标准差（s_tc）；然后根据自由度计算了t界值（t_df），以及两均数差值单侧97.5%置信区间的下限（ci_l），又进行了单侧t检验，在此检验中，计算了t值（t）和相对应的P值（p）；最后将数据集中的数据显示到OUTPUT窗口。

　　SAS的运行结果为：

Obs	n_t	m_t	s_t	n_c	m_c	s_c	delta	D_m	df	s_tc	t_df	ci_l	t	p
1	108	14	9	110	12	7	3	2	216	1.09089	1.97101	-0.15015	4.58341	0.000003868

　　从SAS结果可以看到两组均数差值单侧97.5%置信区间的下限为-0.1502，大于非劣效界值-3，说明可以认为试验组非劣效于对照组，另外，单侧t检验的结果为检验统计量t值为4.58，相对应的$P<0.0001$，结论与置信区间法相同。

　　如果例4.3收集到的是原始数据，可采用下述SAS程序：

```
proc ttest data=dataset test=diff h0=-3 sides=u;
    var x;
    class group;
run;
```

　　其中：dataset数据集包含原始数据，变量x为治疗前后舒张压的下降值，变量group代表组别。"h0=-3"表示非劣效界值为3mmHg。

　　2. 二分类指标

　　二分类指标的非劣效检验可以通过单侧u检验和置信区间两种方法，单侧u检验的计算公式为：

$$u = \frac{(P_T - P_C) + \delta}{S_{P_T - P_C}} \tag{4.12}$$

$$S_{P_T - P_C} = \sqrt{\frac{P_T(1-P_T)}{n_T} + \frac{P_C(1-P_C)}{n_C}} \tag{4.13}$$

　　式中：P_T为试验组的发生率，P_C为对照组的发生率，δ为非劣效界值，$S_{P_T - P_C}$为试验组与对照组发生率差的标准误，P_T和P_C分别为试验组和对照组的发生率。

两组率差值的置信区间法的计算公式为:

$$C_L = (P_T - P_C) - u_\alpha S_{P_T - P_C} \tag{4.14}$$

C_L为置信区间的下限,如果C_L大于非劣效界值$-\delta$,则可以认为试验组非劣效于对照组;反之,则无法认为试验组非劣效与对照组。

例 4.4　在探索某治疗手足癣药物疗效的试验中,采用阳性对照非劣效试验,对照为目前的标准治疗方案,主要指标为临床治愈率,试验结果为:试验组有118例受试者,临床治愈率为72%,对照组有109例受试者,临床治愈率为85%,本试验的非劣效界值δ=15%,要检验试验组是否非劣效于对照组,可采用以下SAS程序:

```
data eg4_4;
    n_t=118;
    p_t=0.72;
    n_c=109;
    p_c=0.85;
    delta=0.15;
    s_tc=sqrt((p_t*(1-p_t)/n_t)+(p_c*(1-p_c)/n_c));
    d_p=p_t-p_c;
    u_alpha=probit(0.975);
    ci_l=d_p-u_alpha*s_tc;
    u=(d_p+delta)/s_tc;
    p=1-probnorm(abs(u));
run;
proc print;
run;
```

程序说明:建立了数据集eg4_4,该数据集中有n_t、p_t、n_c和p_c变量分别表示试验组和对照组的信息,包括例数和发生率,delta表示非劣效界值;随后计算了一些中间变量,包括两组发生率差值的标准误(s_tc)和两组发生率的差值(d_p),并计算了检验水准为0.05时的u界值(u_alpha);接着计算了两组发生率差值单侧97.5%置信区间的下限(ci_l)和u检验的结果,包括u值(u)和相对应的P值(p);最后将计算结果显示在OUTPUT窗口。

SAS结果:

Obs	n_t	p_t	n_c	p_c	delta	s_tc	d_p	u_alpha	ci_l	u	p
1	118	0.7	109	0.9	0.2	0.053649	-0.13	1.95996	-0.23515	0.37279	0.35465

从SAS结果可以看到两组发生率差值单侧97.5%置信区间的下限为-0.2352,小于非劣效界值-0.15,说明不能认为试验组非劣效于对照组,另外,单侧u检验的结果为检验统计量u值为0.37,相对应的P值为0.3547,结论与置信区间法相同。

如果例4.4收集到的是原始数据,则可以采用下述SAS程序:

```
proc freq data=dataset;
    tables group*x/cl riskdiff (noninferiority margin=0.15);
run;
```

其中：dataset数据集包含原始数据，变量x为是否治愈，变量group代表组别。"noninferiority margin=0.15"表示采用非劣效性检验，非劣效界值为0.15。

（三）等效性试验

检验一种药物是否与另一种药物的疗效"相等"（实际为相差不超过一个指定的数值δ），称为等效性试验，δ为等效性界值。等效性界值是一个具有临床意义的数值，应由临床专家来确定。若δ选大了，可能会将疗效达不到要求的药物推向市场；若δ选小了，则可能会埋没一些本可推广使用的药物。

等效性试验的原假设为总体参数间差别超过或等于一个研究者规定的等效性界值，而备择假设为总体参数间差别小于研究者规定的等效性界值，即：

$$H_0: |T-C| \geq \delta, \quad H_1: |T-C| < \delta$$

其中：T表示试验组的效应，C表示对照组的效应，δ为等效性界值。由于需要在两个方向上同时进行两次单侧检验，故需分别推断，只有两个原假设均被拒绝，才可得出两药为"等效"的结论。

1. 定量指标

等效性试验也可以采用双单侧检验，即

$$t = \frac{(\bar{X}_T - \bar{X}_C) - \delta}{S_{\bar{X}_T - \bar{X}_C}} < -t_{\alpha,v} \quad \text{同时} \quad t = \frac{(\bar{X}_T - \bar{X}_C) + \delta}{S_{\bar{X}_T - \bar{X}_C}} > t_{\alpha,v} \tag{4.15}$$

则可认为等效。这里α常取单侧0.05。

也可以用双侧90%置信区间来评价。按双侧$100(1-\alpha)$%的可信度，计算两组均数差值的置信区间下限C_L和置信区间上限C_U，如下：

$$C_L = (\bar{X}_T - \bar{X}_C) - t_{\alpha/2,v} S_{\bar{X}_T - \bar{X}_C}, \quad C_U = (\bar{X}_T - \bar{X}_C) + t_{\alpha/2,v} S_{\bar{X}_T - \bar{X}_C} \tag{4.16}$$

若(C_L, C_U)完全在$(-\delta, \delta)$范围内，可以下等效性结论。

2. 二分类指标

二分类指标的等效性检验可以采用双单侧检验，即

$$u = \frac{(P_T - P_C) - \delta}{S_{P_T - P_C}} < -u_\alpha \quad \text{且} \quad u = \frac{(P_T - P_C) + \delta}{S_{P_T - P_C}} > u_\alpha \tag{4.17}$$

则可认为等效。这里α常取单侧0.05。

也可以用置信区间法来评价，常用双侧90%置信区间（即双侧α取值为0.10）。按双侧$100(1-\alpha)$%的可信度，计算两组率差值的置信区间下限C_L和置信区间上限C_U，如下：

$$C_L = (P_T - P_C) - u_{\alpha/2} S_{P_T - P_C}, \quad C_U = (P_T - P_C) + u_{\alpha/2} S_{P_T - P_C} \tag{4.18}$$

若(C_L, C_U)完全在$(-\delta, \delta)$范围内，可以下等效性结论。

等效性检验的SAS程序与上述优效性和非劣效性检验的程序类似，这里不再赘述。

四、对照组的设置

因为研究对象通常是患有某种疾病的受试者，如何设立对照组必须慎重考虑。绝不允许研究工作所设立的对照组对受试者的健康有所危害。第三章中所介绍的几种实验设计中常用的对照形式，除空白对照和实验对照一般不宜在临床试验中使用外，标准对照、自身对照都可用于临床试验。除以上对照形式外，临床试验还常采用安慰剂对照、多剂量组对照和多组间对照。

安慰剂是一种伪药物，除不含有试验药物的有效成分外，其剂型、大小、颜色、重量、气味、口味等都与试验药尽可能保持一致。安慰剂对照要以保护受试对象的根本利益为原则，有其严格的适用范围。如要鉴定一种新药对某型菌痢疗效如何，就不能设立安慰剂对照。如果是一些病情长期稳定，传统上都不做治疗的疾病（如耳聋、近视眼等），一旦创造了一种新的可能有效的治疗方法，则允许设立安慰剂对照。安慰剂对照常配合"盲法（blinding）"使用，"盲法"将在本节第七部分进行详细介绍。

多剂量组对照即将试验药物设计成几个剂量，而受试者随机地分入其中一个剂量组中，随后观察结果，几个剂量组之间互为对照。剂量反应对照主要用于研究剂量和疗效/不良反应的关系，或者仅用于说明疗效。

多组间对照，即同一个临床试验采用多个类型的对照组形式。如上节中提到的三臂试验，在一个阳性药物的临床试验中，增加一个安慰剂对照组，就形成试验药物同时与安慰剂和阳性药物进行对照的试验。

五、样本量估计

样本量估计（sample size estimation），又称样本量确定（sample size determination），是指为满足统计的准确性和可靠性（Ⅰ类错误的控制和检验效能的保证）计算出的所需样本量，是临床试验中极其重要的环节，关系到研究结论的可靠性、可重复性，以及研究效率的高低。样本量估计也是一个成本-效果和检验效能的权衡过程。ICH-E9 (1998)指出，临床试验的样本量必须足够大，以可靠地回答研究假设所提出的相关问题；同时又不至于太大而造成浪费。

（一）优效性试验

优效性试验在进行样本量估计时，除了需要考虑检验水准（α）、允许犯Ⅱ类错误概率（β）、指标的变异情况外，还需要考虑试验组和对照组的允许误差，在安慰剂对照试验中，允许误差为试验组与安慰剂组之间有临床意义的疗效差异值（Δ），在阳性对照试验中，允许误差为试验组和阳性对照组的疗效的差异值（ε）。

1. 定量指标

假定优效性检验的检验水准为α，允许犯Ⅱ类错误的概率不超过β，已知两组总体合并标准差为σ，试验组例数与总例数比值为k。可以用以下公式来估计试验所需样本量。

$$n = [\frac{(Z_\alpha + Z_\beta)\sigma}{\varepsilon}]^2 (\frac{1}{k} + \frac{1}{1-k}) \quad （阳性对照） \tag{4.19}$$

$$n = [\frac{(Z_\alpha + Z_\beta)\sigma}{\Delta}]^2 (\frac{1}{k} + \frac{1}{1-k}) \quad （安慰剂对照） \tag{4.20}$$

例 4.5　为比较某新降压药的疗效，使用安慰剂对照，主要指标为治疗前后舒张压的下降值，假定本试验 α =0.025（单侧），β =0.10，σ =8mmHg，Δ =5mmHg，且两组例数之比为 1∶1，即试验组例数与总例数的比值 k =1/2。估计所需样本量的 PASS 操作步骤为，选择 Means→Two Independent Means→T-Test（Inequality）→Two-Sample T-Tests Assuming Equal Variance，输入相应参数，点击 Calculate 即可（图 4.3）。软件输出样本量估计的结果，试验组和对照组各需要 55 例，共需要 110 例（图 4.4）。

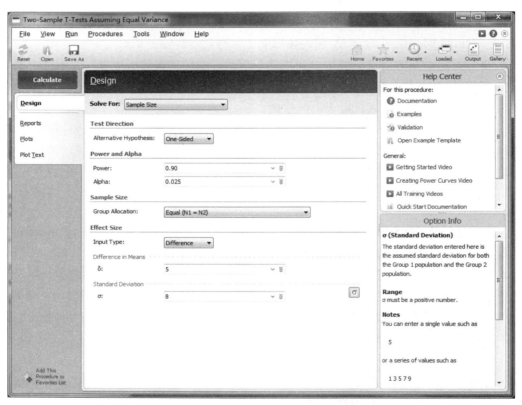

图 4.3　优效性试验计量资料样本量估计参数设置

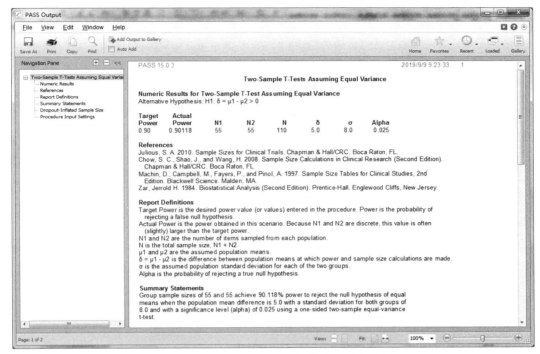

图4.4　优效性试验计量资料样本量估计结果

2. 二分类指标

假定优效性检验的检验水准为 α，允许犯 II 类错误的概率不超过 β，已知试验组的总体率为 π_1，对照组的总体率为 π_2，两组的合并率为 $\pi_C = k\pi_1 + (1-k)\pi_2$，$k$ 为试验组例数与总例数的比值。用以下公式可以估计优效性试验的样本量。

$$n = \left[\frac{Z_\alpha \sqrt{\pi_C(1-\pi_C)(\frac{1}{k}+\frac{1}{1-k})} + Z_\beta \sqrt{\frac{\pi_1(1-\pi_1)}{k}+\frac{\pi_2(1-\pi_2)}{1-k}}}{\varepsilon} \right]^2 \quad （阳性对照） \qquad (4.21)$$

$$n = \left[\frac{Z_\alpha \sqrt{\pi_C(1-\pi_C)(\frac{1}{k}+\frac{1}{1-k})} + Z_\beta \sqrt{\frac{\pi_1(1-\pi_1)}{k}+\frac{\pi_2(1-\pi_2)}{1-k}}}{\Delta} \right]^2 \quad （安慰剂对照） \qquad (4.22)$$

例4.6　为了比较某治疗手足癣药物的疗效，拟采用阳性对照的优效性试验，对照为目前的标准治疗方案，主要指标为临床治愈率，假定本试验 α =0.025（单侧），β =0.20。对照组的治愈率为 75%，试验组的治愈率为 85%，两组治愈率差为 10%。两组例数之比为 1：1，即试验组例数与总例数的比值 k =1/2。估计所需样本量的 PASS 操作步骤为，选择 Proportions→Two Independent Proportions→Test（Inequality）→Tests for Two Proportions，输入相应参数，点击 Calculate 即可（图4.5）。软件输出样本量估计的结果，试验组和对照组各需要 248 例，共需要 496 例（图 4.6）。

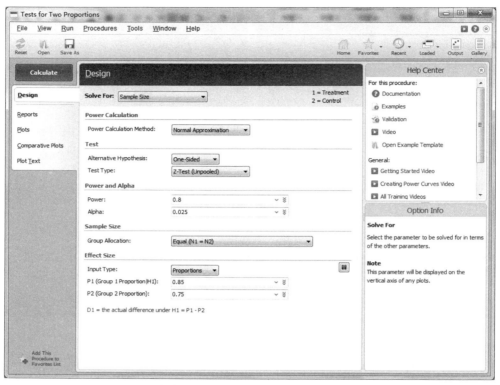

图 4.5　优效性试验两分类资料样本量估计参数设置

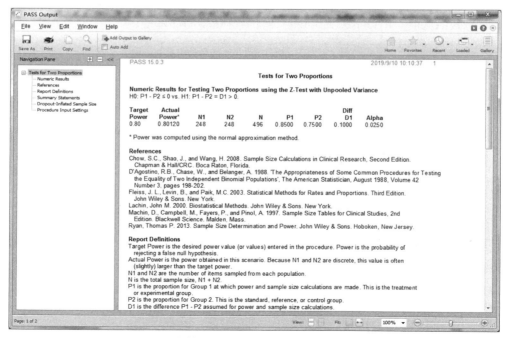

图 4.6　优效性试验两分类资料样本量估计结果

3. 生存资料

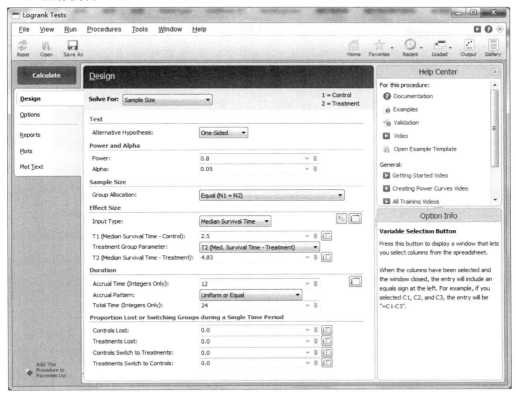

图 4.7　优效性试验生存资料样本量估计参数设置

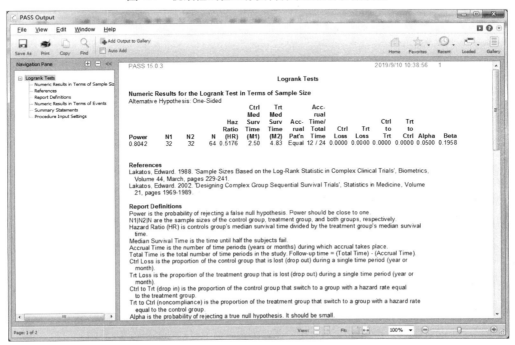

图 4.8　优效性试验生存资料样本量估计结果

例 4.7　为评价某靶向药物治疗胃癌的疗效,拟采用安慰剂对照的优效性试验,评价的主要疗效指标为患者的总生存期(OS)。假设安慰剂组的 OS 为 2.5 个月,试验组的 OS 为 4.83 个月,α=0.025(单侧),β=0.20,计划招募病例时间 12 个月,随访时间 12 个月,两组例数之比为 1:1。估计所需样本量的 PASS 操作步骤为,选择 Survival →Two Survival Curves→Test(Inequality)→Logrank Tests,输入相应参数,点击 Calculate 即可(图 4.7)。软件输出样本量估计的结果,试验组和对照组各需要 32 例,共需要 64 例(图 4.8)。

(二)非劣效试验

例 4.8　某研究者欲研究一款新研发的人工关节的临床疗效。试验拟使用非劣效的设计,以目前临床应用最多的一款人工关节作为对照。主要疗效指标为两年的治疗成功率。预期试验组和对照组的两年治疗成功率 92%,假设非劣效界值 5%,两组例数之比为 1:1,α=0.025(单侧),β=0.20。估计所需样本量的 PASS 操作步骤为,选择 Proportions → Two Independent Proportions→Non-Inferiority→Non-Inferiority Tests for Difference Between Two Proportions,输入相应参数,点击 Calculate 即可(图 4.9)。软件输出样本量估计的结果,试验组和对照组各需要 463 例,共需要 926 例(图 4.10)。

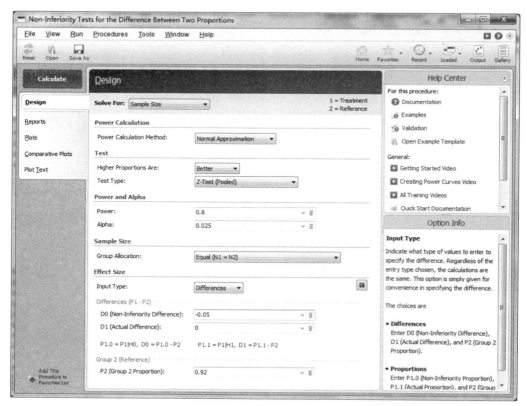

图 4.9　非劣效性试验两分类资料样本量估计参数设置

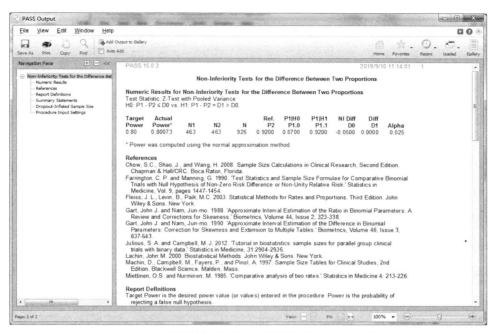

图 4.10 非劣效性试验两分类资料样本量估计结果

（三）等效性试验

例 4.9 某研究者欲证实某降血压的仿制药的降血压效果与原研药相等，使用等效

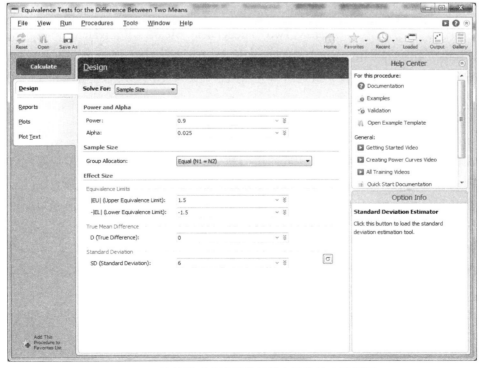

图 4.11 等效性试验计量资料样本量估计参数设置

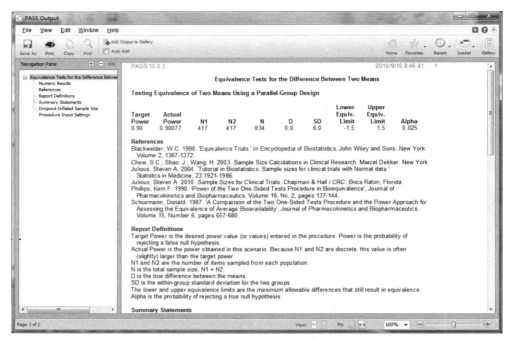

图 4.12 等效性试验计量资料样本量估计结果

性试验设计，主要疗效指标为用药 4 周后舒张压的下降值（mmHg）。假设原研药和仿制药在治疗 4 周后舒张压平均降低 12mmHg，标准差为 6mmHg，临床认可的等效性界值为 1.5mmHg，两组例数之比为 1:1，α=0.025（单侧），β=0.10。估计所需样本量的 PASS 操作步骤为，选择 Means→Two Independent Means→Equivalence→Equivalence Tests for the Difference Between Two Means，输入相应参数，点击 Calculate 即可（图 4.11）。软件输出样本量估计的结果，试验组和对照组各需要 417 例，共需要 834 例（图 4.12）。

六、随机化

随机化（randomization）是临床试验必须遵循的三个基本原则之一。随机化分组是指参加试验的每一个受试者都有相同的机会被分配到某个处理组中，而不受研究者或者受试者主观意愿的影响。随机化保证除研究因素以外的其他可能产生混杂效应的非处理因素在组间分布均衡，从而避免试验组和对照组之间的系统差异。前面已学习简单随机化和区组随机化，本节主要介绍分层随机化和动态随机化方法。

（一）分层随机化

在临床试验研究设计时，考虑到某些可能会影响受试者疗效的因素在组间尽可能地均衡，例如肿瘤的病例类型、期别以及病灶的范围、患者的年龄和性别等因素均会影响受试者的预后。若各分组间这些因素分布有较大的差异，会影响到处理效应的评价与估计。此时可以根据这些因素分层进行随机化，使影响因素在组间达到均衡，以消除其对处理效应估计造成的偏倚。

若在随机化时考虑较多的分层因素,可以使更多的影响因素在组间达到均衡。但分层因素过多,因素的组合就会很多。如考虑 4 个分层因素,每个因素 3 水平,则需分成 $3^4=81$ 层。分层数量多不仅难于实施,更可能出现某些层内无病例的情况,无法达到均衡分层因素的目的。

多中心研究中,各中心的受试者选择和试验条件不同可能会导致疗效不同。因此,有必要将中心作为一个分层因素制定随机表。

例 4.10 某新药治疗乳腺癌的临床试验,乳腺癌的分层因素可以是"有无淋巴结转移"及"年龄"。年龄不仅会影响术后生存时间,而且与免疫佐剂的疗效有关,考虑到自然绝经,则以 50 岁分级为宜。因此,该试验可以分成以下 4 个层:"年龄<50,无阳性淋巴结""年龄≥50,无阳性淋巴结"、年龄<50,有阳性淋巴结""年龄≥50,有阳性淋巴结"。

分层随机化时,受试者入选时首先确定属于哪一层,然后按各层分别随机分配受试者,随机分配表应事先分层编制。表 4.2 为分层随机化的示例。

表 4.2 某新药治疗乳腺癌临床试验的受试者分层随机表

年龄	阳性淋巴结			
	无		有	
	<50	≥50	<50	≥50
	A	B	A	A
	B	B	A	B
	A	A	B	B
	B	B	A	B
	B	A	B	A
	A	B	B	B
	B	A	A	A
	B	B	A	A
	A	A	B	A
	B	A	A	B
	B	B	B	A
	A	B	A	A
	A	B	B	B
	B	A	B	A
	A	B	A	A
	A	A	B	B
	…	…	…	…

注:A:某新药;B:安慰剂。

(二)动态随机化

完全随机化、区组随机化和分层随机化中不同的研究对象均按照机会均等的原则被分组,而动态随机化(dynamic randomization)是在临床试验的过程中,受试者随机分组的概率根据一定条件而变化的方法。它能有效保证各试验组间例数和某些重要的预后因素在组间分布接近一致。

动态随机化的方法很多，如偏性掷币（biased coin）法、瓮（urn）法和最小化（minimization）法。

1. 偏性掷币法。偏性掷币法的原理是在各组例数相等或相差不超过允许范围时，新受试者分到各试验组（共有 k 组）的概率均为 $1/k$。一旦组间例数相差超过允许范围时，新受试者分到例数较少组的概率（P）增高，以纠正例数相差过大。研究者在试验前确定调整概率 P 值的大小，P 值越大纠正不平衡越快。因为在两组试验中 P 值不一定是 0.5，而是在 0.5~1 中的一个数值，因此该方法被称作偏性掷币法。

2. 瓮法。瓮法设计中有 α 和 β 两个参数，原理为在装有各 α 个两种颜色圆球的瓮中每次随机抽取 1 个圆球，根据球的颜色确定受试者的分组，然后放回该球并加入 β 个另一颜色的球，继续重复抽样的过程。例如在 $\alpha=2$，$\beta=1$ 瓮法设计中，开始时红和黑球各 2 个，随机分组概率为 0.5/0.5，假如随机抽取的第 1 个球为红色则分到 B 组，然后将红球放回瓮中，同时加入 1 个黑球，这样第 2 次抽样前瓮里有 2 个红球、3 个黑球，抽得红、黑球的概率分别为 0.4/0.6。如果第 2 次又抽到红球，则再加入 1 个黑球，第 3 次抽得红、黑的概率为 0.33/0.67。通过这种调整随机抽样概率的方法，达到组间例数的接近。

偏性掷币法和瓮法是最简单的动态随机化方法，其目标仅是保证各组例数相近，没有解决各组影响结果的预后因素在组间分布均衡的问题。因此现在最常采用的是最小化法。最小化法自提出以来就备受关注，被誉为临床试验的"铂金标准"。

3. 最小化法。最小化法由 Taves 于 1974 年提出并命名。其基本原理是：在试验开始前确定对结果有重要影响的预后因素，根据已入组病例预后因素的组间分布情况，将新病例分到使组间预后因素分布差异最小的一组中；当预后因素组间分布无差异时，新病例按等概率随机分配。

目前应用最多的动态随机化方法是 Pocock 和 Simon 在 Taves 的最小化方法基础上进一步完善的方法。它根据三个参数确定病例的分组：因素不平衡函数 D、总体不平衡函数 G、最优分配概率 P。因素不平衡函数指某一预后因素中与新病例相同的水平在各组分布的不均衡性，常用极差或方差表示。总体不平衡函数代表所有因素不平衡函数的总和，一般采用因素不平衡函数的直接求和；对于需要区分因素重要性的情况则采用因素不平衡函数的加权求和，需要设定因素权重 w。最优分配概率指新病例分配到目标组（使组间差异最小的组）的概率。$P=1$ 时，新病例直接分配到目标组；$P=a$（$0<a<1$）时，新病例以概率 a 分配到目标组。由于 P 取 1 时，分组结果易于预测，可能导致选择偏倚，因此可以加入随机元素（即降低 P 值）以增加预测难度。

4. 最小化法优缺点。其主要优点在于有效保证各试验组基线的多种预后因素分布相等或接近，增加试验结果的说服力和可信度，减少误差，提高检验效能。此外，最小化法的分组不像其他随机化方法是在试验开始前全部完成的，而是在试验过程中每纳入 1 例新受试者时进行的，分组时可将试验中已出现的剔除或提前中止的受试者排除在外，这样可以降低提前退出试验的受试者对组间例数和预后因素均衡性的影响。

其主要缺点是分配过程复杂，因分组过程中需收集受试者预后因素的数据，还设定了不同的随机分组概率，不仅增加了临床试验的组织和管理工作，烦琐的步骤还可能破坏受试者的顺序入组。因此，大多数学者主张该方法主要适用于存在较多对预后有明显影响因素的小样本临床试验。

最小化法还有产生选择性偏倚的可能，因为分组过程中必须收集每例受试者的预后因素，有可能根据已入组受试者的情况推测下一例新受试者将被分到哪一组。

对统计分析方法的争议是动态随机化的另一个问题。严格地讲，动态随机化并非真正的完全随机化过程，其统计分析方法比以概率论为基础的传统统计检验要复杂得多。但计算机模拟研究显示两种统计分析的结果几乎没有差别，另一方面真正符合完全随机化要求的仅有简单随机化方法，而通常区组随机化和分层随机化也是用传统的统计检验方法。因此，多数学者主张最小化法也可用传统协方差分析。

对不同的随机化方法进行模拟分组的结果显示，与简单随机化相比，最小化法的各组例数和预后因素要接近得多；在预后因素较少时分层区组随机化与最小化法效果相似，分析把握度相似，但预后因素较多时用分层随机化法有困难，而同时考虑 10 ~ 20 个预后因素对最小随机化法不存在任何问题，且各组预后因素的分布很接近。

（三）随机化的可重现性

真随机数从现实世界的自然随机源产生。一般是从看似随机的事件中提取随机性，如现实中的抛币、某段时间在某条路上的汽车数等等。但是这些随机数的产生、复制和控制在实际中都难以实现的，也是无法重复的。

但临床试验中的随机化是需要可以被重现的，即在给定的条件下能重复出当时随机化分组的结果。此时，就需要可以预先确定的，并且可以重复产生和复制的伪随机数。伪随机数用确定的算法产生，它由短的真随机序列（称为种子）扩展成较长的伪随机数。

七、盲法

在新药的临床试验中，无论是研究人员或是受试者，都有可能因为主观或客观上的原因，有意无意地给试验结果带来一些偏倚（bias），所谓偏倚指的是研究过程中的系统误差。这种偏倚可来源于研究者、受试者对药物的信赖程度或者受试者对研究者的信任程度等。如受试者知道自己是分配到试验组并服用试验药，此时出于对新药主观上的信赖就有可能较多地报告该药的疗效和较少报告其不良反应，特别是对一些主观指标的反应上尤为明显。而知道分配到对照组的受试者，由于知道自己所服的是一种对照药或安慰剂，则对药物疗效的反应可能会打折扣，会较低地评价疗效而较多地报告不良反应，甚至对研究工作不配合。对于研究者来说，若知道研究对象分组情况就有可能在观察试验组病例时特别关心他们，甚至暗示或诱导他们使之觉得病情有所减轻。但对于对照组病例只进行例行的询问和观察。此外，偏倚还可能来源于申办者和其任命的监察员。如果发生了上述的这些问题，研究将无法获得真实的数据和资料，最终对药物有效性和安全性的正确评价带来影响。

盲法是指按照试验方案的规定，不让参与研究的受试者、研究者或其他有关的工作人员知道受试者所接受的是何种处理，从而避免人为因素对试验结果的干扰。

（一）盲法的分类

按照试验过程中是否设盲以及设盲的程度将临床试验分为以下几类。

1. 开放试验（open label）。这是一种不设盲的试验。所有的人，包括受试者，研究者、医务人员、监察员、数据管理人员和统计分析工作者都知道受试者接受的是何种处理。开放试验中，由于所有人员都知道盲底，所以主观因素的影响比较大，试验结果的偏倚也比较大。因此，只有在无法设盲的情况下，才进行开放试验。在开放试验中，最好研究者与参与评价有效性和安全性的医务人员不是同一个医务人员，使得参与评价的人员在评判过程中始终处于盲态，就能将偏倚尽可能地降低。必须指出开放试验并不是只有试验组，而没有对照组的试验，在评判疗效时仍然需要设置对照组。

2. 单盲试验（single blind 或 single masked clinical trial）。这是一种规定受试者不知道治疗分配程序的试验，而研究者、医务人员、监察员、数据管理人员和统计分析工作者可以知道盲底，即除了受试者本人不知道接受何种处理外，其他参与试验的人员都知道受试者接受何种处理。

单盲试验的优缺点如下：（1）优点：可以减少或避免来自受试者的偏倚；研究者知道受试者的分组情况有利于受试者的健康和安全。研究者根据病情变化，尤其是当出现严重毒副反应时，可及时地采取相应的应急措施。同时单盲相对简单，比较容易实施。（2）缺点：由于受试者以外的研究人员知道受试者的分组，因此难以避免这些人员的主观因素引起的偏倚。

可见单盲试验消除了受试者心理因素的主观影响，能客观地反映药物的疗效和安全性。但在实际工作中，参与评价药物疗效和安全性的医务人员往往就是研究者本人，研究者能直接了解药物的作用。同时，也容易造成研究者对药物的作用产生主观偏向。所以，参与观察疗效和统计分析的人员应持客观的态度参与试验。

3. 双盲试验（double blind clinical trial）。这是指临床试验中受试者、研究者、参与疗效和安全性评价的医务人员、监察员、数据管理人员及统计分析人员都不知道治疗分配程序，即都不知道哪一个受试者接受哪一种处理。这种试验能将偏倚降低到最低限度。

其优缺点如下：（1）优点：双盲临床试验在很大程度上减少了研究对象和研究人员主观因素对研究结果的影响，可获得准确的试验数据。（2）缺点：与单盲比较，该法的设计较为复杂，并需要制订严格管理制度和保密措施，若措施不当，容易被"破盲"，同时双盲试验不适用于危重病例。

国家市场监督管理总局所颁布的新药评审办法中规定了必须采用和需要采用双盲试验的情况。当临床试验中，反映有效性和安全性的主要指标是一个受主观因素影响较大的变量时，如精神病科中的各种量表（如 MMSE 量表、神经功能缺损量表等），又如在某些情况下需要用临床全局评价指标评价疗效和安全性，这时必须使用双盲试验。即使主要变量是客观指标（如生化指标、血压测量值等），为科学、客观地评价有效性和安全性也应该使用双盲设计。

（二）盲法中的安慰剂（placebo）

使用安慰剂的目的在于克服研究者、受试者、参与疗效和安全性评价的工作人员由于心理因素所形成的偏倚，控制安慰作用。设置安慰剂对照还可以消除疾病自然进展的影响，分离出由于试验药物所引起的真正的不良反应，所以能够在试验条件下直接度量试验药物和安慰剂之间的差别。

采用安慰剂对照的研究常常是双盲试验，必须指出的是，使用安慰剂的临床试验不一定就是安慰剂对照试验。例如在阳性药物对照试验中，为了保证双盲的执行，常采用双盲双模拟技巧（double blind and double dummy technique），试验药、阳性对照药都制作了安慰剂，这样的临床试验是阳性药物对照试验，而不是安慰剂对照试验。在临床研究中，阳性对照药常选用已知的标准药物。由于产品是由不同厂家生产，用上市药品作为阳性对照药时不允许改变原有的制剂外观，因此采用双盲双模拟技巧可以保证盲法的施行。

胶囊技术（capsule technique）：将试验药与对照药装入一个外形相同的胶囊中以达到双盲目的的技术。例如，当两种药物剂型相同，但对照药品是进口的异型片剂，申办方无法模拟制作安慰剂片剂时，可以使用胶囊技术。然而，由于药物放入胶囊后相当于改变剂型，可能会改变药代动力学参数或药效学特性，因此，需有相应的生物利用度方面的证据及相关技术资料支持。

思考题

1. 某研究者欲研究一种减肥新药的临床疗效，采用了如下设计方法：从门诊收集了 10 名不同程度的肥胖患者，用药前测量其体重后，将药物一次性发放给患者，3 个月后进行随访，测量其体重，将服药前后体重值的差值作为评价该药物临床疗效的主要指标。请分析该设计的缺陷与不足。

2. 在上述问题中，如果采用阳性药物作为对照，已知该阳性药物能使患者体重平均下降 1.5 kg，期望新药能平均下降 2.5 kg，若两组体重下降值的标准差分别为 1kg 和 1.5kg。欲在 0.05 检验水平上，以 90% 的把握度得到两种药物减肥效果差异有统计学意义的结果，每组应各观察多少例受试者？

第五章　常用临床试验设计方法及统计分析

临床试验属于实验性研究,其设计一般应遵循实验性研究随机、对照和重复的原则,同时还应当结合研究目的、主要指标、试验条件、伦理道德等因素进行综合考虑。常见的临床试验设计为平行组设计,但是在实际应用过程中,平行组设计可能存在不适用的问题或不是最佳的选择,本章节将介绍一些临床试验中的设计方法及相应统计分析方法。

第一节　单组目标值设计

在临床试验过程中,由于伦理学考虑、实际操作可行性等原因,可能很难或者无法设立传统意义上的同期对照组,故无法进行随机对照临床试验(randomized controlled trial,RCT),此时可以考虑采用单组目标值法(objective performance criteria,OPC)设计,通过设定目标值作为对照值,利用试验结果同目标值进行比较,从而验证研究假设。

一、终点指标选择

针对单组目标值设计临床试验的主要指标选择应尽可能采用客观指标,因为客观指标(临床硬终点)的可重复性、可比性较强,不建议选择主观指标或较差的"替代终点"作为主要指标。

二、目标值和靶值

在单组目标值法设计的试验中靶值(performance goal,PG)和目标值是两个关键指标。靶值是被试产品预先设定的主要评价指标的预期临床界值。如果是高优终点指标,总体参数应大于等于靶值;如果是低优终点指标,总体参数应小于等于靶值。目标值(OPC)则为有临床意义的、便于实际操作的另外一个临床界值。靶值、目标值两者关系为:以高优指标(有效率)为例,$\pi_{PG} \geqslant \pi_{OPC}$。当主要终点指标的 97.5%单侧置信区间下限大于等于 π_{OPC},则认为该处理因素的主要终点指标达到试验设计要求,若研究同时设立了靶值,则同时要求处理因素主要终点指标的点估计大于等于 π_{PG},低优指标则相反。例如美国食品及药物管理局(Food and Drug Administration,FDA)对于心脏消融导管在心律失常领域应用的指导文件中规定即刻成功率(高优指标)点估计大于95%(靶值),其 97.5%单侧置信区间下限大于等于 85%(目标值);3 个月随访成功率点估计大于 90%(靶值),其 97.5%单侧置信区间下限大于等于 80%(目标值);7 天严重不良事件发生率（低优指标）点估计为 2.5%（靶值），其 97.5%单侧置信区间上限小于等于 7%（目标值）。实际应用过程中有时并不严格区分靶值和目标值，若无明确规定且只指定一个界值，该界值通常为目标值。

目标值的确定是单组目标值设计中的关键环节，目标值将用于评价试验结果是否满足原假设的判断标准，应于试验开始前在方案中明确设定，且给出相应依据，任何在试验完成后设定的目标值将不予认可。常见的目标值确定方法有三种：

（一）　临床试验相关法规和部门指南规定

针对特定产品的临床试验，相关监管部门已经制定了相应的指导原则，明确写明该类产品可以采用单组目标值设计临床试验，并针对有效性和安全性给出明确的目标值，应将指南推荐的目标值作为试验主要指标的目标值。例如我国影像型超声诊断设备(第三类)技术审查指导原则规定临床试验效果评价指标为图像一致率（拟申报设备与对照机），一致率应至少达到 85%（目标值）。

（二）　行业标准或专家共识

若暂无相关指南规定，目标值制定可依据产品所在领域的行业标准和专家共识（公开发表）中提出关于产品主要指标有效性和安全性评价应达到的水平，其中行业标准包括 ISO（international standardization organization）标准、国标和行标等。

（三）　现有同类产品研究结果

若上述两种方法均无明确依据，可以参考已经上市的同类产品历史临床试验结果的合并值，在选择历史研究时应注意适应症、评价指标、评价方法、患者情况应与本次研究尽量保持一致，在设定目标值和分析过程中也应当考虑与历史研究间的差别，并做适当校正。

对于上述 3 种方法应首先考虑指南法规来确定目标值，若无相关依据可以考虑行业标准和专家共识，历史研究的综合应当在前两者均不适用时才进行考虑。

三、人群选择及样本量计算

由于研究是以法规标准和历史对照研究的结果为基础设定目标值，故对人群的入选排除标准应当尽量符合相应规定，保证人群的构成符合法规标准中的规定和历史研究人群的构成，试验条件也应当尽可能相同，目的是确保研究的结果和所规定的目标值具有可比性。

为保证临床试验所得结果具有充分的科学性和可信性，同时避免不必要的人力、物力、财力的浪费，在开始试验前应估算所需的最小样本量，计算样本量所需参数一般包括：检验水准、把握度、目标值和对主要指标预期效果的估计值。

例如，将进行一个新型影像超声设备的临床试验，主要指标为其同对照机检测的一致率，预期一致率能够达到 95%，指导原则规定一致率的目标值为 85%，检验水准 α 为 0.025（单侧），把握度（1-β）为 80%，将参数带入 PASS15 软件中，采用 Proportions→One Proportion→Tests for One Proportion 模块进行计算，具体参数设置和结果如图 5.1、图 5.2。

　　根据 PASS 计算研究所需最小样本量为 79 例，可以在试验开始前根据具体情况对样本量进行相应增加调整。

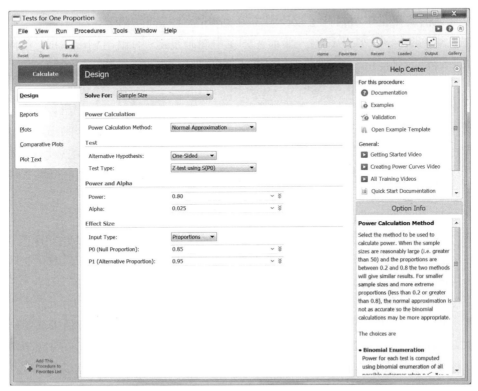

图 5.1　单组目标值法样本量估计 PASS 参数设置

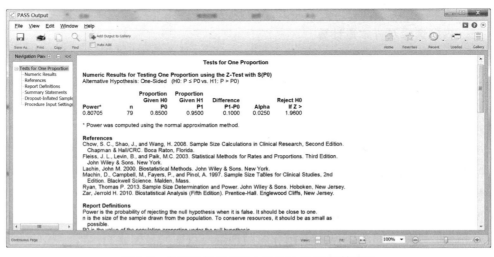

图 5.2　单组目标值法样本量估计 PASS 计算结果

四、统计学分析

对于单组目标值设计的试验，结果评价可以采用假设检验和置信区间法。假设检验为单侧检验，检验水准通常设为 0.025，以二分类指标为例（有效率），检验方法可以采用正态近似检验法。但当目标值或研究总体率接近 0%或 100%时，正态近似检验法可能会增加 I 类错误，建议采用确切概率法。置信区间法，先计算研究结果主要指标的（$1-2\alpha$）%双侧置信区间，若指标为高优指标，置信区间下限高于目标值则认为研究产品达到设计要求；若为低优指标，置信区间上限低于目标值则认为研究产品达到设计要求，置信区间估计方法可以采用正态近似法，但当目标值或研究总体率接近 0%或 100%时，可以采用 Wilson 计分区间法进行估计。

例 5.1　为研究某新型影像超声设备的成像效果，研究对每一位受试者同时采用新型影像超声设备和对照机进行测量，研究主要指标为两种方法的一致率，采用单组目标值法设计，目标值按照法规要求设为 85%。研究共纳入 120 例受试者，其中 115 例受试者两种仪器测量结果一致。

该研究为单组目标值设计临床试验，主要指标一致率为高优指标，针对该研究分析前首先建立检验假设，π_0 为一致率目标值，π_1 为试验一致率结果，并确定检验水准。

$$H_0: \pi_1 \leq \pi_0, \ H_1: \pi_1 > \pi_0; \ \alpha = 0.025$$

分析 SAS 程序如下：

```
proc freq data=eg5_1;
  tables x/binomial(level="1" p=0.85 cl=wilson) alpha=.05;
  exact binomial;
run;
```

程序说明：主要结果分析采用 proc freq 过程进行，其中：eg5_1 为分析的数据集，x 为一致性判定结果，"0"表示不一致，"1"表示一致。tables 语句中选项 binomial 表示变量 x 服从二项分布，其中选项 level 制定检验变量的水平（本研究是一致率，即为"1"），选项 p 表示目标值（85%），选项 cl 为选择区间估计方法，由于本研究的有效率接近 100%，故采用 wilson 计分区间法，选项 alpha=0.05 表示估计的 95%双侧置信区间。同时用 exact 语句进行确切概率法假设检验。

结果如下：

第一部分：

The FREQ Procedure

x	Frequency	Percent	Cumulative Frequency	Cumulative Percent
0	5	4.17	5	4.17
1	115	95.83	120	100.00

第二部分：

Binomial Proportion

x = 1

Proportion (P)   0.9583

ASE   0.0182

第三部分：

Confidence Limits for the
Binomial Proportion

Proportion = 0.9583

Type   95% Confidence Limits

Wilson   0.9062   0.9821

第四部分：

Test of H0: Proportion = 0.85

ASE under H0   0.0326

Z   3.3235

One-sided Pr > Z   0.0004

Two-sided Pr > |Z| 0.0009

Exact Test

One-sided Pr >= P   0.0001

Two-sided = 2 * One-sided   0.0003

　　第一部分对指标进行统计描述，x=1 表示新型影像超声设备同对照机的测量结果一致的情况，共 115 例测量结果一致。

　　第二部分对一致率和渐进标准误（asymptotic standard error，ASE）进行描述。

　　第三部分采用 Wilson 计分区间法估计一致率及置信区间，结果显示该新型影像超声设备同对照机的测量结果一致率为 95.83%，Wilson 计分区间法计算的 95% 置信区间为 90.62-98.21%，置信区间下限超过目标值 85%。

　　第四部分为确切概率法假设检验结果，确切概率法单侧检验的 P 值为 0.0001，小于检验水准 0.025，故最终结果显示该新型影像超声设备的一致率达到目前设定的目标值，满足临床应用的要求。

五、注意事项

（一）单组目标值法的适用范围

单组目标值法常用于探索性研究，如初步探明试验组的疗效，为后续进一步研究提供参数。由于不能采用盲法和随机化来控制混杂偏倚，研究结果可能受到人群选择、诊断标准、病情严重程度、伴随用药等多个因素影响，除极少数情况外，一般不用于确证性临床试验。只有当研究产品无同类产品上市，或与现有方法相差过于悬殊，又无法实施空白对照时，才考虑采用单组目标值法开展关键性临床试验，但当评价指标为主观指标或疾病为自愈性疾病时，单组目标值法不再适用。对于部分上市后研究，也可以采用单组目标值法进行有效性和安全性评价。

（二）目标值的确定应有充分依据

目标值应当在试验设计阶段就确定，并且在方案中写明确定目标值的理论依据，目标值确定按照临床试验相关法规和部门指南规定、行业标准或专家共识、现有同类产品研究结果三种方法的顺序依次进行考虑。在确定目标值时，还应该考虑目前医疗水平、患者情况、社会因素等同历史标准的人群和环境的差异，确定所选目标值是否仍适合目前研究实践，如有必要应同本领域专家进行讨论后再确定。

（三）人群选择应当具有代表性

对于单组目标值法临床试验的人群选择应当注意同目标值人群的可比性，若目标值是参考相关法规规定或专家共识，所选人群应当具有适应症患者的总体代表性，若目标值是以历史对照研究数据综合分析结果为基础，所选人群应与历史研究人群构成相似。在人群选择时不能选择病情较轻、预后较好的患者，同时也不能降低评价标准。在报告结果时，应对样本总体情况进行详细描述，必要时应同历史研究人群进行比较。

（四）主要指标缺失处理

在试验过程中，如果主要指标存在缺失情况，建议采用"最差值"填补法进行缺失值填补，填补方法应当在方案和统计分析计划中事先说明。"最差值"填补法对于二分类指标填补，如果是高优指标（有效率），缺失患者则以"无效"进行填补，对于计量资料，则以观察人群中的最差结果进行填补。同时还可以采用其他缺失值处理方法作为敏感性分析，但同样应在方案和统计分析计划中事先说明。

第二节　平行组设计

平行组设计是目前临床试验中最常见的设计类型。所谓平行组设计（parallel group design），是指将受试者随机地分配到试验的各组，各组同时进行，平行推进。最简单的平行组设计是设置一个试验组和一个对照组。例如发现某中药对脂肪肝有治疗作用，为了验证该药物的疗效，拟进行随机、双盲、安慰剂平行对照的多中心临床试验，其设计示意图如下：

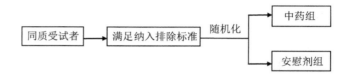

图 5.3　某中药治疗脂肪肝的平行组设计试验示意图

平行组设计试验也可设置多个组。如果有多个试验组，则常用于探讨试验药物不同剂量的作用；如果有多个对照组，常见的是对照包括一个安慰剂组和一个阳性对照组，常称三臂试验（three-arm trial）。

平行组设计试验的比较类型可以是优效性，也可以是非劣效性或者等效性，相关检验假设、样本量计算和统计分析见第四章。

第三节　交叉设计

例 5.2　如果有 A、B 两种方法可以治疗失眠，现欲比较这两种方法的效果，以睡眠时间为主要疗效指标，拟让每个受试对象均接受 A 和 B 两种治疗方法，该如何设计试验？

一、交叉设计

交叉设计（cross-over design）是一种将自身对照和组间比较相结合的设计方法，按事先设计好的处理次序，在每位受试者上逐一依次实施各项处理，以比较这些处理的作用。这种设计可以减少病人间变异，减少误差，使统计效率大大提高。例 5.2 中，如果试验采用两处理两阶段即 2×2 的交叉设计，其研究思路如图 5.4 所示。

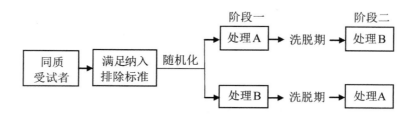

图 5.4　2×2 交叉设计示意图

准备阶段受试对象不接受任何处理，确认进入自然状态，随后进入试验。然后受试对象在一段时期内接受某种处理，这段时期为第 1 个时期。受试对象结束接受该处理，则第 1 时期结束，进入清除（wash out）阶段。清除阶段是指受试对象不接受任何处理，确认前一个处理作用已经消失，受试对象又回到自然状态，以保证后一时期的处理不受前一时期处理的影响。随后再接受另一种处理。如果受试对象不再接受其他处理，则试验到此结束。如果还有其他处理，则还需进入清除阶段后再接受新的处理。

交叉设计的优点：1.样本量少。由于每个受试对象均接受多次处理，故多倍地使用了受试对象，节省了样本量。2.可分析多种效应。该方法将个体差异从处理中分离出来，能同时分析比较处理效应、阶段效应和处理顺序效应。

交叉设计的缺点：1.处理时间不能过长。如果处理时间长，还要加上清除时间，则整个试验的周期太长，受试对象可能无法坚持到底。2.必须安排清除阶段。如果某因素的作用没有清除，则会直接影响到对下一个处理的作用效果的正确评估；3.受试对象的结局可能影响试验的进程。如果受试对象出现治愈、死亡等现象，则后一时期的处理将无法实施。

因此，交叉设计适用于病情长期稳定的慢性疾病，具有自愈倾向、病程短或者病程变化快的疾病则不适于采用交叉设计。此外，处理效果持续时间长，蓄积作用大的药物也不宜采用交叉设计。

交叉设计的所有受试对象可分为两个或多组，每个组受试对象将接受一种次序的两种或多种处理，如 AB 或 BA。受试对象进入处理组的随机化方法可采用完全随机化分组、分段随机化分组、分层随机化分组等多种方法。最简单的交叉设计为 2×2（两处理两阶段）设计，还有拉丁方、析因、重复等类型的交叉设计。现结合例 5.2，主要介绍 2×2 交叉设计。

二、2×2 交叉试验的样本含量估计

前面已经介绍了计量资料的样本含量估计方法，其中两独立样本均数比较的双侧假设检验的公式可用于 2×2 交叉设计。由于 2×2 交叉设计中每个个体接受了两种处理，因此，可节省一半受试对象，其每组样本含量的计算公式为：

$$n_1 = n_2 = \left[\frac{(Z_{1-\alpha/2} + Z_{1-\beta})\sigma}{\delta} \right]^2 \tag{5.1}$$

式中：α、β 分别为 I、II 类错误的概率，δ 为两总体均数的允许误差，σ 为总体合并标准差。

例 5.3 续例 5.2。在探索 A、B 两组药物治疗失眠症疗效的试验中，拟采用 2×2 交叉试验，假定两组主要指标睡眠时间均数的允许误差为 1.5 小时，总体合并标准差为 4.5 小时，欲以 $\alpha = 0.05$，$\beta = 0.20$。

估计所需样本量的 PASS 操作步骤为：选择 Means→Cross-Over（2×2）Design→Test（Inequality）→Tests for the Difference Between Two Means in a 2 x 2 Cross-Over Design，输入相应参数，点击 Calculate 即可（图 5.5）。软件会输出样本量估计的结果，共需要 144 例（图 5.6）。需要注意的是临床试验中通常会有脱落剔除的受试者，因此在软件计算结果的基础上会考虑一定的脱落剔除率，假如本研究预计脱落剔除率为 20%，则最终需要入组的受试者为 180 例。

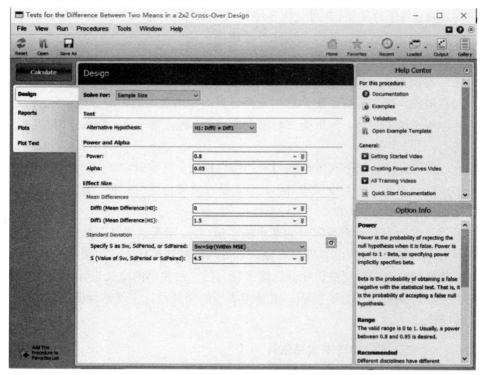

图 5.5 PASS 软件估计 2×2 交叉设计两组计量资料比较样本量的参数设置

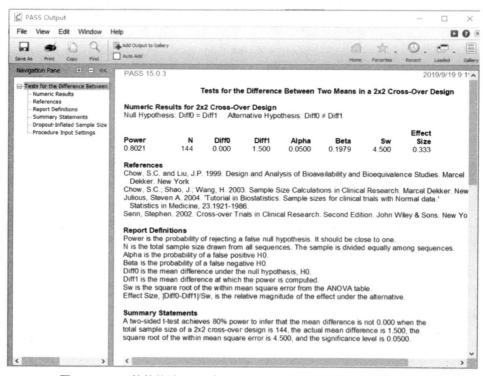

图 5.6 PASS 软件估计 2×2 交叉设计两组计量资料比较样本量的结果

三、随机化分组

例 5.4　续例 5.3。假定本试验拟入组 180 例失眠患者，所有患者分为两组，甲组先用 A 药后用 B 药，乙组先用 B 药后用 A 药，甲组与乙组例数之比为 1∶1，通过分段随机化分组方法，按患者就诊顺序确定组别，编制随机化分组表（结果见表 5.1），采用如下 SAS 程序：

```
proc plan seed = 01062001;
   factors number = 45 block = 4;
   output out = a;
run;
data b;
   set a;
   if block <= 2 then treat = "甲(AB)";
   else treat = "乙(BA)";
run;
proc sort data=b;
   by number;
run;
data c;
   set b;
   no = _N_;
run;
proc print data = c;
   var no treat;
run;
```

程序说明：主要变量赋值说明。seed 为种子数；number 为段数，本例为 45；block 为每个段需受试对象例数，本例为 4，可保证每 4 个受试对象中有 2 例分在甲组，2 例分在乙组；no 为受试对象的编号，本例为 1～180；treat 为处理组，本例为甲、乙两组。

表 5.1　分段随机化分组表

no	treat
1	乙(BA)
2	乙(BA)
3	甲(AB)
4	甲(AB)
…	…
177	甲(AB)
178	乙(BA)
179	乙(BA)
180	甲(AB)

四、统计分析方法

交叉设计试验的统计分析一般要考虑处理组间效应、阶段效应、处理顺序效应以及个体差异。处理效应分析比较不同处理组分析指标之间的差异有无统计学意义，阶段效应分析比较不同阶段分析指标之间的差异有无统计学意义，这两种效应都是在受试者内对比的基础上进行的。处理顺序与受试者是一种嵌套关系，顺序是个体间变异中分解出来的，称顺序嵌套在个体间，因此顺序效应是以个体间误差作为对比进行分析的。交叉设计方差分解情况见表 5.2。

表 5.2　交叉设计方差分析表

变异来源	自由度	均方	F 统计量
个体间	$n-1$		
顺序	1	$MS_{顺序}$	$MS_{顺序}/MS_{误差（个体间）}$
误差（个体间）	$n-2$	$MS_{误差（个体间）}$	
个体内	n		
处理	1	$MS_{处理}$	$MS_{处理}/MS_{误差（个体内）}$
阶段	1	$MS_{阶段}$	$MS_{阶段}/MS_{误差（个体内）}$
误差（个体内）	$n-2$	$MS_{误差（个体内）}$	

此外，交叉设计中，对于甲组（AB）而言，处理 A 在前，它有可能延滞作用于处理 B，而对于乙组（BA）而言，处理 B 在前，它可能延滞作用于 A。这种现象称为"延滞效应"，除了药物残留效应外，还可能包括心理效应、第一阶段用药导致耐药性而导致撤退效应、以及受试者的身体状态因用药改变所导致的遗留效应等。如果存在"延滞效应"将可能导致无法得到处理效应的无偏估计。由于随机化分组并不能平衡"延滞效应"，且现有方法对"延滞效应"的检验效能较低，最好的方法是通过研究设计（例如足够长的洗脱期）来避免其干扰。

现以例 5.5 来说明疗效指标为正态分布计量资料的交叉试验如何进行统计分析。

例 5.5　续例 5.4。现有 180 失眠患者参加了多中心、随机、双盲、2×2 交叉试验，分别在两个时期按次序 AB 和 BA 服用了两种药物，测睡眠时间，单位为小时。服用两种药物后患者的睡眠时间见表 5.3。

表 5.3　服用两种药物后患者的睡眠时间（小时）

受试者编号	次序	时期 1	时期 2
1	AB	6.4	0.5
2	BA	3.4	3.0
3	BA	2.0	1.9
4	AB	4.9	4.2
…	…	…	…
177	BA	4.7	3.5
178	BA	2.8	0.5
179	AB	5.6	1.6
180	AB	0.5	6.6

SAS 统计软件实现:

（1）建立 SAS 数据集

```
data eg5_5;
    input no seq $ t1 t2;
    total = t1 + t2;
    cards;
    1 AB 6.4 0.5
    2 BA 3.4 3.0
    3 BA 2.0 1.9
    4 AB 4.9 4.2
    ……
    177 BA 4.7 3.5
    178 BA 2.8 0.5
    179 AB 5.6 1.6
    180 AB 0.5 6.6
;
run;
```

程序说明：根据例 5.5 的资料可建立了数据集 eg5_5，其中变量 no 表示患儿编号，seq 表示处理顺序，t1、t2 分别表示第一、第二阶段主要指标睡眠时间，total 表示两个阶段睡眠时间的合计。

（2）延滞效应检验

```
proc ttest data=eg5_5;
    var total;
    class seq;
run;
```

针对例 5.5 资料可用上述程序进行延滞效应检验。该程序表示对数据集 eg5_5 进行两独立样本 t 检验，指定变量 total 为分析指标，即两组两个阶段睡眠时间合计，指定变量顺序 seq 为分组变量，即甲组（AB）和乙组（BA）。

延滞效应检验结果如下：

第一部分：

The TTEST Procedure
Variable: total

seq	N	Mean	Std Dev	Std Err	Minimum	Maximum
AB	90	7.2589	3.1256	0.3295	0.6000	15.0000
BA	90	7.5011	3.0276	0.3191	2.3000	15.6000
Diff (1-2)		-0.2422	3.0770	0.4587		

第二部分：

seq	Method	Mean	95% CL Mean		Std Dev	95% CL Std Dev	
AB		7.2589	6.6042	7.9135	3.1256	2.7262	3.6632
BA		7.5011	6.8670	8.1352	3.0276	2.6407	3.5484
Diff (1-2)	Pooled	-0.2422	-1.1474	0.6630	3.0770	2.7879	3.4336
Diff (1-2)	Satterthwaite	-0.2422	-1.1474	0.6630			

第三部分：

Method	Variances	DF	t Value	Pr > |t|
Pooled	Equal	178	-0.53	0.5981
Satterthwaite	Unequal	177.82	-0.53	0.5981

第四部分：

Equality of Variances				
Method	Num DF	Den DF	F Value	Pr > F
Folded F	89	89	1.07	0.7644

第一部分对指标进行统计描述，描述指标包括例数（N）、均数（Mean）、标准差（Std Dev）、标准误（Std Err）、最小值（Minimum）和最大值（Maximum），该部分不仅对两组的指标进行描述，还对两组指标的差值进行了描述（Diff 1-2）。

第二部分对均数（Low CL Mean 和 Upper CL Mean）和标准差（Low CL Std Dev 和 Upper CL Std Dev）的置信区间进行描述。

第三部分和第四部分分别为两独立样本 t 检验的结果和方差齐性检验结果，由于第四部分方差齐性检验说明不能认为两组样本的方差不同（$F = 1.07$，$P = 0.7644$），因而，t 检验结果说明两组指标差异无统计学意义，尚不能认为存在延滞效应。

（3）方差分析模型

在数据集 eg5_5 中，数据形式是以每一受试者作为一条记录，为了进行分析，还需要将数据进行转化，变为每一结果一条记录。

```
data a1;
    set eg5_5;
    rename t1=ind;
    period=1;
    if seq='AB' then do treat='A'; end;
    if seq='BA' then do;treat='B'; end;
    keep no seq treat period t1;
```

```
run;
data a2;
    set eg5_5;
    rename t2=ind;
    period=2;
    if seq='AB' then do treat='B'; end;
    if seq='BA' then do;treat='A'; end;
    keep no seq treat period t2;
run;
data a12;
  set a1 a2 ;
run;
```

程序说明：本程序通过已有数据集 eg5_5 来建立新的数据集 a12，首先建立数据集 a1 和 a2，这两个数据集保留第一、第二阶段的数据，不过，此时需将睡眠时间效应变量 t1、t2 更名为效应变量 ind，同时确定此阶段各受试对象接受的处理，因此，treat 变量将根据其处理顺序而变为不同阶段的处理 A 或 B，并建立一个新的变量 period 表示阶段，随后将 a1 和 a2 数据集连接为一个新的数据集 a12。

分析程序：

```
proc glm;
    class seq no period treat;
    model ind=seq no(seq) period treat;
    test h=seq e=no(seq);
quit;
```

程序说明：该程序调用 glm 过程对处理、阶段、顺序和个体四个效应进行分析。交叉设计由于顺序效应嵌套于个体间变异中，因此需要在 model 语句中加入嵌套结构 no(seq)，并且需要利用 test 语句指定计算顺序效应的误差是个体间误差（个体扣除顺后的误差）。

glm 过程主要结果：

第一部分：

The GLM Procedure
Dependent Variable: ind

Source	DF	Sum of Squares	Mean Square	F Value	Pr > F
Model	181	889.172556	4.912556	0.92	0.7029
Error	178	946.871444	5.319502		
Corrected Total	359	1836.044000			

第二部分：

R-Square	Coeff Var	Root MSE	ind Mean
0.484287	62.50419	2.306405	3.690000

第三部分：

Source	DF	Type I SS	Mean Square	F Value	Pr > F
seq	1	1.3201111	1.3201111	0.25	0.6190
no(seq)	178	842.6438889	4.7339544	0.89	0.7813
period	1	43.9601111	43.9601111	8.26	0.0045
treat	1	1.2484444	1.2484444	0.23	0.6287

Source	DF	Type III SS	Mean Square	F Value	Pr > F
seq	1	1.3201111	1.3201111	0.25	0.6190
no(seq)	178	842.6438889	4.7339544	0.89	0.7813
period	1	43.9601111	43.9601111	8.26	0.0045
treat	1	1.2484444	1.2484444	0.23	0.6287

第四部分：

Tests of Hypotheses Using the Type III MS for no(seq) as an Error Term

Source	DF	Type III SS	Mean Square	F Value	Pr > F
seq	1	1.32011111	1.32011111	0.28	0.5981

第一部分说明对方差分析模型进行检验，本例 $F = 0.92$，$P = 0.7029$，说明统计模型不成立。

第二部分是模型的描述性统计量，包括：决定系数（R-Square）、观测值的变异系数（Coeff Var）、模型误差均方的平方根（Root MSE）、观测值的均数（ind Mean）。

第三部分是对处理、阶段和个体效应的检验，其中处理效应 $F = 0.23$，$P = 0.6287$，尚不能认为 A、B 两种药物对失眠症的疗效不同；阶段效应 $F = 8.26$，$P = 0.0045$，说明两个阶段的效果不同；个体效应 $F = 0.89$，$P = 0.7813$，尚不可认为患者之间的疗效不同。

而顺序的检验应以个体间误差为分母，因此其检验结果应该依据第四部分下结论。顺序效应 $F = 0.28$，$P = 0.5981$，尚不能认为药物使用顺序对失眠症的疗效有影响。

第四节　成组序贯设计

例 5.6　为研究A药和B药联合给药相对于A药单药治疗高血压的疗效，患者每天服用A药+B药或A药+B药模拟片，连续12周，以收缩压为测量指标，比较两组用药后收缩压的下降情况。该试验分4个时间段进行，每完成总例数的1/4，就进行一次统计分析。

一、成组序贯设计

成组序贯设计（group sequential design）是指每一批受试者完成试验后，及时对主要指标（包括有效性和安全性）进行分析，以判定试验是否可以提前得到有效或无效结论而提前结束试验，是一种采用揭盲分析（unblind analysis）对试验进行早期终止的设计形式。传统序贯方法（sequential trial）是按照研究方案中受试对象的纳入标准，要求将受试对象配对后随机分到两个处理组，或同一个受试对象先后接受两种处理；每得到一对试验结果就进行一次统计分析，直至以一定的显著性水平得到拒绝或接受无效假设的结论，即可结束试验。序贯设计与事先固定样本含量的试验方法相比，其优点是能较早地得到结论，从而减少样本含量，缩短试验时间。另外，可使受试对象尽早停止较差的处理，符合伦理学的要求。

传统序贯设计必须等待每1对（或每1个）受试者完成试验得到试验结果后才能决定是否进行下一对（个）受试者的试验，如果试验时间较长，这种设计就不太合适。而且每对受试对象完成试验就要进行一次统计分析，无论是盲法实施还是统计分析都不太方便。

目前较多采用的是成组序贯设计（group sequential design），即临床试验每隔一段时间，才进行一次统计分析，而且不需要受试对象配对入组。其基本方法是将整个试验划分成N个连贯的时间段，每个时间段内安排$2n$个受试对象，并随机等分为两组，每个处理组有n个受试对象，分别接受A、B两种不同的处理。当试验进行了一段时间后，将所有受试对象的试验结果汇总后进行一次统计分析，如果拒绝无效假设则结束试验；否则继续下一个阶段的试验，直到试验结束。因此，在一些多中心、周期长的试验中可以尝试应用这种设计。该设计既保留了传统序贯方法的优点，又避免了其局限性，且正好与期中分析相配合，在临床试验中有广泛应用的前景。例5.6就是采用了成组序贯设计进行试验。

成组序贯设计对于双盲试验的操作有一些困难，因为需要多次揭盲。但是，如果将盲底组成一个大文件，内有部分小文件，按时间阶段揭盲，可以降低全部破盲的危险。另外，也可以将盲底存入电脑系统，按需要的例数进行揭盲，也可以克服这个问题。

成组序贯设计的试验需要经过多次重复的假设检验，会增加犯I类错误的概率。为了保持重复检验的I类错误概率为α，须对每次阶段分析的检验水准进行校正，校正后的检验水准，称为名义显著性水准（nominal significance level），记作α'，对应的显著性界值为Z'值。常用的成组序贯设计方法有Pocock法、O' Brien-Fleming法、α消耗函数法等。

表5.4列举了设计不同阶段的成组序贯试验所采用Pocock法和O' Brien-Fleming法对应的名义显著性水准和显著性界值。

表 5.4　成组序贯设计的名义显著性水准和显著性界值（α = 0.05）

试验总次数（K）	第i次	Pocock法		O' Brien-Fleming法	
		Z'	α'	Z'	α'
2	1	2.178	0.02941	2.79731	0.00515
	2	2.178	0.02941	1.97800	0.04793
3	1	2.289	0.02208	3.47103	0.00052
	2	2.289	0.02208	2.45439	0.01411
	3	2.289	0.02208	2.00400	0.04507
4	1	2.361	0.01823	4.04800	0.00005
	2	2.361	0.01823	2.86237	0.00420
	3	2.361	0.01823	2.33711	0.01943
	4	2.361	0.01823	2.02400	0.04297
5	1	2.413	0.01582	4.56158	0.00001
	2	2.413	0.01582	3.22552	0.00126
	3	2.413	0.01582	2.63363	0.00845
	4	2.413	0.01582	2.28079	0.02256
	5	2.413	0.01582	2.04000	0.04135

从表中可以看出，Pocock法是根据分析次数为每次期中分析设定对应的、校正的、相等的名义检验水准。如果设计的分析次数越多，每次名义检验水准越小。例如采用2个阶段的成组序贯设计，每个阶段的名义检验水准均为0.02941，即所算出的P值需要小于0.02941（而不是0.05）才能拒绝H_0；如果采用5个阶段的成组序贯设计，每个阶段的名义检验水准均为0.01582。

O' Brien-Fleming法采用变更的名义检验水准，每次期中分析时的检验水准不同，在试验早期名义检验水准α'较总的α要小很多，以后随着期中分析次数的增加，名义检验水准逐渐增加且保证最后一次的名义检验水准和总α数值（0.05）相近。O' Brien-Fleming法在临床试验中最为常用。此法较为保守，在期中分析中设定的名义检验水准较为严格，只有当试验组的疗效非常明显地优于对照组时，才可能在样本量较小时拒绝H_0而提前结束试验。Pocock法与O' Brien-Fleming法相比，虽然在前期的期中分析中更容易得到阳性结论，但是如果未能在期中分析提前结束试验，其所需要的最大样本量往往要大于O' Brien-Fleming法。

需要注意的是，Pocock法和O' Brien-Fleming法都必须预先确定总的期中分析次数K，并且要求信息时间间隔相等，有时候并不一定能满足信息时间间隔相等这一条件。为了克服这一问题，Lan和DeMets提出了更为灵活的α消耗函数法，即基于α消耗函数的变更名义检验水准法，其实施不需要用到总期中分析次数 K，信息时间可以不等间隔。α 消耗函数法将整个临床试验看作总检验水准随着信息时间不断被消耗的过程，且该消耗过程遵循一定的函数形式 $\alpha(t)$，并由此函数来计算每次期中分析的名义检验水准。总的检验水准消耗形式 $\alpha(t)$ 必须在试验前事先确定。Lan、DeMets和Kim等提出了多种 α 消耗函数形式，表5.5中列出了常见的几种。

表 5.5 常见的 α 消耗函数形式

函数名称	函数形式	
Pocock消耗函数	$\alpha(t) = \alpha \log\{1 + (e-1)t\}$	(5.2)
O'Brien-Fleming消耗函数	$\alpha(t) = \begin{cases} 0 & (t=0) \\ 2[1 - \Phi(Z_{\alpha/2}/\sqrt{t})] & (0 < t \leq 1) \end{cases}$	(5.3)
指数族消耗函数	$\alpha(t) = \alpha t^\rho \quad (\rho > 0)$	(5.4)

Pocock消耗函数所计算的界值和名义检验水准近似于Pocock法，O'Brien-Fleming 消耗函数则近似于O'Brien-Fleming法，在实际运用中可以相互替换。

二、成组序贯设计的样本含量估计

成组序贯设计试验的样本量不仅与试验的总检验水准、检验效能、预期试验组和对照组间差异以及标准差相关，而且需要考虑期中分析次数、时间点以及所采用的检验水准 α 的消耗方法。

如果成组序贯试验未能在期中分析时提前结束，它往往会比传统平行对照设计需要更大的样本量。如果在早期期中分析时消耗较多的检验水准 α，样本量膨胀得更大。基于这个思想，成组序贯试验的样本量计算是在传统平行对照设计估算出的固定样本量基础上乘以一个设计的膨胀因子得到的。两组总体均数比较的成组序贯设计试验中，每组所需总的样本含量的估计可根据如下公式计算：

$$n_{\text{fixed}} = \frac{2(Z_{1-\alpha/2} + Z_{1-\beta})^2 \sigma^2}{\delta^2} \tag{5.5}$$

$$n_{\text{gsd}} = n_{\text{fixed}} \times R \tag{5.6}$$

式中：α、β 分别为 I、II 类错误的概率，δ 表示两组总体均数的允许误差，σ 为总体合并标准差，R 为膨胀因子；n_{fixed} 为传统平行对照设计每组的样本例数，n_{gsd} 为成组序贯设计试验在期中分析的各个时间点都未能提前拒绝 H_0 的情况下每组所需要的最大样本量。

采用不同的检验水准 α 消耗方法，考虑不同的检验效能和试验检验水准，膨胀因子 R 的取值是不同的。表5.6列出了采用O'Brien-Fleming法设计成组序贯试验时不同参数下的膨胀因子。

表 5.6 O'Brien-Fleming法设计成组序贯试验时不同参数下的膨胀因子

分析次数	$1-\beta=0.8$			$1-\beta=0.9$		
	$\alpha=0.01$	$\alpha=0.05$	$\alpha=0.1$	$\alpha=0.01$	$\alpha=0.05$	$\alpha=0.1$
1	1.000	1.000	1.000	1.000	1.000	1.000
2	1.001	1.008	1.016	1.001	1.007	1.014
3	1.007	1.017	1.027	1.006	1.016	1.025
4	1.011	1.024	1.035	1.010	1.022	1.032
5	1.015	1.028	1.040	1.014	1.026	1.037
6	1.017	1.032	1.044	1.016	1.030	1.041
7	1.019	1.035	1.047	1.018	1.032	1.044
8	1.021	1.037	1.049	1.020	1.034	1.046
9	1.022	1.038	1.051	1.021	1.036	1.048
10	1.024	1.040	1.053	1.022	1.037	1.049
11	1.025	1.041	1.054	1.023	1.039	1.051
12	1.026	1.042	1.055	1.024	1.040	1.052
15	1.028	1.045	1.058	1.026	1.042	1.054
20	1.030	1.047	1.061	1.029	1.045	1.057

例 5.7 续例 5.6。为研究联合给药相对于单药组治疗高血压的疗效，患者每天服用A药+B药（联合给药组）或A药+B药模拟片（单药组），连续 12 周，以收缩压为测量指标，比较两组用药前后收缩压的下降情况。该试验采用成组序贯设计，整个试验分 4 个时间段完成。预期联合给药组和单药组的收缩压下降值之差值约为 14mmHg，两组收缩压下降值的标准差均为 12mmHg，$\alpha = 0.05$，$\beta = 0.1$。

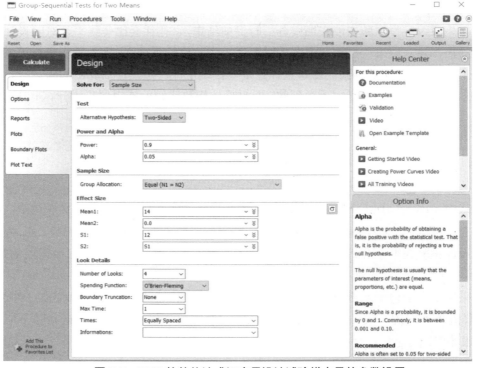

图 5.7 PASS 软件估计成组序贯设计试验样本量的参数设置

估计所需样本量的 PASS 操作步骤为：选择 Group-Sequential → Means → Group-Sequential Tests for Two Means，输入相应参数，点击Calculate即可（图5.7）。软件会输出样本量估计的结果，共需要32例（图5.8）。PASS的计算结果是整个试验所需要的样本量，本研究共设计4个阶段，因此，每个阶段的样本量为8例。

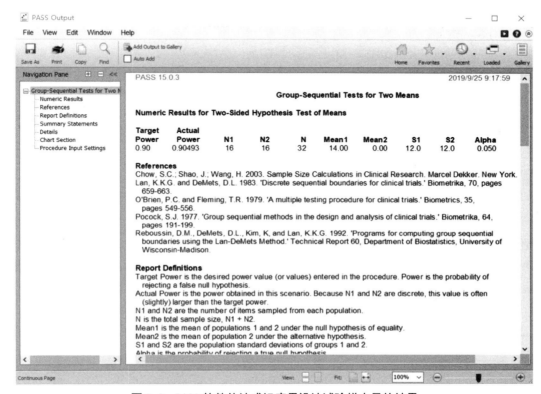

图 5.8　PASS 软件估计成组序贯设计试验样本量的结果

三、随机化分组

例 5.8　续例 5.7。已知将有 32 例受试对象参与试验，将这 32 例受试对象随机分成两组，一组接受 A 药+B 药，另一组接受 A 药+B 药模拟片，随机化分组也可以采用分段随机化方法，并划分出 4 个阶段的受试对象编号。可用程序完成随机化分组过程。

```
proc plan seed = 31190406;
    factors number = 8 block = 4;
    output out = a;
run;
data b;
    set a;
    if block <= 2 then treat = "A";
    else treat = "B";
```

```
run;
proc sort data=b;
   by number;
run;
data eg5_8;
   set b;
   no = _N_;
   if no<9 then period=1;
   else if no<17 then period=2;
   else if no<25 then period=3;
   else period=4;
run;
proc print data = eg5_8;
   var no treat period;
run;
```

主要变量赋值说明：seed 为种子数；number 为段数，本例为 8；block 为每个段需受试对象例数，本例为 4，可保证每 4 个受试对象中有 2 例进 A 组，2 例进 B 组；no 为受试对象的编号，本例为 1～32，treat 为处理组，本例为 a、b 两组，period 为阶段编号，1、2、3、4 分别表示第一、二、三、四阶段。表 5.7 为随机化分组结果。

表 5.7　成组序贯设计分段随机化分组表

NO	treat	period
1	A	1
2	A	1
3	B	1
4	B	1
…	…	…
9	B	2
10	A	2
11	B	2
12	A	2
…	…	…
17	B	3
18	A	3
19	A	3
20	B	3
…	…	…
29	A	4
30	A	4
31	B	4
32	B	4

四、统计分析方法

当成组序贯试验完成一个阶段试验后，就可以将研究结果进行统计分析。由于在试验过程中进行重复检验，为了避免Ⅰ类错误的膨胀，检验水准不再是0.05，而是根据不同的设计（例如O' Brien-Fleming法）确定的名义检验水准。绘制界值图能一目了然地展示各个阶段的分析结果，可采用下列程序实现。现以例5.9来说明对于疗效指标为计量资料的成组序贯设计试验如何进行统计分析。

例5.9　续例5.8。现有32名高血压患者参加了该成组序贯设计试验，随机分配到联合用药组和单药组，测量其用药前后收缩压降低值，结果见表5.8。

表5.8　32名高血压患者治疗后收缩压下降值

受试者编号	组别	阶段	收缩压下降值（mmHg）
1	单药组	1	8
2	单药组	1	20
3	单药组	1	−8
4	单药组	1	6
5	联合用药组	1	−3
6	联合用药组	1	29
7	联合用药组	1	16
8	联合用药组	1	32
9	单药组	2	5
10	单药组	2	14
11	单药组	2	6
12	单药组	2	−13
13	联合用药组	2	8
14	联合用药组	2	19
15	联合用药组	2	14
16	联合用药组	2	21
17	单药组	3	11
18	单药组	3	19
19	单药组	3	−3
20	单药组	3	10
21	联合用药组	3	36
22	联合用药组	3	−1
23	联合用药组	3	18
24	联合用药组	3	29
25	单药组	4	18
26	单药组	4	12
27	单药组	4	8
28	单药组	4	21
29	联合用药组	4	21
30	联合用药组	4	26
31	联合用药组	4	−1
32	联合用药组	4	15

该研究首先可以采用proc seqdesign过程实现成组序贯设计，并将界值信息保存到数据集中。

```
proc seqdesign altref=14 plots=boundary(hscale=samplesize);
    design method=obf
    alpha=0.05
    beta=0.1
    alt=twosided
    nstages=4;
    samplesize model=twosamplemean(stddev=12);
    ods output boundary=bound;
run;
```

程序说明：altref 指定两组差值，本例两组差值预计为14mmHg，hscale=samplesize指定界值图的横坐标为样本量。design语句中的method、alpha、beta、alt、nstages分别指定检验水准 α 消耗方法（本例为OBF即O'Brien-Fleming法）、最大的Ⅰ类错误概率、Ⅱ类错误概率、比较为双侧、阶段数。如果采用Pocock法，只需要把obf改为poc。

samplesize model=twosamplemean(stddev=12)表示为两样本均数比较，且合并标准差为12。最后将界值信息输出到bound数据集中，为后续分析做准备。

seqdesign结果：

The SEQDESIGN Procedure
Design: Design_1

第一部分：

Design Information

Statistic Distribution	Normal
Boundary Scale	Standardized Z
Alternative Hypothesis	Two-Sided
Early Stop	Reject Null
Method	O'Brien-Fleming
Boundary Key	Both
Alternative Reference	14
Number of Stages	4
Alpha	0.05
Beta	0.1
Power	0.9
Max Information (Percent of Fixed Sample)	102.2163
Max Information	0.054797
Null Ref ASN (Percent of Fixed Sample)	101.5728
Alt Ref ASN (Percent of Fixed Sample)	76.7397

第二部分：

Boundary	Method	Alpha	Beta	Rho	Tau	C	Unified Family Alternative Reference	Drift
Upper Alpha	O'Brien-Fleming	0.02500	0.10000	0.5	0	2.02429	14	3.277238
Lower Alpha	O'Brien-Fleming	0.02500	0.10000	0.5	0	2.02429	−14	−3.27724

第三部分：

Boundary Information (Standardized Z Scale)
Null Reference = 0

Stage	Information Level Proportion	Actual	N	Alternative Reference Lower	Upper	Boundary Values Lower Alpha	Upper Alpha
1	0.2500	0.013699	7.890826	−1.63862	1.63862	−4.04859	4.04859
2	0.5000	0.027399	15.78165	−2.31736	2.31736	−2.86278	2.86278
3	0.7500	0.041098	23.67248	−2.83817	2.83817	−2.33745	2.33745
4	1.0000	0.054797	31.5633	−3.27724	3.27724	−2.02429	2.02429

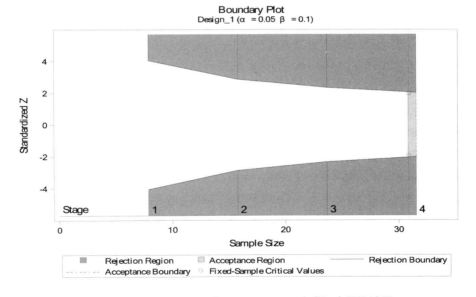

图 5.9　例5.9的O'Brien-Fleming法成组序贯设计图

第四部分：

Sample Size Summary

Test	Two-Sample Means
Mean Difference	14
Standard Deviation	12
Max Sample Size	31.5633
Expected Sample Size (Null Ref)	31.36458
Expected Sample Size (Alt Ref)	23.6964

Sample Sizes (N)
Two-Sample Z Test for Mean Difference

	Fractional N				Ceiling N			
Stage	N	N(Grp 1)	N(Grp 2)	Information	N	N(Grp 1)	N(Grp 2)	Information
1	7.89	3.95	3.95	0.0137	8	4	4	0.0139
2	15.78	7.89	7.89	0.0274	16	8	8	0.0278
3	23.67	11.84	11.84	0.0411	24	12	12	0.0417
4	31.56	15.78	15.78	0.0548	32	16	16	0.0556

结果说明：

第一部分为序贯设计基本信息，列出了与设计相关的参数信息。第二部分给出了一些与设计方法相关的内容，本例采用的是 O' Brien-Fleming 法。第三部分给出界值的信息，其中_stage_表示阶段，第二、第三列给出了 4 个阶段对应的信息相对水平和绝对水平，N 表示样本量，Boundary Values 表示每个阶段统计量 z 界值的取值。例如第一阶段的统计量只有大于 4.04859 或者小于-4.04859 才能拒绝 H_0 并结束试验，否则进入下一阶段。界值图也展示了界值的情况，采用 O' Brien-Fleming 法其对应的界值的绝对值是随着样本量的增加逐渐变小的，图中用不同阴影和线条显示了拒绝和接受 H_0 的区域和线条。两个圆圈表示固定样本设计的界值即 1.96，圆圈所在的竖线对应的是固定样本设计所需样本量。第四部分是样本量信息，先给出了总的需要的样本量，其中 Max Sample Size、Expected Sample Size (Null Ref)和 expected Sample Size (Alt Ref)分别表示最大样本量、无效假设下期望样本量和备择假设下期望样本量。此外，SAS 软件还会给出各阶段样本量，左边为根据公式计算出的例数，右边为取整后例数。4 个阶段累积例数为 32 例，与 PASS 软件计算结果一致。

```
data eg5_9;
input group stage y;
cards;
1    1    8
1    1    20
```

```
1    1    -8
1    1     6
2    1    -3
2    1    29
2    1    16
2    1    32
1    2     5
1    2    14
1    2     6
1    2   -13
2    2     8
2    2    19
2    2    14
2    2    21
1    3    11
1    3    19
1    3    -3
1    3    10
2    3    36
2    3    -1
2    3    18
2    3    29
1    4    18
1    4    12
1    4     8
1    4    21
2    4    21
2    4    26
2    4    -1
2    4    15
;
run;
data stage1(where=(stage=1)) stage2(where=(stage<=2)) stage3(where=(stage<=3));
    set eg5_9;
run;
```

程序说明：本段程序主要产生一个包含所有数据的数据集eg5_9，分别包含第一、二、三阶段的数据集stage1、stage2和stage3。

第一次期中分析：

```
proc reg data=stage1;
    model y=group;
    ods output ParameterEstimates=parm_stage1;
quit;
```

```
data parm_stage1;
    set parm_stage1;
    if variable='group';
    _stage_=1;
    _scale_='mle';
    keep variable estimate stderr tvalue probt  _stage_  _scale_;
run;
proc seqtest boundary=bound parms(testvar=group)=parm_stage1;
    ods output test=test_stage1;
run;
```

程序说明：第一段程序采用proc reg过程产生参数估计值和标准误，并保存到数据集parm_stage1中。第二段程序对数据集parm_stage1进行整理，_stage_指定第一阶段，_scale_指定界值的尺度。第三段程序调用proc seqtest过程进行分析，其中界值数据集采用前面proc seqdesign过程生成的数据集bound，参数数据集采用前面程序产生的parm_stage1，通过testvar指定组别变量名为group，并将检验结果输出到test_stage1数据集中。

第一次期中分析结果：

第一部分：

The SEQTEST Procedure

Design Information	
BOUNDARY Data Set	WORK.BOUND
Data Set	WORK.PARM_STAGE1
Statistic Distribution	Normal
Boundary Scale	Standardized Z
Alternative Hypothesis	Two-Sided
Early Stop	Reject Null
Number of Stages	4
Alpha	0.05
Beta	0.09993
Power	0.90007
Max Information (Percent of Fixed Sample)	102.1902
Max Information	0.0547974
Null Ref ASN (Percent of Fixed Sample)	101.551
Alt Ref ASN (Percent of Fixed Sample)	76.77921

第二部分：

Test Information (Standardized Z Scale)
Null Reference = 0

Stage	Information Level Proportion	Actual	Alternative Reference Lower	Upper	Boundary Values Lower Alpha	Upper Alpha	Test group Estimate	Action
1	0.1894	0.010381	−1.42639	1.42639	−4.11306	4.11306	1.22262	Continue
2	0.4596	0.025186	−2.22182	2.22182	−2.91779	2.91779	.	
3	0.7298	0.039992	−2.79971	2.79971	−2.36221	2.36221	.	
4	1.0000	0.054797	−3.27724	3.27724	−2.02188	2.02188	.	

第三部分：

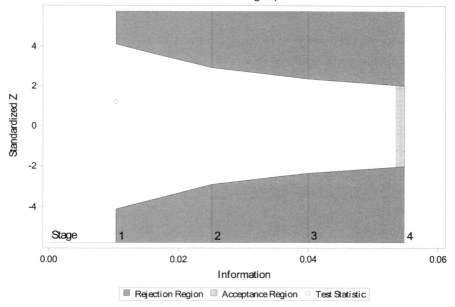

图 5.10　例 5.9 的第一次期中分析的成组序贯分析图

第一次期中分析结果说明：

第一部分给出了 proc seqdesign 的结果，主要列出了与设计相关的参数信息。第二部分给出界值的信息，第一行的最后两列为本次期中分析的参数估计值为 1.22262（即线性回归中的 t 值）和假设检验结果。由于未超出第一阶段的界值范围(-4.11306，4.11306)，所以试验继续(Continue)。第三部分的图描述了第一阶段的分析结果，中间的小圆圈未进入拒绝区域，表示试验继续进行。

第二次期中分析：

```
proc reg data=stage2;
    model y=group;
    ods output ParameterEstimates=parm_stage2;
quit;
data parm_stage2;
    set parm_stage2;
    if variable='group';
    _stage_=2;
    _scale_='mle';
    keep variable estimate stderr tvalue probt _stage_ _scale_;
run;
proc seqtest boundary=test_stage1 parms(testvar=group)=parm_stage2;
    ods output test=test_stage2;
run;
```

第二次期中分析的程序和第一次分析的程序基本一致，值得注意的是第二次期中分析用的第一阶段和第二阶段累积的数据。其次，界值数据集不再采用proc seqdesign过程生成的数据集bound，而是第一次期中分析生成的test_stage1数据集。同时，本次期中分析也会将检验结果输出到test_stage2数据集中，作为下一阶段的界值信息数据集。

第二次期中分析结果：

第一部分：

The SEQTEST Procedure

Design Information	
BOUNDARY Data Set	WORK.TEST_STAGE1
Data Set	WORK.PARM_STAGE2
Statistic Distribution	Normal
Boundary Scale	Standardized Z
Alternative Hypothesis	Two-Sided
Early Stop	Reject Null
Number of Stages	4
Alpha	0.05
Beta	0.10308
Power	0.89692
Max Information (Percent of Fixed Sample)	103.3197
Max Information	0.0547974
Null Ref ASN (Percent of Fixed Sample)	102.5035
Alt Ref ASN (Percent of Fixed Sample)	77.1611

第二部分：

Test Information (Standardized Z Scale)
Null Reference = 0

Stage	Information Level Proportion	Actual	Alternative Reference Lower	Upper	Boundary Values Lower Alpha	Upper Alpha	Test group Estimate	Action
1	0.1894	0.010381	−1.42639	1.42639	−4.11306	4.11306	1.22262	Continue
2	0.6049	0.033146	−2.54884	2.54884	−2.50814	2.50814	2.23024	Continue
3	0.8024	0.043972	−2.93572	2.93572	−2.27075	2.27075	.	
4	1.0000	0.054797	−3.27724	3.27724	−2.05788	2.05788	.	

第三部分：

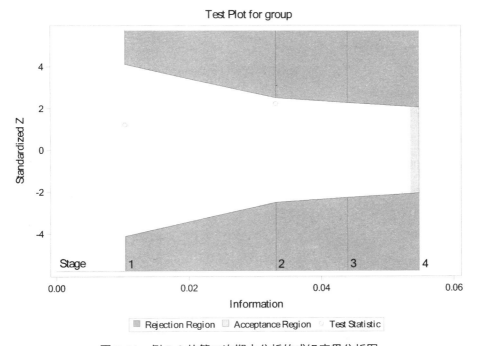

图 5.11　例 5.9 的第二次期中分析的成组序贯分析图

　　第二次期中分析结果显示参数估计值（2.23024）仍然未超过第二阶段的界值范围 (-2.50814，2.50814)，所以试验继续(Continue)。

　　第三次期中分析：

```
proc reg data=stage3;
    model y=group;
```

```
          ods output ParameterEstimates=parm_stage3;
quit;
data parm_stage3;
      set parm_stage3;
      if variable='group';
      _stage_=3;
      _scale_='mle';
      keep variable estimate stderr tvalue probt _stage_ _scale_;
run;
proc seqtest boundary=test_stage2 parms(testvar=group)=parm_stage3;
      ods output test=test_stage3;
run;
```

第三次期中分析用的第一、二、三阶段累积的数据。界值数据集采用第二次期中分析生成的test_stage2数据集。

第三次期中分析结果说明：

第一部分：

The SEQTEST Procedure

Design Information	
BOUNDARY Data Set	WORK.TEST_STAGE2
Data Set	WORK.PARM_STAGE3
Statistic Distribution	Normal
Boundary Scale	Standardized Z
Alternative Hypothesis	Two-Sided
Early Stop	Reject Null
Number of Stages	4
Alpha	0.05
Beta	0.10428
Power	0.89572
Max Information (Percent of Fixed Sample)	103.748
Max Information	0.0547974
Null Ref ASN (Percent of Fixed Sample)	102.9264
Alt Ref ASN (Percent of Fixed Sample)	78.08702

第二部分：

Test Information (Standardized Z Scale)
Null Reference = 0

Stage	Information Level Proportion	Actual	Alternative Reference Lower	Upper	Boundary Values Lower Alpha	Upper Alpha	Test group Estimate	Action
1	0.1894	0.010381	−1.42639	1.42639	−4.11306	4.11306	1.22262	Continue
2	0.6049	0.033146	−2.54884	2.54884	−2.50814	2.50814	2.23024	Continue
3	0.8585	0.047043	−3.03653	3.03653	−2.17686	2.17686	2.58467	Reject Null
4	1.0000	0.054797	−3.27724	3.27724	−2.08118	2.08118	.	

第三部分：

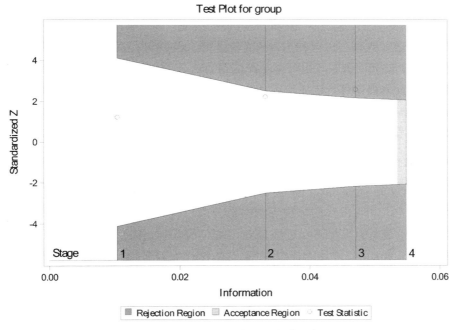

图 5.12　例 5.9 的第三次期中分析的成组序贯分析图

第四部分：

Parameter Estimates
Stagewise Ordering

Parameter	Stopping Stage	MLE	p-Value for H0:Parm=0	Median Estimate	95% Confidence Limits	
group	3	11.916667	0.0176	11.458478	2.04659	20.65492

第三次期中分析结果显示，参数估计值（2.58467）超过了第三阶段的界值范围 (-2.17686，2.17686)，所以拒绝H_0(Reject Null)。从第三部分的图中也可以看出在第三阶段，小圆圈进入了拒绝区域，得出两组差异有统计学意义的结论，试验结束。第四部分给出了参数估计小结，两组比较P值为0.0176，小于表5.4中4阶段成组序贯设计第三阶段对应的检验水准（0.01942）。

第五节　适应性设计

例5.10　经观察，某药物能明显降低冠状动脉造影术患者心肌梗死发生率，为了验证其疗效，设计了一个安慰剂对照试验。该试验假定显著性水准为双侧 0.05，检验效能为0.9，即允许Ⅱ类错误的概率为0.1，安慰剂组心肌梗死发生率为20%，临床有意义的允许误差为10%，即试验组心梗发生率为10%，比对照减少50%的发生率，计算得到每组所需样本量为266例。在试验中期，发现试验组的心肌梗死发生率只有15%，只下降了5%，没有达到预先的估计。请问，是应该继续下一步试验，还是应该中止试验？

从上述例子中的数据可以看出，该试验没有达到预期的效果，即降低一半的心梗发生率。因此，如果继续试验，很有可能无法得到优效的结论。但是其下降值达到了安慰剂的25%，也应该看作有一定的作用。此时，如果就此中止试验，则很可能埋没了一个有效的药物。鉴于现在两难的境界，如果把方案进行一下修改，则所有问题均迎刃而解。为此，就可以考虑采用临床试验的适应性设计。

一、适应性设计的基本概念

适应性设计(adaptive designs)是指在临床试验开始后，根据试验中已经积累的信息，在不破坏其有效性和可信性的情况下动态修改试验设计的某些方面。动态修改的过程也称为适应性修改过程。在临床试验实施过程中，可作的适应性修改包括：调整样本量、调整组间治疗分配比例、增加治疗组、试验总体设计的调整（如入选排除标准的改变等）、统计检验方法的变更（如从log-rank检验变为其他检验）、临床试验结果变量的改变（如临床终点的改变）及试验目的的变化（如非劣效变为优效）等。

适应性设计的临床试验可分成多个阶段来完成，并在每个阶段根据已收集资料进行统计分析（这一特点和成组序贯设计有些相似）。然后根据统计分析结果，判断原试验方案有无需要修改的地方，如有则做出相应的修改；否则可按原方案继续试验。另外，还可以根据其他人研究结果，考虑对现有的试验方案进行修改。

二、适应性设计的基本原则

（一）随机分配原则

是指是否需要改变受试对象进入不同处理组的概率，即试验随机分配率。试验随机分配率有可能是固定不变的，如1∶1，也有可能在不同的阶段根据受试对象的反应情况进行动态调整。可以考虑疗效较好的处理组入组的受试对象可以多一点，对于疗效不佳的处理组，可以入组少一点，这样就需改变随机分配率；如果某处理组的疗效太差，可以考虑取消该组，即该组不再组新的受试对象。

（二）样本量调整规则

一般来说，样本量的估计需根据组间疗效差别及其标准差，疗效差别和标准差的比值可以看作期望疗效。如果初始的期望疗效大小的估计被证明过大或过小都将导致试验的检验效能过高或过低。因此，对于一个进行中的临床试验，应根据期望疗效大小来调整样本量，即确定若继续进行下阶段试验需要的样本量。需要注意的是如果新的样本量小于或者等于原样本量，应保持试验样本量不变；如果新的样本量比原样本量大且切实可行，可根据方案中的计划对下阶段试验的样本量进行调整。

（三）提前中止原则

是指确定应该中止试验的条件。能明确判定试验药物有效或无效以及出现没有预料到的危害或安全性问题时就应该提前中止试验。在适应性设计的临床试验中允许试验提前中止是为了避免受试对象受到不安全药物的危害或使受试对象尽可能多地接受有疗效的处理。一个临床试验被提前中止可能有以下原因：①能明确判定试验药疗效明显优于对照药疗效；②能明确判定试验药无效；③试验过程中出现试验前没预料到的危害事件。此时，可以参照成组序贯设计进行试验，将整个试验分成若干阶段，某阶段结束马上进行统计分析，如果出现上述三种情况，即可提前中止试验。

（四）改变决策原则

是指在试验的中期或结束后对试验方案进行修改，即决定是否需要改变统计分析方法、改变试验终点、改变试验目的（非劣效改为优效）、改变假设检验的层次顺序、改变受试目标人群等。在小范围人群中进行的II期临床试验可根据短期疗效情况（有反应/无反应）做出舍弃低效治疗组或哪一治疗组应该继续进行的决策。验证性III期临床试验可根据各阶段所得统计量或 P 值与预先设定的界值或名义检验水平进行比较，从而做出应该提前中止试验还是试验继续进行的决策。

三、适应性设计的统计学原则

（一）控制偏倚

适应性设计允许在临床试验过程中，根据分析结果改变研究方案。但是，在期中分析中将数据揭盲可能会导致潜在偏倚，从而影响临床试验实施的科学性和完整性，这是人们普遍关注的主要问题，因此在适应性临床试验设计中，我们必须预知和防范操作可能带来的偏倚。例如，利用计算机技术采用分阶段揭盲，可避免所有盲底的破盲。

（二）控制I类错误的概率

当适应性试验根据期中分析结果修改了研究方案时，也应对方案中的统计量作相应的修改，否则，将会显著地增加I类错误的概率。因此在设计方案时，需要考虑好调整检验统计量和检验过程的办法，用于保证不降低检验效能，同时又能控制I类错误的概率。

四、适应性设计的特点

适应性设计作为一种新型设计方法不可避免地存在一些问题,但是适应性设计与传统设计比较具有设计灵活、节约成本、缩短研发时间、加快医药上市等优点。但是,期中分析时的揭盲以及期中分析结果的泄漏,都有可能对接下来试验操作带来不利影响,产生在统计分析时难以量化控制的操作偏倚。因此,为了保证试验的真实性,应事先在方案中就确定将来要做的调整以及成立一个独立资料监察委员会对所要做的调整进行决策。为了避免或减少这些不能量化控制的操作偏倚,在试验方案设计阶段有必要建立统一的标准操作规范(standard operation procedure,SOP),使每位试验参与者都按该SOP来进行操作。还有就是怎样确保每位参加者都能按SOP进行相应操作并且由谁来监督核查,监督核查的标准是什么等。到目前为止,这些能对试验结果造成一定影响的问题还没引起足够重视。

适应性设计为药物安全性和有效性探索提供了一种灵活、快速、低成本的有效手段,为了促进这种新的试验设计在临床试验中应用,美国FDA正在出台一系列相关指导性文件。而在国内适应性设计的相关研究尚处于起步阶段,还没有相关的法律、法规指导适应性设计的具体操作,因此需进一步研究、完善以促使这种新的设计理念在国内医药研发领域得到推广、应用。相信随着国内医药工业的快速发展,相关医药研发适应性设计先进理念会得到快速引进和推广,国内相关领域的法律、法规也将会随之逐步建立、成熟和完善。

思考题

1. 在评价两种剂量的阿司匹林对病人胃出血的 2×2 交叉试验中,试验数据见表 5.9,请分析两种剂量的阿司匹林效果是否有差异。

表 5.9　阿司匹林对病人胃出血的效应

病人编号	次序	时期 1	时期 2
1	AB	5.1	3.8
2	AB	2.9	3.9
3	BA	2.7	3.2
4	BA	3.5	3.2
5	AB	4.4	5.8
6	BA	4.1	4.0
7	AB	6.2	6.4
8	BA	1.6	2.3
9	AB	5.3	4.7
10	BA	3.9	4.2
11	BA	3.7	4.5
12	AB	3.2	3.2

表 5.9 续

病人编号	次序	时期 1	时期 2
13	AB	2.4	2.8
14	BA	4.3	3.7
15	AB	5.2	3.4
16	BA	2.6	2.4
17	BA	4.2	3.0
18	AB	2.1	2.6
19	BA	4.4	5.2
20	AB	1.7	2.9

2. 在比较某新药 A 和传统药物 B 治疗精神分裂症病人的临床试验中，用简明精神病量表（BPRS）总分的减少作为判断疗效的标准。已知 BPRS 总分的合并标准差为 11 分，并期望 A 药的疗效平均比 B 药高 4 分。现采用 Pocock 法设计成组序贯试验，整个试验分为 5 阶段，请估算需要多大样本量。

第六章 诊断试验

在临床工作中，临床医生往往需要根据就诊者的症状体征、体格检查、实验室检查及影像学检查等信息，对就诊者做出临床诊断或针对性的治疗。医生利用这些相关的信息，做出诊断的准确性到底如何呢？也就是说，如果该就诊者确实患有某种疾病，医生能够正确诊断出来的可能性有多大；反之，如果该就诊者确实未患某种疾病，医生能够正确排除该疾病的可能性到底有多大。而要解决这一问题，就需要利用诊断试验（diagnostic test）。随着医学技术的迅猛发展，特别是分子生物学技术的发展，临床诊断技术在不断地创新和发展，但是这些新的诊断技术和方法必须经过科学的诊断试验评价，才能正确地应用于临床医疗实践中，才能不断地提高诊断效率和水平。本章将重点论述诊断试验的基本概念、设计方法及各种常用的评价指标。

第一节 诊断试验的概念

诊断试验是评价某种疾病诊断方法的临床试验，是临床工作和临床科研工作中必不可少的研究方法。广义的诊断试验包括各种实验室检查、病史、体检的临床资料、各种影像诊断和仪器诊断（如X线、超声波、CT扫描、核磁共振及心电图、纤维内镜等）等。对诊断试验进行科学的研究和评价是正确认识某诊断试验的临床应用价值，以及临床上合理选用各种诊断试验、科学地解释诊断试验各种结果的基础。

诊断试验在临床上的应用涉及面非常广，其用途主要包括以下几点：

（一）诊断疾病

如美国糖尿病协会在其《2010年糖尿病诊疗指南》中将糖化血红蛋白（HbAlc）作为糖尿病诊断的一种方法，诊断界值为≥6.5%。HbAlc诊断试验有助于减少"未诊断为糖尿病患者"的数量，更好的识别糖尿病高危人群。

（二）筛选无症状的患者

如大便隐血试验用于大肠癌的早期筛选，早期大肠癌及癌前病变没有明显的临床症状，但肿瘤组织的坏死和表面黏膜充血，可以使粪便中混有肉眼难以觉察的血液，大便隐血试验已经成为监测大肠癌的最有价值的方法之一，并得到不断的发展。

（三）判断疾病的严重性

如凝血因子促凝活性检测，其因子活性减低是常用的血友病确诊试验，依此可将各因子缺乏症分为重型（<1%）、中型（2%～5%）、轻型（6%～25%）和亚临床型（26%～

45%)。

（四）估计疾病临床过程及预后

如根据克山病患者的心功能状态，临床医生可以估计该患者的克山病的临床过程，将克山病分为急型、亚急型、慢型和潜在型。

（五）估计对治疗的反应

如对新诊断为碘缺乏病患者测定甲状腺大小或尿碘，以估计患者对相应治疗措施的反应。

（六）判断治疗效果

如对甲亢患者持续测量甲状腺功能，判定目前治疗是否合理。

对诊断试验的选择应考虑到该试验的必要性、诊断效力（灵敏度和特异度）、安全性、费用、可行性、结果的可重复性、病人是否安全和舒适，以及是否能改善患者结局。由此可见，诊断试验的选择除了应该考虑其准确性和精确性外，经济效应、社会效应以及社会伦理学等方面都是必不可少的环节。

第二节　诊断试验设计

一种新的诊断方法正式应用于临床之前，必须经过诊断试验的评价和验证。诊断试验的评价主要是考虑这种诊断方法的准确度、精密度和实用性。理想的诊断方法应该是准确度高、精密度高、安全性高、无不适感、作用迅速、简便易行且价格低廉，当然其中准确度高是最重要的指标。最常用的方法就是将新的诊断方法同目前已有的公认的、准确的、可靠的某疾病的诊断方法进行比较，以评价其诊断价值。

诊断试验设计可按如下步骤进行：

一、确定金标准

诊断试验的金标准（gold standard）是指当前医学界公认的诊断某疾病最可靠的、准确度最高的诊断方法。诊断试验中常用的金标准包括病理学诊断（组织学活检、尸体解剖）、外科手术或诊断性操作中发现、特殊的影像学诊断（如冠状动脉造影术用于诊断冠心病等），以及因缺乏特异性诊断方法而采用的医学权威机构颁布的综合诊断标准（如根据罗马标准诊断消化不良、肠易激综合征等）等。另外，一些医学界公认的综合临床诊断标准和长期随访所获得的肯定诊断也可以作为金标准。由于可能存在病原携带者和隐性感染，病原学、免疫学试验一般不宜作为金标准。金标准的选择应结合临床具体情况决定，例如肿瘤诊断应选用病理诊断；冠心病应选用冠状动脉造影显示主干狭窄程度>75%；胆石症应以手术发现为标准。金标准是进行诊断试验的前提，选择不当，会造成研究对象中病例组和对照组的错误划分，从而严重影响对新的诊断方法的正确评价。同样，如果目前该疾病缺乏比较好的金标准，也将不可避免地使评价的结果产生偏倚。

在一些疾病中，有时很难或几乎不可能找到一种明确的诊断定义，完美的金标准可能不存在或者实施方式不现实，例如阿尔茨海默病患者直至死亡、并进行神经病理检查才能确诊。因此，通常采用非完美金标准来评估试验。在采用非完美金标准时，很可能低估或者高估诊断试验。在没有金标准的情况下，可以计算新方法和非完美金标准之间的一致性，但是需要注意一致性不能替代真实性，真实性还需要控制非完美金标准偏倚。

二、选择研究对象

诊断试验的研究对象包括试验组和对照组。研究对象应具有良好的代表性，能代表研究对象的总体。

（一）试验组

试验组中的研究对象应是经金标准确诊为某研究疾病的患者，而且试验组的研究对象应该具有反映该疾病的全部特征。如：包括该病的轻、中、重型各种病情；具有早、中、晚期各期的临床病程；有典型的、不典型的症状体征；有、无并发症的患者；治疗过的、未治疗过的患者等。以使研究对象能够代表该疾病患者的总体，提高诊断试验的准确度。

（二）对照组

对照组中的研究对象是经金标准证实未患该疾病的患者或正常人。未患该疾病的患者是指可能患有其他疾病的患者。为了评价临床鉴别诊断的应用界值，对照组中应包括易与该研究疾病相混淆的其他疾病的患者，这样才具有临床实用意义。在诊断试验研究的初期阶段，也可选择正常人作为对照组。此外，对照组中的研究对象应该是同期进入研究的连续样本或是按比例抽样的样本，而不能由研究者随意抽选，否则就会出现选择偏倚，影响结果的真实性。

三、样本含量的估算

诊断试验同其他类型的研究一样，同样需要一定数量的研究对象。只有在选择的研究对象满足了一定的要求，并且样本含量足够大时，该研究样本才真正具有代表性；否则诊断试验的结果就可能不稳定，从而影响其对新的诊断方法的正确评价。

（一）单个诊断试验准确度的样本量估算

单个诊断试验准确度的样本含量估算可以根据待评价诊断试验的灵敏度和特异度（具体概念详见本章第三节）置信区间参数估计的样本含量公式进行计算，分别对试验组和对照组的样本含量进行计算。

单个诊断试验的样本含量大小一般与以下几个因素有关：（1）试验的灵敏度，即真阳性率要控制在什么水平，一般用于疾病筛选的都要求选择灵敏度高的试验；（2）试验的特异度，即真阴性率要控制在什么水平，一般用于肯定诊断的诊断试验都要求选择特异度高的试验；（3）检验水准 α，即 I 型错误的概率，一般取 0.05，双侧；（4）允许误差 δ，一般在 0.05~0.10 之间取值。

单个诊断试验的样本含量的计算公式为：

$$n = \frac{u_{\alpha/2}^2 P(1-P)}{\delta^2} \qquad (6.1)$$

式中：n 为所需样本大小，P 为预期的灵敏度或特异度，$u_{\alpha/2}$ 为 u 界值（如 $u_{0.05/2} = 1.96$）。通常试验组的样本含量由灵敏度来估算，对照组的样本含量由特异度来估算。

例 6.1 肿瘤标志物 CA19-9 是临床上用来诊断胰腺癌的指标之一，其对诊断胰腺癌的灵敏度估计为 77.3％，特异度估计为 73.9％，试问需要多大的样本量才能具有统计学意义？

若设定检验水准 $\alpha=0.05$，允许误差 $\delta=0.08$，置信区间宽度为 0.16。估计所需样本量的 PASS 操作步骤为：选择 Proportions→One Proportion →Confidence Intervals for One Proportion，输入相应参数，点击 Calculate 即可（图 6.1 和图 6.2）。软件会输出样本量估计的结果，试验组需要 116 例，对照组需要 126 例（图 6.3 和图 6.4）。

故本诊断试验试验组至少需要 116 例，对照组至少需要 126 例才能符合统计学要求。

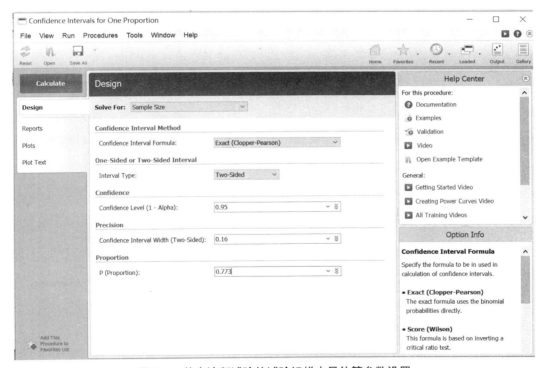

图 6.1 单个诊断试验的试验组样本量估算参数设置

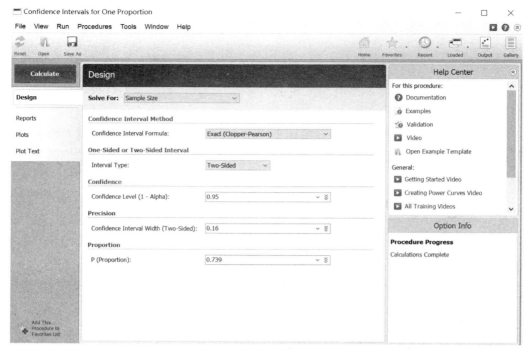

图 6.2 单个诊断试验的对照组样本量估算参数设置

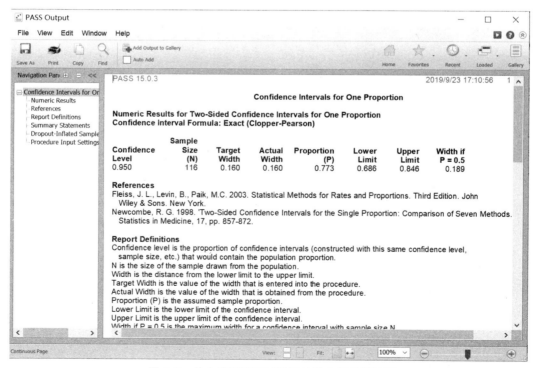

图 6.3 单个诊断试验试验组的样本量估算结果

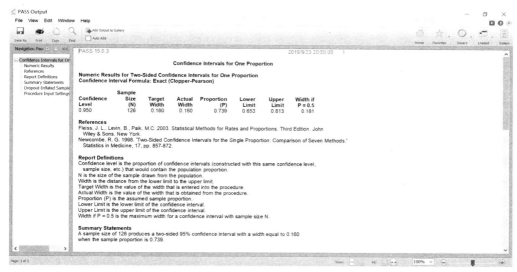

图 6.4 单个诊断试验对照组的样本量估算结果

（二）两种方法灵敏度或特异度比较的诊断试验的样本量估算

两种方法灵敏度或特异度比较的诊断试验的样本量估算的计算公式为：

$$n = \frac{\left[z_{\alpha/2} \sqrt{V_0(\hat{\theta}_1 - \hat{\theta}_2)} + z_\beta \sqrt{V_1(\hat{\theta}_1 - \hat{\theta}_2)} \right]^2}{(\Delta_1)^2} \tag{6.2}$$

式中：n 为试验组的样本量；z_α 为 Ⅰ 类错误概率为 α 时的标准正态分布界值，通常取 $\alpha=0.05$；z_β 为 Ⅱ 类错误概率为 β 时的标准正态分布界值，通常取 $\beta = 0.10$；$\hat{\theta}_1$ 和 $\hat{\theta}_2$ 分别为两个比较诊断方法的灵敏度或特异度，$V_0(\hat{\theta}_1 - \hat{\theta}_2)$ 是在原假设情况下准确度（灵敏度或特异度）差值估计值的方差函数，$V_1(\hat{\theta}_1 - \hat{\theta}_2)$ 是在备择假设情况下准确度（灵敏度或特异度）差值估计值的方差函数。

方差函数 $V_0(\hat{\theta}_1 - \hat{\theta}_2)$ 和 $V_1(\hat{\theta}_1 - \hat{\theta}_2)$ 的一般形式为：

$$V(\hat{\theta}_1 - \hat{\theta}_2) = V(\hat{\theta}_1) + V(\hat{\theta}_2) - 2CV(\hat{\theta}_1, \hat{\theta}_2) \tag{6.3}$$

式中：$CV(\hat{\theta}_1, \hat{\theta}_2)$ 是 $\hat{\theta}_1$ 和 $\hat{\theta}_2$ 的协方差函数，当两种诊断方法的受试者为不同对象时（非配对设计），$CV(\hat{\theta}_1, \hat{\theta}_2) = 0$；当两种诊断方法的受试者为相同对象时（配对设计），通常 $CV(\hat{\theta}_1, \hat{\theta}_2) > 0$。式（6.2）中的方差函数为：

$$V_0(\hat{\theta}_1 - \hat{\theta}_2) = \psi \tag{6.4}$$

$$V_1(\hat{\theta}_1 - \hat{\theta}_2) = \psi - \Delta_1^2 \tag{6.5}$$

以灵敏度为例（特异度类似），其中

$$\psi = Se_1 + Se_2 - 2 \times Se_2 \times P(T_1 = 1 | T_2 = 1) \tag{6.6}$$

Se_1 和 Se_2 是在备择假设下分别推断出的两种诊断方法的灵敏度，$P(T_1 = 1 | T_2 = 1)$ 是

第二种诊断方法得到的结果为阳性的条件下，第一种诊断方法得到的结果也是阳性的概率。

当两种诊断方法完全相关时，$P(T_1=1|T_2=1)=1$，$\psi=Se_1-Se_2=\Delta_1$；当两种诊断方法零相关时，$P(T_1=1|T_2=1)=Se_1$，$\psi=Se_1\times(1-Se_2)+Se_2\times(1-Se_1)$。所以，$\psi$ 值在 Δ_1 和 $Se_1\times(1-Se_2)+Se_2\times(1-Se_1)$ 之间变化。

例 6.2 比较 Tzanck 涂片检查法和简介免疫荧光法诊断口腔天疱疮的灵敏度是否有统计学差异，两种诊断方法的灵敏度分别估计为 95%和 85%，试问试验组（金标准阳性患者）需要多大的样本量才能具有统计学意义？

配对设计时，即对同一批患者分别进行 Tzanck 涂片检查法和简介免疫荧光法，设定检验水准 α=0.05，β=0.2，估计所需样本量的 PASS 操作步骤为：选择 Proportions→Sensitivity and Specificity →Tests for Paired Sensitivities，输入相应参数，点击 Calculate 即可（图 6.5）。软件会输出样本量估计的结果，试验组需要 78 例（图 6.6）。

非配对设计时，即对不同患者分别进行 Tzanck 涂片检查法和简介免疫荧光法，设定检验水准 α=0.05，β=0.2，估计所需样本量的 PASS 操作步骤为：选择 Proportions→Sensitivity and Specificity →Tests for Independent Sensitivities，输入相应参数，点击 Calculate 即可（图 6.7）。

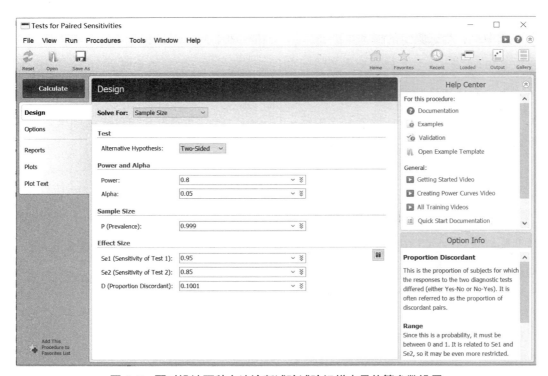

图 6.5　配对设计两种方法诊断试验试验组样本量估算参数设置

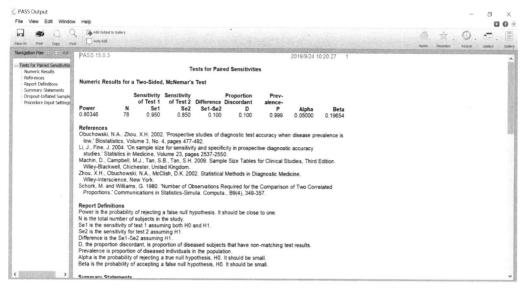

图 6.6　配对设计两种方法诊断试验组的样本量估算结果

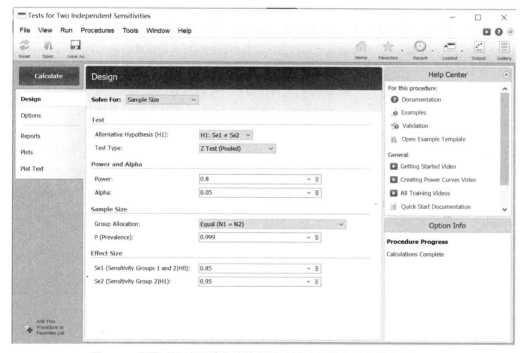

图 6.7　非配对设计两种方法诊断试验试验组样本量估算参数设置

　　软件会输出样本量估计的结果，Tzanck 涂片检查法 141 例受试者和简介免疫荧光法试验组 141 例受试者，故试验组共需要 282 例受试者（图 6.8）。

　　对照组样本量采用特异度进行估算，方法类似，故不赘述。

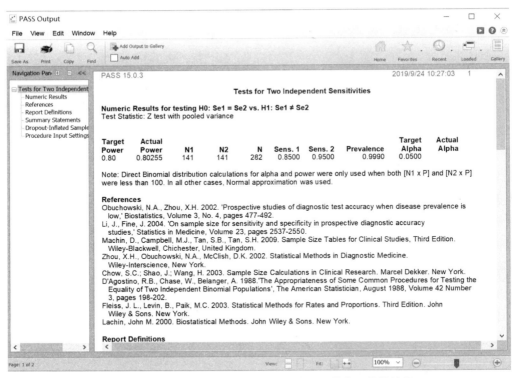

图 6.8　非配对设计两种方法诊断试验组的样本量估算结果

第三节　常用评价指标

在诊断试验中，金标准与新诊断方法的试验结果可用四格表的形式表示。如表 6.1 所示，由于试验组与对照组检验结果的分布有重叠现象，试验中可能出现以下四种结果：真阳性（实际患病者试验结果呈阳性），真阴性（实际无病者试验结果呈阴性），假阳性（实际无病者试验结果呈阳性）和假阴性（实际患病者试验结果呈阴性），其中前两种结果为诊断正确，后两种结果为诊断错误。通过表 6.1 中的数据可以计算出评价诊断试验的一系列统计学指标。

表 6.1　诊断试验评价的四种可能结果

诊断试验	金标准		合　计
	有病（D_+）	无病（D_-）	
阳性（T_+）	真阳性（a）	假阳性（b）	$a+b$
阴性（T_-）	假阴性（c）	真阴性（d）	$c+d$
合　计	$a+c$	$b+d$	n

一、诊断试验评价指标

（一）基本指标

1. 灵敏度（sensitivity, Se）：又称真阳性率，是诊断试验能将实际有病的人正确的判为患者的能力，即患者被判为阳性的概率。反映诊断试验检出患者的能力，该值愈大愈好。

$$Se = \frac{a}{a+c} \tag{6.7}$$

2. 特异度（specificity, Sp）：又称真阴性率，是诊断试验能将实际无病的人判为非患者的比例，即非患者被判为阴性的概率。反映诊断试验鉴别非患者的能力，该值愈大愈好。

$$Sp = \frac{d}{b+d} \tag{6.8}$$

灵敏度和特异度是反映诊断试验准确性的两个最基本的指标。同时提高灵敏度和特异度是临床诊断期望的目标，但在实际工作中两者同时提高比较困难，提高灵敏度往往以降低特异度为代价，反之亦然。故在实际应用中，根据研究的需要，制定特定的临界值，以达到提高诊断准确性的目的。一般来说，高灵敏度试验适用于：（1）疾病严重但又是可治疗的，疾病的早期诊断将有益于病人，而疾病漏诊可能造成严重后果者，例如结核病、霍奇金病等；（2）有几个诊断假设，为了排除某病的诊断；（3）用于筛检无症状病人而该病的发病率又比较低，因此当试验结果呈阴性时高灵敏度试验临床价值最大。高特异度试验适用于：（1）凡假阳性结果会导致病人精神和肉体上严重危害时，例如诊断病人患恶性肿瘤，而准备进行手术或化疗；（2）要肯定诊断时，高特异度试验阳性结果临床价值最大。

3. 误诊率（mistake diagnostic rate, α）：又称假阳性率，是实际无病的人被诊断试验判为患者的比例，即非患者中被判为阳性的概率。反映诊断试验将非患者诊断错误的可能程度，该值愈小愈好。

$$a = \frac{b}{b+d} \tag{6.9}$$

4. 漏诊率（omission diagnostic rate, β）：又称假阴性率，是实际有病的人被诊断试验判为非患者的比例，即患者中被判为阴性的概率。反映诊断试验将患者诊断错误的可能程度，该值愈小愈好。

$$\beta = \frac{c}{a+c} \tag{6.10}$$

（二）预测指标

称为预测值（predictive value, PV），指诊断试验结果与金标准诊断相符合的概率，该指标也是越大越好。

1. 阳性预测值（positive predictive value, PV_+）：即诊断结果阳性者患病的概率，其

计算公式为：

$$PV_+ = \frac{a}{a+b} \tag{6.11}$$

2. 阴性预测值（negative predictive value, PV_-）：即诊断结果阴性者未患病概率，其计算公式为：

$$PV_- = \frac{d}{c+d} \tag{6.12}$$

例 6.3　某诊断试验对某恶性肿瘤的诊断结果见表 6.2，试计算评价诊断试验的各项指标。

表 6.2　某诊断试验对某恶性肿瘤的诊断结果

诊断试验	金标准		合　计
	阳性	阴性	
阳　性	160	60	220
阴　性	40	800	840
合　计	200	860	1060

本例的 SAS 程序为：

```
data eg6_3;
   a=160;
   b=60;
   c=40;
   d=800;
   se=a/(a+c);
   sp=d/(b+d);
   alpha=b/(b+d);
   beta=c/(a+c);
   pv_pos=a/(a+b);
   pv_neg=d/(c+d);
run;
proc print;
   var se sp alpha beta pv_pos pv_neg;
run;
```

程序说明：利用 data 步建立数据集 eg6_3，数据集中共包括 10 个变量，其中变量 se、sp 分别表示灵敏度和特异度；变量 a、b、c、d 分别表示 a、b、c、d 四种诊断结果；变量 alpha、beta 分别表示误诊率、漏诊率；变量 pv_pos、pv_neg 分别表示阳性、阴性预测值。然后用 print 过程输出计算得到的灵敏度、特异度、误诊率、漏诊率及阳性、阴性预测值。

SAS 程序运算结果：

Obs	se	sp	alpha	beta	pv_pos	pv_neg
1	0.8	0.93023	0.069767	0.2	0.72727	0.95238

由 SAS 运行结果可得，该诊断试验的灵敏度为 80.00%，特异度为 93.02%，误诊率为 6.98%，漏诊率为 20.00%，阳性预测值为 72.73%，阴性预测值为 95.24%。

然而，需要注意的是，在临床诊断中实际上是依据 PV_+ 与 PV_- 判断受试者是否患病，而 PV_+ 与 PV_- 的大小不仅与 α，β 有关，还与所诊断疾病的患病率有关。一个诊断试验确定了 Se，Sp，α，β 后，在临床应用中还要根据所诊断疾病的患病率 p 调整预测值。p 称为先验概率，可根据临床经验作出估计。如果受试者来自普通人群，p 则较小；受试者来自医院就诊的患者，p 则略大；受试者来自某病的可疑患者，p 则更大。根据 Bayes 原理，PV_+ 与 PV_- 的调整公式分别为

$$PV_+ = \frac{Se \times p}{Se \times p + (1-Sp)(1-p)} \tag{6.13}$$

$$PV_- = \frac{Sp \times (1-p)}{Sp(1-p) + (1-Se)p} \tag{6.14}$$

例 6.4 续例 6.3。已知该诊断试验的灵敏度为 80.00%，特异度为 93.02%，若该恶性肿瘤的患病率为 5/10 万，试求调整后的阳性、阴性预测值。

本例的 SAS 程序为：

```
data eg6_4;
    se=0.8000;
    sp=0.9302;
    p=0.00005;
    pv_positive=se*p/(se*p+(1-sp)*(1-p));
    pv_negative=sp*(1-p)/(sp*(1-p)+(1-se)*p);
run;
proc print;
    var pv_positive pv_negative;
run;
```

程序说明：利用 data 步建立数据集 eg6_4，数据集中共包括 5 个变量，其中变量 se、sp 的含义同例 6.3 的 SAS 程序。变量 p 表示患病率；变量 pv_positive、pv_negative 分别表示调整后的阳性、阴性预测值。然后用 print 过程输出计算得到的调整后的阳性、阴性预测值。

SAS 程序运算结果：

Obs	pv_positive	pv_negative
1	0.000572766	0.99999

可得该诊断试验调整后的阳性预测值为 0.06%，阴性预测值为 100.00%，而例 6.3 中求得的阳性、阴性预测值分别为 72.73%、95.24%，与调整后的阳性预测值的结果相差非常大。由此可见，由于受患病率的影响，即使试验的特异度很高，但患病率低时，仍然会出现大量的假阳性病人；同样即使灵敏度很高的试验，在患病率很高的人群，仍然会出现大量的假阴性病人。这就是为何一项诊断试验在用于临床初评时价值很高，而用于普查时就变得不合适的原因。

（三）综合评价指标

1. 正确率（π）：又称总符合率，表示观察值与标准值或真实值符合的程度，作为诊断试验的评价指标，它是真阳性与真阴性之和占总人数的百分率。其计算公式为：

$$\pi = \frac{a+d}{a+b+c+d} \tag{6.15}$$

该值越大，说明诊断试验的准确性越好。

2. Youden 指数（Youden Index, YI）：又称为正确指数，表示诊断试验判断真正的患者和非患者的总能力。其计算公式为：

$$YI = 1 - \alpha - \beta = Se + Sp - 1 \tag{6.16}$$

其值在 0~1 之间变动，该值越大，说明诊断试验的准确性越好。

3. 优势比（Odds ratio, OR）：表示试验组中诊断阳性数与阴性数的比值与对照组中诊断阳性数与阴性数的比值之比，其计算公式为：

$$OR = \frac{Se/(1-Se)}{(1-Sp)/Sp} \tag{6.17}$$

优势比越大，说明诊断试验的诊断价值越高。优势比大于 1 时，表示试验组比对照组更有可能获得诊断阳性结果；优势比等于 1 时，表示试验组和对照组获得诊断阳性结果的可能性相同；优势比小于 1 时，表示对照组比试验组更有可能获得诊断阳性结果。

4. 似然比（likelihood ratio, LR）：将灵敏度和特异度综合起来，而且不受患病率的影响，是评价诊断试验较稳定的指标。似然比可分为阳性似然比（positive likelihood ratio, PLR）和阴性似然比（negative likelihood ratio, NLR）两种。阳性似然比系真阳性率与假阳性率之比。阴性似然比系假阴性率与真阴性率之比。其计算公式分别为：

$$PLR = \frac{Se}{1-Sp} \tag{6.18}$$

$$NLR = \frac{1-Se}{Sp} \tag{6.19}$$

显然，PLR 值大于 1，表明诊断试验方法有效，而且其值越大越有效，而 NLR 值则正好相反。

例 6.5 续例 6.3。试计算诊断试验评价的各个综合指标。

本例的 SAS 程序为：

```
data eg6_5;
   a=160;
   b=60;
   c=40;
   d=800;
   se=a/(a+c);
   sp=d/(b+d);
   accuary=(a+d)/(a+b+c+d);
   yi=se+sp-1;
   or=(se/(1-se))/((1-sp)/sp);
   plr=se/(1-sp);
   nlr=(1-se)/sp;
run;
proc print;
   var accuary yi or plr nlr;
run;
```

程序说明：利用 data 步建立数据集 eg6_5，数据集中共包括 11 个变量。其中变量 a、b、c、d、se、sp 的含义同例 6.4 的 SAS 程序；变量 accuary、yi、or、plr、nlr 分别表示正确率、Youden 指数、优势比、阳性似然比和阴性似然比。然后用 print 过程输出计算得到的这些综合评价指标。

SAS 程序运算结果：

Obs	accuary	yi	or	plr	nlr
1	0.90566	0.73023	53.3333	11.4667	0.215

由 SAS 运行结果可得，该诊断试验的正确率为 90.57%，Youden 指数为 73.02%，优势比为 53.33，阳性似然比为 11.47，阴性似然比为 0.22。

二、ROC 曲线评价方法

例 6.6 为评价糖类相关抗原 199（CA199）对原发性肝癌的诊断价值，选择 60 例原发性肝癌患者作为试验组，40 例肝脏良性疾病患者和正常人作为对照组，然后测量得到试验组和对照组每位受试者的 CA199，其测量值见表 6.3，试分析 CA199 对原发性肝癌的诊断价值。

例 6.6 的诊断指标 CA199 为计量资料，若要评价 CA199 对原发性肝癌的诊断价值，需要首先确定 CA199 的诊断截断值（cut-off），即确定 CA199 高于多少数值才可以诊断为原发性肝癌，然后根据该诊断截断值将诊断指标转化为二分类指标之后才能计算上述诊断试验的评价指标。如提高 CA199 的诊断截断值，必然会得到比较高的灵敏度，但是这样必然会牺牲特异度；反之，若降低 CA199 的诊断截断值，必然会得到比较高的特异度，而又牺牲了灵敏度。灵敏度与特异度始终存在着鱼与熊掌不可兼得的矛盾。尽

表 6.3 试验组和对照组各受试者的 CA199 测量值

试验组			对照组	
10.24	45.34	63.91	19.76	16.26
50.53	14.80	62.49	17.81	27.36
57.97	0.35	45.73	55.08	28.17
40.19	19.58	31.92	19.56	41.30
96.45	38.90	57.68	12.42	20.46
17.02	48.80	71.18	6.92	13.05
80.59	70.87	38.38	1.18	3.49
108.45	76.43	18.73	35.64	31.19
33.96	65.41	67.91	4.51	26.00
69.85	46.11	30.09	53.32	2.22
52.98	36.57	45.44	26.33	18.18
40.96	37.73	33.53	44.41	17.38
21.26	35.25	73.12	18.85	28.43
19.22	18.07	56.17	22.10	26.13
78.88	12.47	40.90	18.36	13.22
49.71	56.22	74.43	34.14	37.86
80.64	42.34	68.56	32.23	38.81
86.45	60.35	69.18	49.06	18.64
86.20	49.77	54.91	2.98	25.69
61.19	76.19	26.67	4.74	17.15

管正确率、Youden 指数、优势比、阳性似然比和阴性似然比这五个综合评价指标均综合考虑了灵敏度与特异度，但是这些指标均受到诊断截断值的影响，当诊断截断值改变时，必然会得到数值不同的评价指标，不利于诊断试验准确度的评价。而受试者工作特征曲线（receiver operating characteristic curve，简称 ROC 曲线）不仅可以用于确定最佳诊断截断值，还可以用于比较两种或两种以上诊断试验的诊断价值，从而帮助临床医师对诊断试验做出最佳的选择。

（一）ROC 曲线

ROC 曲线用于表示一个特定的诊断方法对区别特定的患者组和非患者组样本的检测性能。ROC 曲线是表示不同诊断水平的真阳性率对假阳性率的函数关系，即根据不同的截断值，以假阳性率（$1-Sp$）为横坐标，灵敏度 Se 为纵坐标划出的曲线。

例 6.7 续例 6.6。根据表 6.3 的数据，试绘制 CA199 的 ROC 曲线，并确定其诊断原发性肝癌的合适的诊断截断值。

ROC 曲线及最佳截断值的 SAS 运算程序：

```
data eg6_7;
    input disease CA199 @@;
cards;
1          10.24          1          50.53          1          57.97
```

1	40.19	1	96.45	1	17.02
1	80.59	1	108.45	1	33.96
1	69.85	1	52.98	1	40.96
1	21.26	1	19.22	1	78.88
1	49.71	1	80.64	1	86.45
1	86.20	1	61.19	1	45.34
1	14.80	1	0.35	1	19.58
1	38.90	1	48.80	1	70.87
1	76.43	1	65.41	1	46.11
1	36.57	1	37.73	1	35.25
1	18.07	1	12.47	1	56.22
1	42.34	1	60.35	1	49.77
1	76.19	1	63.91	1	62.49
1	45.73	1	31.92	1	57.68
1	71.18	1	38.38	1	18.73
1	67.91	1	30.09	1	45.44
1	33.53	1	73.12	1	56.17
1	40.90	1	74.43	1	68.56
1	69.18	1	54.91	1	26.67
0	19.76	0	17.81	0	55.08
0	19.56	0	12.42	0	6.92
0	1.18	0	35.64	0	4.51
0	53.32	0	26.33	0	44.41
0	18.85	0	22.10	0	18.36
0	34.14	0	32.23	0	49.06
0	2.98	0	4.74	0	16.26
0	27.36	0	28.17	0	41.30
0	20.46	0	13.05	0	3.49
0	31.19	0	26.00	0	2.22
0	18.18	0	17.38	0	28.43
0	26.13	0	13.22	0	37.86
0	38.81	0	18.64	0	25.69
0	17.15				

```
;
   proc logistic data= eg6_7;
   model disease(event='1')=CA199 / scale=none
                              clparm=wald
                              clodds=pl
                              rsquare
                              outroc=roc1_CA199;
      output out=outp_CA199 p=phat_CA199;
   run;
      symbol1 i=splines l=1 w=2.5 c=black;
      axis1 order=(0 to 1 by .1) label=(j=c h=1.5 f=swissb "1-Specificity") length=8in;
      axis2 order=(0 to 1 by .1) label=(angle=90 j=l h=1.5 f=swissb "Sensitivity")
```

```
length=5.2in;
    proc gplot data = roc1_CA199;
        plot _SENSIT_*_1MSPEC_ / vaxis=axis2 haxis=axis1;
        run;
    quit;
    data outp_CA199;
        set outp_CA199;
        _prob_=phat_CA199;
    run;
    proc sort data=roc1_CA199;
        by _prob_;
    run;
    proc sort data=outp_CA199;
        by _prob_;
    run;
    data outp_roc_CA199;
        merge outp_CA199 roc1_CA199;
        by _prob_;
    run;
    data outp_roc_CA199;
        set outp_roc_CA199;
        specificity=1-_1MSPEC_;
        rename _SENSIT_=sensitivity _POS_=a _FALPOS_=b _FALNEG_=c _NEG_=d;
    run;
    proc print data=outp_roc_CA199;
        var CA199 a b c d sensitivity specificity;
    run;
```

程序说明：利用 data 步建立数据集 eg6_7，数据集中共包括 2 个变量，其中：disease 为分组变量，1 表示试验组，0 表示对照组；变量 CA199 为 CA199 测量值。再利用 logistic 过程产生数据集 roc1_CA199、outp_CA199。然后，利用产生的数据集 roc1_CA199，采用 gplot 过程绘制 ROC 曲线。然后，再利用 3 个 DATA 步、两个 SORT 过程，将 logistic 过程产生的两个数据集 roc1_CA199、outp_CA199 合并成新的数据集 outp_roc_CA199。最后用用 PRINT 过程输出数据集 outp_roc_CA199 中的结果，即 CA199 取不同截断值时诊断原发性肝癌的灵敏度和特异度。

ROC 曲线可以综合灵敏度和特异度两个方面描述诊断试验的准确度，曲线越凸说明诊断价值越高。ROC 曲线常被来决定最佳截断值，如患病率接近 50% 左右时，最接近左上角那一点，可定为最佳截断值，其漏诊率和误诊率最少；如患病率极低或甚高，其最佳截断值可不在最接近左上角那一点。图 6.9 为 CA199 诊断原发性肝癌的 ROC 曲线，可以根据该曲线确定 CA199 诊断原发性肝癌的最佳截断值，即图 6.9 中灵敏度和特异度之和最高的那个点，即为 CA199 的最佳截断值。表 6.4 就是 CA199 取不同截断值时诊断原发性肝癌的灵敏度和特异度，通过比较我们就可以得到当 CA199 取 36.57 时为最佳截断值，其灵敏度和特异度分别为 73.33%、82.50%。当然，仅靠一两次诊断试验就想要找到一个灵敏度和特异度皆高的最佳截断值是不可能的。另外，根据具体情况，可以权衡漏诊率和误诊率的影响，选择一个合适的"截断值"作为实际诊断的参考值。

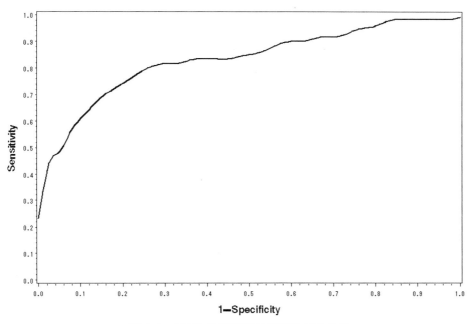

图 6.9　CA199 诊断原发性肝癌的 ROC 曲线

表 6.4　CA199 不同截断值下诊断原发性肝癌的灵敏度和特异度

截断值	a	b	c	d	灵敏度	特异度
0.35	60	40	0	0	1.0000	0.0000
1.18	59	40	1	0	0.9833	0.0000
2.22	59	39	1	1	0.9833	0.0250
2.98	59	38	1	2	0.9833	0.0500
3.49	59	37	1	3	0.9833	0.0750
4.51	59	36	1	4	0.9833	0.1000
4.74	59	35	1	5	0.9833	0.1250
6.92	59	34	1	6	0.9833	0.1500
10.24	59	33	1	7	0.9833	0.1750
12.42	58	33	2	7	0.9667	0.1750
12.47	58	32	2	8	0.9667	0.2000
13.05	57	32	3	8	0.9500	0.2000
13.22	57	31	3	9	0.9500	0.2250
14.80	57	30	3	10	0.9500	0.2500
16.26	56	30	4	10	0.9333	0.2500

表6.4续1

截断值	a	b	c	d	灵敏度	特异度
17.02	56	29	4	11	0.9333	0.2750
17.15	55	29	5	11	0.9167	0.2750
17.38	55	28	5	12	0.9167	0.3000
17.81	55	27	5	13	0.9167	0.3250
18.07	55	26	5	14	0.9167	0.3500
18.18	54	26	6	14	0.9000	0.3500
18.36	54	25	6	15	0.9000	0.3750
18.64	54	24	6	16	0.9000	0.4000
18.73	54	23	6	17	0.9000	0.4250
18.85	53	23	7	17	0.8833	0.4250
19.22	53	22	7	18	0.8833	0.4500
19.56	52	22	8	18	0.8667	0.4500
19.58	52	21	8	19	0.8667	0.4750
19.76	51	21	9	19	0.8500	0.4750
20.46	51	20	9	20	0.8500	0.5000
21.26	51	19	9	21	0.8500	0.5250
22.10	50	19	10	21	0.8333	0.5250
25.69	50	18	10	22	0.8333	0.5500
26.00	50	17	10	23	0.8333	0.5750
26.13	50	16	10	24	0.8333	0.6000
26.33	50	15	10	25	0.8333	0.6250
26.67	50	14	10	26	0.8333	0.6500
27.36	49	14	11	26	0.8167	0.6500
28.17	49	13	11	27	0.8167	0.6750
28.43	49	12	11	28	0.8167	0.7000
30.09	49	11	11	29	0.8167	0.7250
31.19	48	11	12	29	0.8000	0.7250
31.92	48	10	12	30	0.8000	0.7500
32.23	47	10	13	30	0.7833	0.7500
33.53	47	9	13	31	0.7833	0.7750
33.96	46	9	14	31	0.7667	0.7750
34.14	45	9	15	31	0.7500	0.7750
35.25	45	8	15	32	0.7500	0.8000
35.64	44	8	16	32	0.7333	0.8000
36.57	44	7	16	33	0.7333	0.8250
37.73	43	7	17	33	0.7167	0.8250
37.86	42	7	18	33	0.7000	0.8250
38.38	42	6	18	34	0.7000	0.8500
38.81	41	6	19	34	0.6833	0.8500
38.90	41	5	19	35	0.6833	0.8750
40.19	40	5	20	35	0.6667	0.8750
40.90	39	5	21	35	0.6500	0.8750
40.96	38	5	22	35	0.6333	0.8750
41.30	37	5	23	35	0.6167	0.8750
42.34	37	4	23	36	0.6167	0.9000
44.41	36	4	24	36	0.6000	0.9000
45.34	36	3	24	37	0.6000	0.9250
45.44	35	3	25	37	0.5833	0.9250
45.73	34	3	26	37	0.5667	0.9250
46.11	33	3	27	37	0.5500	0.9250
48.80	32	3	28	37	0.5333	0.9250
49.06	31	3	29	37	0.5167	0.9250

表 6.4 续 2

截断值	a	b	c	d	灵敏度	特异度
49.71	31	2	29	38	0.5167	0.9500
49.77	30	2	30	38	0.5000	0.9500
50.53	29	2	31	38	0.4833	0.9500
52.98	28	2	32	38	0.4667	0.9500
53.32	27	2	33	38	0.4500	0.9500
54.91	27	1	33	39	0.4500	0.9750
55.08	26	1	34	39	0.4333	0.9750
56.17	26	0	34	40	0.4333	1.0000
56.22	25	0	35	40	0.4167	1.0000
57.68	24	0	36	40	0.4000	1.0000
57.97	23	0	37	40	0.3833	1.0000
60.35	22	0	38	40	0.3667	1.0000
61.19	21	0	39	40	0.3500	1.0000
62.49	20	0	40	40	0.3333	1.0000
63.91	19	0	41	40	0.3167	1.0000
65.41	18	0	42	40	0.3000	1.0000
67.91	17	0	43	40	0.2833	1.0000
68.56	16	0	44	40	0.2667	1.0000
69.18	15	0	45	40	0.2500	1.0000
69.85	14	0	46	40	0.2333	1.0000
70.87	13	0	47	40	0.2167	1.0000
71.18	12	0	48	40	0.2000	1.0000
73.12	11	0	49	40	0.1833	1.0000
74.43	10	0	50	40	0.1667	1.0000
76.19	9	0	51	40	0.1500	1.0000
76.43	8	0	52	40	0.1333	1.0000
78.88	7	0	53	40	0.1167	1.0000
80.59	6	0	54	40	0.1000	1.0000
80.64	5	0	55	40	0.0833	1.0000
86.20	4	0	56	40	0.0667	1.0000
86.45	3	0	57	40	0.0500	1.0000
96.45	2	0	58	40	0.0333	1.0000
108.45	1	0	59	40	0.0167	1.0000

（二）ROC 曲线下面积

ROC 曲线下面积（Area Under ROC Curve，简称 AUC）是最常用的评价 ROC 曲线特性的参数，可以综合评价诊断试验的效果。ROC 曲线下面积估计的方法有参数法和非参数法，均适用于结果为计量资料或等级资料的诊断试验准确度的评价，但计算均比较复杂，大多需要借助于统计软件来实现，故本章不再详细列出各种算法的计算公式。

ROC 曲线下面积表示诊断试验的阳性和阴性诊断结果分布的重叠程度。理论上，$0.5 \leqslant AUC \leqslant 1$。曲线越靠近左上角，$AUC$ 的值就越大，诊断结果越可靠。应用这个参数可以作为比较几种诊断试验方法的客观指标，它不受诊断界值变化的影响。AUC 越接近于 1，表明诊断效果越好；当 $AUC = 0.5$ 时，表明诊断结果没有临床意义。

例 6.8　试计算例 6.7 中 ROC 曲线的 AUC 及其标准误 SE 和 95%的置信区间。

本例的 SAS 运行程序：

```
proc logistic data=eg6_7;
    model disease(event='1') = CA199;
    roc; roccontrast;
run;
```

程序说明：通过 logistic 过程获得 ROC 曲线下面积估计值。

SAS 运行结果：

ROC Association Statistics

ROC Model	Mann-Whitney				Somers' D	Gamma	Tau-a
	Area	Standard Error	95% Wald Confidence Limits				
Model	0.8317	0.0402	0.7528	0.9105	0.6633	0.6633	0.3216
ROC1	0.5000	0	0.5000	0.5000	0	.	0

可见本例的曲线下面积 AUC=0.8317，其标准误为 0.0402，其 95%的置信区间为（0.7528，0.9105），因其 95%置信区间未包含 0.5，故该曲线下面积有统计学意义，可见用 CA199 诊断原发性肝癌有较高的准确度。该 ROC 曲线下面积的计算采用的方法为非参数法。

（三）两种诊断方法的比较

根据 ROC 曲线下面积，还可以对两种诊断试验的效果进行比较，下面以例 6.9 为例说明如何采用 SAS 软件利用非参数检验方法进行两条 ROC 曲线下面积的比较。

例 6.9　续例 6.6。在测量 CA199 的同时，还测量了这些受试者的细胞角蛋白 19 的可溶性片段 CYFRA21-1，试问 CA199 与 CYFRA21-1 相比诊断原发性肝癌的效果有无差别？

表 6.5　试验组和对照组各受试者的 CYFRA21-1 测量值

试验组			对照组	
4.44	4.61	5.58	1.49	2.04
6.97	0.65	2.46	1.76	2.19
2.74	4.34	1.15	1.33	0.72
1.97	9.56	9.47	1.97	1.55
5.67	18.24	4.91	1.90	3.16
7.20	6.81	6.99	0.82	1.76
1.62	4.12	6.36	1.40	3.03
1.95	11.16	7.05	1.10	0.32
9.00	11.29	6.64	0.60	3.00
1.98	11.42	3.57	0.05	1.51
2.05	5.81	9.23	0.06	0.06
5.77	3.01	0.71	2.73	2.14
1.83	4.95	0.35	3.34	0.36
2.60	1.27	6.50	1.85	0.85
5.44	8.11	5.05	2.47	0.49
16.56	1.86	7.64	2.20	1.87
3.66	9.20	6.66	1.18	0.78
1.21	5.13	3.78	2.61	1.44
0.07	1.31	0.31	4.07	3.17
9.18	6.44	4.47	2.41	1.09

本例的 SAS 运行程序：

```
    data eg6_9;
        input disease CYFRA21 CA199 @@;
    cards;
```

1	4.44	10.24	1	4.61	50.53	1	5.58	57.97
1	6.97	40.19	1	0.65	96.45	1	2.46	17.02
1	2.74	80.59	1	4.34	108.45	1	1.15	33.96
1	1.97	69.85	1	9.56	52.98	1	9.47	40.96
1	5.67	21.26	1	18.24	19.22	1	4.91	78.88
1	7.20	49.71	1	6.81	80.64	1	6.99	86.45
1	1.62	86.20	1	4.12	61.19	1	6.36	45.34
1	1.95	14.80	1	11.16	0.35	1	7.05	19.58
1	9.00	38.90	1	11.29	48.80	1	6.64	70.87
1	1.98	76.43	1	11.42	65.41	1	3.57	46.11
1	2.05	36.57	1	5.81	37.73	1	9.23	35.25
1	5.77	18.07	1	3.01	12.47	1	0.71	56.22
1	1.83	42.34	1	4.95	60.35	1	0.35	49.77
1	2.60	76.19	1	1.27	63.91	1	6.50	62.49
1	5.44	45.73	1	8.11	31.92	1	5.05	57.68
1	16.56	71.18	1	1.86	38.38	1	7.64	18.73
1	3.66	67.91	1	9.20	30.09	1	6.66	45.44
1	1.21	33.53	1	5.13	73.12	1	3.78	56.17
1	0.07	40.90	1	1.31	74.43	1	0.31	68.56
1	9.18	69.18	1	6.44	54.91	1	4.47	26.67
0	1.49	19.76	0	2.04	17.81	0	1.76	55.08
0	2.19	19.56	0	1.33	12.42	0	0.72	6.92
0	1.97	1.18	0	1.55	35.64	0	1.90	4.51
0	3.16	53.32	0	0.82	26.33	0	1.76	44.41
0	1.40	18.85	0	3.03	22.10	0	1.10	18.36
0	0.32	34.14	0	0.60	32.23	0	3.00	49.06
0	0.05	2.98	0	1.51	4.74	0	0.06	16.26
0	0.06	27.36	0	2.73	28.17	0	2.14	41.30
0	3.34	20.46	0	0.36	13.05	0	1.85	3.49
0	0.85	31.19	0	2.47	26.00	0	0.49	2.22
0	2.20	18.18	0	1.87	17.38	0	1.18	28.43
0	0.78	26.13	0	2.61	13.22	0	1.44	37.86
0	4.07	38.81	0	3.17	18.64	0	2.41	25.69
0	1.09	17.15						

```
;
ods graphics on;
proc logistic data=eg6_9 plots=roc(id=prob);
    model disease(event='1') = CYFRA21 CA199/ nofit;
    roc 'CYFRA21' CYFRA21;
    roc 'CA199' CA199;
    roccontrast reference('CYFRA21') / estimate e;
run;
```

SAS 运行结果：

ROC Association Statistics

ROC Model	Area	Standard Error	95% Wald Confidence Limits		Somers' D	Gamma	Tau-a
			Mann-Whitney				
CYFRA21	0.8235	0.0414	0.7424	0.9047	0.6471	0.6474	0.3137
CA199	0.8317	0.0402	0.7528	0.9105	0.6633	0.6633	0.3216

ROC Contrast Estimation and Testing Results by Row

Contrast	Estimate	Standard Error	95% Wald Confidence Limits		Chi-Square	Pr > ChiSq
CA199 - CYFRA21	0.00813	0.0587	-0.1070	0.1232	0.0191	0.8899

可见，CA199的曲线下面积为0.8317，CYFRA21-1的曲线下面积为0.8235，两条ROC曲线下面积的差值为0.0081，其差值的95%置信区间为（-0.1070, 0.1232），χ^2=0.0191，P = 0.8899，表明两条ROC曲线下面积的差异无统计学意义。图6.10为两种诊断方法的ROC曲线。

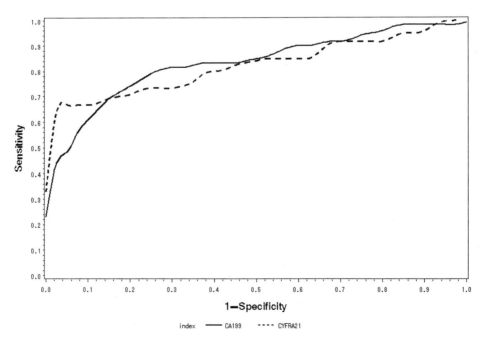

图 6.10   CA199 和 CYFRA21-1 诊断原发性肝癌的 ROC 曲线

三、提高诊断试验效率的方法

（一）选择患病率较高的人群

已知患病率对阳性预测值的影响较大，当一项诊断试验的灵敏度和特异度均确定时，如将该诊断试验应用于患病率很低的人群，则其阳性预测值很低；反之，若将其应用于患病率较高的人群时，则其阳性预测值可显著提高，从而可以显著的提高诊断试验的效率。

（二）采用联合试验的方法

当一个诊断试验同时具有很高的灵敏度和特异度时，是一个非常好的、具有使用价值的诊断试验，但是这样的诊断试验并不多见。因此，在进行诊断过程中，根据研究需要，可以采用联合试验的方法以提高灵敏度和特异度，从而提高诊断效率。联合试验方法有两种：平行试验（parallel tests）和系列试验（serial tests）。

1. 平行试验：又称为并联试验，即同时做几个目的相同的诊断试验，只要有一个诊断试验的结果为阳性，即可将该受试者判断为患者。与单个的诊断试验相比，平行试验提高了诊断试验的灵敏度和阴性预测值，但是降低了特异度和阳性预测值，降低了漏诊率，提高了误诊率，容易出现假阳性。因此，平行试验主要用于：（1）对于住院或急症病人或外地的门诊病人复诊有困难时，需要迅速地作出诊断；（2）需要一种灵敏度很高的试验，但目前只有两个或以上灵敏度不是特别高的诊断试验。

根据概率的乘法原理，诊断试验A、B的平行诊断试验的灵敏度和特异度的计算公式为：

$$联合灵敏度=试验A灵敏度+（1-试验A灵敏度）×试验B灵敏度 \tag{6.20}$$
$$联合特异度=试验A特异度×试验B特异度 \tag{6.21}$$

2. 系列试验：又称为串联试验，即设计一系列相同目的的诊断试验，只有当这些试验的结果均为阳性时才将该受试者判断为患者，只要有一个试验呈阴性结果，就不必再做其他的试验，而直接判断该病人的诊断结果为阴性。与单个的诊断试验相比，系列试验提高了特异度和阳性预测值，但降低了灵敏度和阴性预测值，降低了误诊率，提高了漏诊率，容易出现假阴性。因此，系列试验主要用于：（1）不需要迅速地作出诊断者；（2）当单项的诊断试验特异度不高时；（3）当某些试验昂贵且有危险时，可以选择较安全的试验先做，一旦提示有该病的可能存在时，才使用这些试验。

同样根据概率的乘法原理，诊断试验A、B的系列诊断试验的灵敏度和特异度的计算公式为：

$$联合灵敏度=试验A灵敏度×试验B灵敏度 \tag{6.22}$$
$$联合特异度=试验A特异度 +（1-试验A特异度）×试验B特异度 \tag{6.23}$$

3. Logistic回归模型综合诊断：如果诊断方法较多，且均有一定的诊断价值，则联合试验将受到限制。因为进行联合试验时，首先计算出每种诊断方法中诊断指标的最佳诊断界值，然后进行平行试验或系列试验，并未考虑不同诊断方法中不同诊断指标各种数值的整合和相互影响情况。

采用Logistic回归模型综合诊断方法可以充分考虑每个诊断试验中每项诊断指标对诊断的贡献,将每项诊断指标对诊断的判断用回归系数来表示,从而计算出每位研究对象患病的概率,并以此概率值为连续性资料进行ROC曲线估计,从而判断综合诊断的能力。同时,可以以0.5为界值,分析综合诊断的灵敏度和特异度等诊断指标。

思考题

1. 某研究者想研究某诊断指标对于某恶性肿瘤的诊断效果,以病理诊断为金标准,若该诊断指标的灵敏度、特异度估计分别为80%、90%,请问大概需要多少样本量?如何进行研究设计?

2. 某研究者想比较CT和放射性核素脑扫描诊断脑瘤的效果,若已知CT、放射性核素脑扫描诊断脑瘤的灵敏度分别为80%、90%,进行配对设计的诊断试验,请问试验组需要多少样本量?如何进行研究设计?

3. 某医院共接收500例有排尿障碍的病人,经前列腺穿刺检查(作为金标准)确诊50例为前列腺癌患者。为了评价直肠指诊的准确性,分析比较500例病人在进行前列腺穿刺检查前的直肠指诊检查情况,结果50例前列腺癌病人中,直肠指诊检查阳性为38例,450例非前列腺癌病人中,直肠指诊检查阳性为42例。试分析以下问题:

(1)列表并计算直肠指诊检查的灵敏度和特异度。

(2)计算直肠指诊检查的阳性预测值和阴性预测值。

(3)计算直肠指诊检查的误诊率和漏诊率。

第七章 观察性研究设计的基础知识

相比临床试验研究，观察性研究中研究者无法随机分配研究对象，因此观察性研究更容易受到各类偏倚的影响。但观察性研究在医学研究中仍然有不可代替的作用，首先，并不是所有医学研究都可以采用临床试验设计，例如由于伦理等原因，研究吸烟对不良健康结局的影响时，无法分配吸烟这一暴露因素。其次，临床试验往往在时间和金钱上花费巨大，而大部分观察性研究尤其是基于现有日常医疗数据的研究在资料收集、研究花费、样本量等方面有很大优势。本章将介绍观察性研究常见类型、偏倚来源和控制以及调查问卷的制作。

第一节 观察性研究的分类

常见的观察性研究可以分为 3 类：横断面研究（cross-sectional study）、病例—对照研究（case-control study）以及队列研究（cohort study）（图 7.1）。

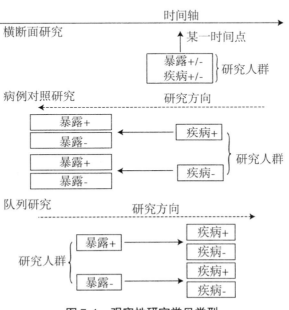

图 7.1 观察性研究常见类型

一、横断面研究

横断面研究也称为现况研究，应用普查或抽样调查等方法，收集抽样人群中某一时间的暴露与疾病情况，可以描述暴露因素以及疾病的分布情况，并分析暴露因素与疾病之间的关系。由于是同一时间测量暴露以及疾病，横断面研究不能区分暴露与疾病的时间顺序。因此，横断面研究常用来调查个体的基本特征以及患病情况，从而发现高危人群的病因线索，初步建立病因假设，作为临床试验、病例—对照研究、队列研究的基础。同时，横断面研究可以用来衡量一个国家或地区卫生水平和健康状况，常用于卫生服务需求、卫生服务供给、卫生政策制定等研究。

二、病例—对照研究

在病例—对照研究中（图 7.1），首先要选定感兴趣的某种疾病或某种结局的患者作为病例组，然后从与病例组相同来源的人群中选择没有该种疾病或结局的人群作为对照组，调查两组人群过去一些暴露因素的暴露水平，比较病例组和对照组的暴露水平之间的差异，最终确定暴露因素与结局之间的关联。病例—对照研究常用的效应指标为优势比（odds ratio, OR）。病例—对照研究容易实施，省时省力，可以探索多种暴露因素与特定结局之间的关系，尤其适用于罕见疾病的病因探索。但是病例—对照研究从设计、实施到分析的步骤中，容易受到多种偏倚的影响，导致研究结果失真（详见本章第二节）。并且病例—对照研究不能测定暴露组和非暴露组结局发生率。

三、队列研究

如图 7.1 所示，在队列研究中，对某一暴露因素不同暴露水平的研究人群进行随访，最终确定每个暴露组中研究疾病或结局的发生率，获得暴露因素与研究疾病之间的关系。暴露因素是客观存在的，而非人为主观干预。队列研究观测暴露因素（因）到疾病发生（果）过程，因而用于研究暴露与疾病的因果关系。同时，队列研究可以分析某一暴露因素与多种疾病的关系，例如吸烟与多种肿瘤的关系。根据研究资料，队列研究可以计算疾病发病率、累积发病率、相对危险度（relative ratio, RR）、归因危险度等指标。相比于病例—对照研究，队列研究可以观察多种结局，直接获得暴露人群和非暴露人群的发病率或死亡率，用于不同地区人群的比较。同时，在随访过程中，可以观察对象暴露因素的改变，并做出相应统计学处理和分析，收集到的资料偏倚也相对较小，具有较强的验证病因假说能力。但是实施队列研究，尤其是前瞻性的队列研究需要耗费大量人、财、物，长期的随访所产生的失访难以避免，并且队列研究不适合发病率很低的疾病的病因研究，因为这类研究需要观测大量人群，实际中存在较大困难。

第二节　观察性研究中常见偏倚及其控制

偏倚（bias）是指任何导致错误估计暴露因素与结局之间关系的系统性误差。偏倚可能发生在观察性研究的设计和/或实施阶段和/或分析阶段，并可能导致对真实效应的高估或低估。由于偏倚是由系统误差而不是随机误差引起的，偏倚与抽样误差有本质区别，所以偏倚的大小不受样本大小的影响。偏倚来源于许多方面，但偏倚通常可以分为三类：选择偏倚（selection bias）、信息偏倚（information bias）和混杂偏倚（confounding）。

一、选择偏倚

由于研究人群的纳入方法不当或者研究人群在分析前非随机的丢失，可造成选择偏倚，从而错误估计暴露因素与结局的真实效应。

（一）选择偏倚的来源

在队列研究中，最常见的两种选择偏倚就是失访偏倚及无应答偏倚。这两种偏倚都会造成在最终数据分析时暴露因素和/或研究结局的缺失。表7.1是一个经典的2×2交叉表，用于分析二分类暴露因素与二分类结局之间的关系。失访或者无应答如果导致其中某一个或者几个单元格频数不同比例的减少，这将导致选择偏倚的发生。并且，选择偏倚的大小与某一单元格相对于其他单元格的缺失比例有密切关系，所以很小的失访率以及较高的应答率仍然可能会造成较大的选择偏倚。例如，一个队列研究中有90%的研究对象完成了随访（只有10%的研究对象没有观测到结局），但是如果这10%的失访人群都是来自暴露组并且发生了阳性结局（表7.1中的单元格a），这会导致计算得出的结果存在很大的低估。同时，较高的无应答率以及失访率也不一定会造成选择偏倚，例如，只有50%的研究对象完成了随访，但是4个单元格中的研究人群都是以50%的比例失访，这时候计算得出的结果仍然是无偏倚的。只要在分析阶段，在同一暴露组中，不同结局的研究对象被观测到的可能性相同，那么计算出的结果是没有选择偏倚的。

表 7.1　2×2 交叉表

	暴露组	非暴露组
阳性组	a	b
阴性组	c	d

在病例—对照研究中，效应量 OR 估计的准确性取决于对照是否选择恰当。对照的目的是估计未发生结局的人群中暴露因素存在比例。如果高估或者低估对照组中暴露因素的存在比例将导致最终研究结果存在偏倚。在表 7.1 中，4 个单元格中人群被选择的概率不同将会导致选择偏倚的发生。有暴露因素的人群由于暴露因素的存在会得到更严格以及密集的检测，容易发现一些早期病变，导致在有暴露因素的人群中更容易发现一些早期病变，这称为检出率偏倚（也称诊断偏倚、暴露偏倚）。例如，一项雌激素补充疗法与子宫内膜癌的研究中，由于雌激素补充疗法会导致子宫内膜出血，从而接受更频繁的检查，促进早期发现子宫内膜癌，如果将这些子宫内膜癌患者作为病例组，将导致错误估计雌激素补充与子宫内膜癌之间的关系，因为雌激素补充本身并不会导致子宫内

膜癌，但雌激素补充造成的频繁检查会提高子宫内膜癌的检出率。基于医院来源的病例—对照研究更容易受到入院率偏倚，这种偏倚是由于入院率不同而造成的。例如，同时患有慢阻肺以及房颤的患者比单纯房颤的患者更加容易入院，当病例来源于医院时，很容易发现房颤病人中慢阻肺患病率比普通人群中高，从而高估慢阻肺与房颤发生的关系。

有一些选择偏倚会发生在各种类型的观察性研究中，例如志愿者偏倚（也称自选择偏倚）。当暴露组或者阳性结局人群纳入对象为志愿者时，这时候可能会引入志愿者偏倚。特别是，如果研究假设已经公开，那么自愿参与的人可能在重要方面与所有潜在合格参与者的群体有所不同。例如，志愿者可能有更强的自我健康意识，或者对疾病以及危险因素了解较多，回忆时过分强调暴露因素。另外一种在病例—对照以及横断面研究中经常出现的偏倚是现患病例—新发病例偏倚。由于现患病例与新发病例在某些特征上存在区别，研究中选择现患病例研究时会造成结果偏倚。例如，如果选择现患病例时已经把死亡、病程短、不典型病例排除在外，并且现患病例可能了解疾病危险因素从而改变暴露因素，典型的就是呼吸系统疾病患者戒烟。

（二）选择偏倚的控制

要在研究设计、资料收集、数据分析三个阶段进行选择偏倚的控制。

1. 在研究设计阶段，对于病例—对照研究以及横断面研究，利用健康监测数据，选择新发病例的数据资料；明确研究结局诊断标准，制定研究对象纳入排除标准；尽量从社区人群中获取研究人群，病例的选择尽量来源于多家医院，选择两个及以上不同来源的对照组。

2. 在资料收集阶段，加强随访，提高应答率；尽可能准确收集暴露信息，可以通过健康档案、医疗记录等方法；进行资料收集时采用盲法；对调查员进行严格的培训。

3. 在数据分析阶段，采用多个来源对照进行数据分析，比较结果的一致性，不一致时分析可能的原因。

二、信息偏倚

信息偏倚是指对暴露因素或者研究结局测量存在系统性偏差导致最终研究结论错误的一类偏倚。造成信息偏倚的原因有很多，可能来自研究对象、研究者、用于测量的仪器、方法和诊断标准等等。信息偏倚会导致暴露和/或结局错误分类，造成错分偏倚。错分偏倚又可以分为无差错分偏倚以及有差错分偏倚。无差错分是指对暴露（或结局）的错分与结局（或暴露）无关，即对暴露（或结局）的错分概率在不同结局（或暴露）情况下相同。有差错分是指对暴露（或结局）的错分与结局（或暴露）有关，即对暴露（或结局）的错分概率在不同结局（或暴露）情况下不相同。暴露或结局的无差错分可以导致结果趋近于无效假设。在表 7.2 中，假设病例组与对照组的暴露因素错分概率均为 20%，无差错分偏倚导致 OR 值由 2.25 变为 1.96，而有差错分偏倚有可能高估结果也有可能低估结果。另外，在同一个研究中，两种方向的错分也可能会同时发生，例如有些暴露组被错分为非暴露组，而有些非暴露组被错分为暴露组。

表 7.2　两类错分偏倚对研究结果的影响

错分偏倚	结局	暴露组	非暴露组	OR 值
真实情况下	病例组	60	40	2.25
	对照组	40	60	
暴露错分概率均为 20%（无差）	病例组	48	52	1.96
	对照组	32	68	
病例组中暴露错分概率为 20%（有差）	病例组	48	52	1.38
	对照组	40	60	
对照组中暴露错分概率为 20%（有差）	病例组	60	40	3.19
	对照组	32	68	

（一）信息偏倚的来源

常见的信息偏倚来源于测量偏倚，测量偏倚可以发生于任何类型的研究中，是对研究暴露因素以及结局进行测量时产生的偏倚，例如仪器未校正、操作不规范、调查方法不一致等原因。另一个信息偏倚重要的来源与研究对象提供的信息质量有关，当受试者被要求报告暴露或病史等信息时，一定程度的错分是不可避免的。当自我报告的信息准确性在不同结局组间不同时就会发生回忆偏倚。例如，那些刚被诊断某一疾病的患者会比正常人群更加主动地回忆过去存在的暴露因素，导致低估对照组中暴露因素的发生率，从而使得 OR 被高估。回忆偏倚一般发生在病例—对照研究中，尤其是受访者无法回答，需要从代理者获得数据时更容易发生回忆偏倚。另一种可能的信息偏倚来源是社会期望偏倚，是指受访者拒绝回答一些不符合道德或法律的问题，例如有偿性行为、中小学吸烟史等，导致的偏倚。有时，调查者也会对数据收集过程中数据准确性产生影响，当调查者知道研究假设以及受访者所属组别时可能会倾向性诱导患者回答以支持预先假设，这种偏倚称为调查者偏倚。例如，在病例—对照研究中，调查者会更加仔细询问病例组受访者关于暴露的信息，而在队列研究中，调查组会更加仔细询问暴露组受访者有关研究结局的症状，这样调查的倾向性都是为了增加暴露因素与研究结局之间的关联。

（二）信息偏倚的控制

由于无差错分偏倚往往会低估研究结果，如果研究发现暴露因素与结局之间有关联，那么因为无差错分偏倚而否定研究结论是不合适的，因为如果不存在无差错分偏倚那么研究将获得更强的效应量。对于有差错分偏倚可以通过以下手段进行控制：

1. 在研究设计阶段，对暴露因素以及研究结局设置严格、客观的定义并设置量化指标；对调查员进行统一的培训，明确资料收集的方法和标准，保证调查员资料收集标准一致；进行研究的预调查，对调查条目进行修改，保证调查项目的可行性。

2. 在调查实施阶段，采用盲法收集资料，即调查员不了解被访者所属组别的情况下进行调查；广泛收集各类指标，有意识扩大病史的询问范围，分散被访者对某一因素的注意力；提高调查技巧，对敏感问题采用特殊的调查方法，例如随机应答技术等。

三、混杂偏倚

混杂偏倚是暴露因素与研究结局之间的关联受到其他因素影响时产生的偏倚，这时观察到的暴露因素对研究结局的影响并不是完全来源于暴露因素，而是部分来源于其他因素（即混杂因素）。混杂偏倚可能高估或低估暴露因素的真实效应，也有可能导致与真实效应完全相反的结论。

（一）混杂偏倚的来源

混杂偏倚的唯一来源就是存在混杂因素。混杂因素的成立必须满足以下三个条件：

1. C 与 Y 存在关联，并且独立于 X。

2. C 与 X 存在关联，C 会影响 X 的分配。

3. C 不是 X 与 Y 因果链上的中间变量，也就是说 X 不会影响 C。如图 7.2 所示，在研究使用某种药物与生存结局是否相关时，由于药费昂贵，药物组经济水平普遍较高，而非药物组经济水平普遍较低，同时经济水平较高的患者由于健康意识、护理水平等原因生存结局更好。如果忽略经济水平这一混杂因素的存在，可能高估甚至错估药物对生存结局的保护作用。

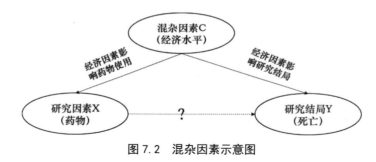

图 7.2 混杂因素示意图

（二）混杂偏倚的控制

随机化是控制混杂偏倚最重要的手段，随机化使得研究对象分配到任一研究组别都是随机的，并且不受到其他因素的影响。由于随机化的实施，研究因素的分配与其他因素均无关系，使得成为混杂因素的条件 2 不成立，从而控制已知与未知的混杂因素。但是在观察性研究中无法实施随机化，可以通过以下方法控制混杂偏倚：

1. 限制。如果已知某混杂因素将影响研究结论，在研究设计时就对该混杂因素加以限制。上例中，某种药物与生存结局的关系受到经济水平这一混杂因素的影响，那么在设计阶段可以限制纳入一定经济水平的患者进入研究队列。这样可以很好地均衡两组之间的经济水平，但同时也影响了结论的外推性，即无法分析在不同经济水平的患者中该药物的效应。

2. 匹配。将混杂因素作为匹配因素，使得不同组别中有相同比例的混杂因素。

例如，吸烟和肺癌的关系研究中，可以将年龄、性别等因素作为匹配因素，即在病例组和对照组中各年龄、性别比例相同。同样地，匹配虽然可以控制混杂偏倚，提高统计检验效能，但无法分析混杂因素与结局之间的关系以及混杂与暴露因素之间的交互作用。

3. 统计分析方法。包括：（1）分层分析。可以按混杂因素不同水平进行分层，采用单纯分层分析或者 Mantel-Haenszel 分层分析法进行分析，但当混杂因素较多，分层分析中层次过多会导致每个层次样本量过少而无法应用。（2）多因素分析法。应用多因素统计方法，调整混杂因素对研究结论的影响，主要包括针对二分类结局的 Logistic 回归，针对连续性变量结局的多元线性回归，针对生存结局的 Cox 模型等。

第三节　调查问卷的设计与评价

调查问卷是指根据研究目的设计的、以提问的方式表达问题的表格，是观察性研究收集资料的主要手段。调查问卷的质量直接决定了整个研究的质量。因此，制定高质量的调查问卷是观察性研究成败的基本条件。量表是一种特殊类型的问卷，通常由多项测量内容综合而成。量表通过对条目中重要程度不同的选项赋予不同的分值，使不同选项能够反映条目变异的强弱，这是量表和普通调查问卷之间的最大区别。鉴于量表为调查问卷的一种特殊形式，故本章不再对其进行单独叙述。

一、调查问卷的设计

（一）调查问卷设计步骤

1. 确定研究目的。设计问卷是为了更好地收集调查者所需的信息，所以在设计问卷时首先应确定研究的目的，把握调查的目的和要求，以使调查问卷的内容和所要调查的目的一致。

2. 制定研究方案。根据研究目的，研究者制定验证假设的可操作的具体研究方案，包括研究目标、调查方法、调查指标和项目、样本的选取、样本例数、组织实施等。

3. 调查问卷设计。制定好研究方案之后，将研究目标分解细化为一个个具体的调查指标，进行问卷的初步设计。问卷初步设计完成后，应对每一个问题进行反复的核对和推敲，看是否包括了所有拟调查的内容，并确保问卷中没有与调查无关的冗余问题。

4. 预调查及问卷的修订和定稿。在问卷应用于正式的调查之前，可选取一些被调查者进行小规模的预调查。通过预调查发现调查问卷中可能存在的问题，如是否包含了所有的调查内容，是否容易造成误解，是否语意不清楚等，而后根据发现的问题对问卷进行进一步的修改和完善，最终定稿。

（二）调查问卷的一般结构

调查问卷一般从结构上可以划分为三个组成部分，即前言、正文和结束语。

1. 前言。在多数情况下，调查问卷是直接面对被调查者，由被调查者自己填写，所以非常有必要向被调查者阐述调查的目的、意义，以引起被调查者的重视和兴趣，获得他们的合作和支持。

2. 正文。正文部分是调查问卷的核心部分，主要包括被调查者信息、调查项目、核查项目三个部分。

被调查者信息，一般包括被调查者的性别、年龄、受教育程度、婚姻状况、职业等，这些信息都是统计分析中必须要考虑的因素。

调查项目是调查问卷的核心内容，是本研究中需要调查的一些关键指标，应尽量采用客观性强、灵敏度高、精确性好的定量指标。设置的项目要精选，定义要明确，问题简明易懂，尽量做到不加说明或少加说明也能达到统一的标准。

核查项目是为保证分析项目的完整性和正确性，设置便于核查和更正的项目。例如被调查者编号、姓名、家庭住址、联系电话、调查日期、调查员姓名、调查员联系电话等，有助于查询和明确责任，减少调查问卷的填写缺失率和无效问卷数，保证调查质量。

3. 结束语。在调查问卷的最后，简短地向被调查者表达谢意。

（三）调查问卷的问题类型

正文是由一系列的问题组成的，一般有开放型问题和封闭型问题。下面重点阐述一下正文中调查问题的设计。

1. 问题的设计。调查问卷设计时应注意以下几点：

（1）问题的数量要适度，通常以能在 15 分钟以内回答完较好。问题太多，易造成被调查者厌倦回答的心理，造成随意选择答案，影响调查质量。

（2）问题要简明扼要，通俗易懂，尤其是被调查者自填的调查问卷，尽量避免使用专业术语，采用量化指标，避免使用不确切的词句。例如：

您吸烟吗？①不吸烟　②很少吸　③经常吸

答案中"很少吸"和"经常吸"无定量的规定，被调查者不知如何选择，只好根据自己的理解去选择。如果改为"0 支/每天""1～5 支/每天""6～15 支/每天""15 支以上/每天"，则非常便于被调查者准确选择。

（3）一个问题中不要同时询问两件事，以免调查对象无法回答或者随意选择。例如：

您喜欢唱歌和打篮球吗？①喜欢　②不喜欢

问题同时涉及唱歌和打篮球，对于仅喜欢唱歌不喜欢打篮球或者仅喜欢打篮球不喜欢唱歌的人来说就无法选择了，类似的问题在问卷设计时是必须避免的。

（4）避免带有暗示性或诱导性的问题，以防结果出现偏倚。例如：

肥胖会引起高血压和糖尿病，您同意这种观点吗？　①同意　②不同意调查对象很可能选择①，这样可能会得出有偏倚的结论。

（5）问题排列要符合逻辑次序，使被调查者在回答问题时有循序渐进的感觉，同时能引起被调查者回答问题的兴趣。例如引导性的问题应该是能引起被调查者兴趣的问题。敏感性问题或私密问题及开放型问题一般放在问卷的后面，以免引起被调查者的警惕或抵制情绪。设计好各项单独问题后，应根据问题的类型、难易程度安排询问的顺序。通常易于回答的问题放在前面，较难回答的问题放在后面。

2. 问题答案的编写形式。封闭型问题包括两项选择题、单（多）项选择题、排列式选择题、量表式问题、尺度式问题等，而开放型问题包括自由式问题、填入式问题等。

（1）两项选择题。即由被调查者从固定的两个答案中选择其中的一个，适用于"是""否"等相互排斥的二择一式问题。两项选择题容易选择、便于统计分析，但是对于问题的调查往往缺乏广度和深度，因此一般常用于询问一些比较简单的问题。例如：

您是否有高血压的家族史？①无，②有。

（2）单（多）项选择题。 每个问题后设有多个备选答案，被调查者从中选择自己认为最合适的一个或多个答案。这类问题便于资料的分类整理和统计分析，但是由于被调查者的真实想法可能并没有包含在拟定的这些选项中，因此为了更好地反映被调查者的想法，在设计时可以添加一个灵活的选项，如"其他"。例如：

您对下列哪些活动感兴趣？（可多选）：①文体活动，②社会调查，③科普知识讲座，④参加兴趣小组，⑤其他。若选"其他"，请详细描述＿＿＿＿＿＿＿＿＿。

（3）排列式选择题。按照某一标准或问题的重要性，要求被调查者对问题的备选答案排列出等级或序列。例如：

你对下列活动的兴趣如何？请按兴趣由大到小将下列活动进行排序：①文体活动，②社会调查，③科普知识讲座，④参加兴趣小组。

如果某人排列的顺序是：①，④，③，②。表明该调查对象参加文体活动的兴趣最大，参加兴趣小组次之，对社会调查最不感兴趣。

（4）量表式问题。当涉及被调查者的态度、意见等有关心理活动方面的问题时，通常采用表示程度大小的量表式问题，调查者根据自己的理解对问题做出选择。常用的有 5 点量表、7 点量表和百分量表。例如：

总的来说，您认为您目前的健康状况：①棒极了，②很好，③好，④过得去，⑤糟糕。

（5）尺度式问题。尺度式问题即以线段的长度来表示问题的尺度，一般其尺度表示 0～10 分（或 100 分），要求被调查者在其认为合适的分数或程度处打"×"，从而实现被调查者对该问题的量化。例如：

您最近两周的食欲怎么样？

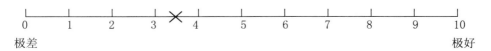

上述 5 种问题类型属于封闭型问题，一般主要用于特定的调查目的。另外还有填入式、自由式等开放性问题，让被调查者自由回答提出的问题，不加任何的限制。在设计调查问卷时，可根据研究目的、调查对象的情况、希望结果的精确程度、调查组织实施的难易程度和可操作性等选择问卷答案的编写形式。

二、调查问卷的信度与效度

调查问卷是获取信息的一种测量工具，其质量高低对调查结果的真实性、适用性等具有决定性的作用，因此问卷必须可信、有效。预调查后，应该对问卷的可靠性和有效性进行检验。信度和效度分析可了解问卷本身是否优良适当，并可作为完善修正问卷的根据，避免做出错误的判断。

（一）信度分析

信度（reliability）即可靠性，它是指在相同的条件下，采用同样的方法对同一对象重复测量所得结果的稳定性和可靠性。信度本身与测量结果的正确与否无关，主要用以检验问卷测量本身是否稳定。一个好的问卷必须是稳定可靠的，多次使用所获得的结果是前后一致的。信度分析就是对信度进行估计，统计分析上主要采用相关分析的方法来进行信度分析，即计算两列变量的相关系数，用相关系数的大小表示信度的高低。常用的信度分析方法主要有以下四种：

1. 重测信度（test-retest reliability）法：又称再测信度，指用同样的问卷对同一组调查对象在尽可能相同的情况下重复进行测量，用两次测定结果间的相关分析或差异的显著性检验方法来评价该问卷信度的高低。间隔时间没有严格的规定，一般在两到四周之内为宜。若相关分析的结果是高度相关或者统计学检验发现两次测定结果无显著性差异，则表示信度高。重测信度法的评价指标除简单相关系数外，还可以计算重复测量误差。

$$S_d = \sqrt{\frac{\sum d^2}{2n}} \qquad (7.1)$$

$$CV_d = \frac{2S_d}{\overline{X}_1 + \overline{X}_2} \times 100\% \qquad (7.2)$$

式中：d 为每个测量对象两次测量结果的差值，$\overline{X}_1$ 和 $\overline{X}_2$ 分别为前后两次测量结果的均数。

组内相关系数（intraclass correlation coefficient，ICC）是常用的衡量和评价问卷重测信度的系数指标之一，在心理学和教育学研究中应用较多。组内相关系数等于个体的变异度除以总的变异度，故其值介于 0～1 之间。0 表示不可信，1 表示完全可信。

组内相关系数的计算，首先按随机区组设计的方差分析公式分析计算，得到随机区组设计方差分析表，结果见表 7.3。

表 7.3 随机区组设计方差分析表

变异来源	SS	DF	MS	F 值	p 值
处理组间	$SS_{处理}$	$k-1$	$MS_{处理}$	$F_{处理}$	
区组间	$SS_{区间}$	$n-1$	$MS_{区间}$	$F_{区间}$	
误差	$SS_{误差}$	$N-k-n+1$	$MS_{误差}$		
总计	$SS_{总}$	$N-1$			

$$ICC = \frac{MS_{区组} - MS_{误差}}{MS_{区组} + (k-1) MS_{误差} + \dfrac{k(MS_{处理} - MS_{误差})}{n}} \tag{7.3}$$

式中：$MS_{区组}$ 为随机区组（即被调查者）间的均方（即方差），$MS_{误差}$ 为误差的均方。$MS_{处理}$ 为处理组（即重复次数间）的均方，k 为重复次数（即处理组数）；n 为被调查者的例数。

由于重测信度法要求对同一被调查者调查两次，在实施中有一定的困难。而且，前后两次测量间隔的时间要适当。若两次调查间隔太长，被调查者的情况可能随时间发生变化，则两次测量的差异就不单纯由随机误差造成；但若两次调查间隔太短，第一次调查时的记忆可能会对第二次调查产生较大的影响，使第二次调查的结果不一定能反映被调查者的真实情况。

2. 复本信度（equivalent-forms reliability）法：是让同一组被调查者在最短的时距内填答两份问卷的复本，计算两次所得结果的相关系数。两个复本除表述方式不同外，在内容、格式、难度和对应题项的提问方向等方面要完全一致。该法不受记忆效用的影响，对测量误差的相关性比重测法低，因此是检测信度的一种非常好的方法，但要设计出真正可互相替代的复本相当困难。

3. 折半信度（split-half reliability）法：是将调查项目分为两半，例如将全部题项按题号的奇偶或前后等方法分为尽可能相等的两半，分别记分，计算两半得分的相关系数，进而估计整个量表的信度。折半信度属于内在一致性系数，测量的是两半题项得分间的一致性，所以两半问题的内容性质、难易程度、题数等必须尽可能相当或有一致性。这种方法一般不适用于事实式问卷（如年龄与性别无法相比），常用于态度、意见式问卷的信度分析。进行折半信度分析时，如果量表中含有反意题项，应先将反意题项的得分作逆向处理，以保证各题项得分方向的一致性，然后再将全部题项分为两半，计算二者的相关系数（r_{hh}，即折半信度系数）。r_{hh} 只是原半个量表的信度，整个量表的信度用如下斯皮尔曼-布朗（Spearman-Brown）公式求得：

$$r_{tt} = \frac{2r_{hh}}{1+r_{hh}} \qquad (7.4)$$

应用折半信度法，调查是在一个时间点上进行，不会受记忆效应的影响。但是斯皮尔曼-布朗公式是建立在两半题项分数的方差相等这一假设上，但实际数据不一定满足这一假设。

4. α 信度系数法：α 信度系数是 1951 年由 Cronbach 提出的，称为 Cronbach α 系数（Cronbach's alpha coefficient），是目前最常用的信度系数。其计算公式为：

$$\alpha = \frac{k}{k-1}(1 - \frac{\sum S_i^2}{S_T^2}) \qquad (7.5)$$

其中：k 为量表中题项的总数，S_i^2 为第 i 题得分的题内方差，S_T^2 为全部题项总得分的方差。

α 信度系数值界于 0～1 之间，α 信度系数越接近 0 表示信度越低，接近 1 表示高的信度。α 信度系数评价的是量表中各题项得分间的一致性，属于内在一致性系数。这种方法适用于态度、意见式问卷（量表）的信度分析。

（二）效度分析

效度（validity）指测量的有效程度或测量的正确性，即测量工具测出其所要测量特征的正确性程度。效度越高，则测量结果越能显示其所要测量的特征。例如某一份问卷其研究目的是要测量"受试者对医院服务内容的满意程度"，而问卷当中的题项却设计用来测量医院的经营绩效，那么该份问卷的效度不佳。效度分析有多种方法，其测量结果反映效度的不同方面。效度更直接地影响整个调查的价值，如果问卷的设计不能显示所研究的主题，那么调查也就失去了意义，所以进行效度分析十分重要。常用于调查问卷效度的方法主要有以下几种：

1. 表面效度（face validity）：是指测量方法或观测结果所要说明的问题符合专家和公众的共识，即从题目表面是否容易看出出题人的意向和答案倾向。例如用学历说明受教育的程度，用就诊情况反映疾病对患者健康的影响。

2. 内容效度（content validity）：又称吻合效度或一致性效度，它是指所设计的题项能否代表所要测量的内容或主题。统计分析主要采用单项与总合相关分析法，即计算每个题项的得分与题项总分的相关系数，根据相关系数是否显著来判断其是否有效。相关系数的显著性越高，则量表的内容效度越高。如果相关系数不显著，把这个题项纳入调查表将影响测量的准确性。

3. 标准效度又称标准关联效度（criterion-related validity）：是指用一个预选测量问卷和一个公认的效度高的问卷（标准问卷）同时测量同一对象，检验新问卷与标准问卷测量结果的相关性。统计分析主要采用两问卷测量得分的相关系数来表示。如果相关系数较大（例如 $r > 0.75$ 且 $P < 0.05$），则认为标准关联效果佳。在

实际调查问卷的效度分析中，选择一个合适的公认问卷往往十分困难，使这种方法的应用受到一定限制。

4. 区分效度（differential validity）：是指测量结果能否区别已知的两类不同人群（例如患者和健康人）特征的能力，即分别调查两类不同人群，计算量表各因子得分和总得分，再进行这两类人群得分差异的显著性检验。了解测量结果是否具有区别不同人群的区分能力。

5. 结构效度（construct validity）：是指测量结果能够测量到理论上某种结构与测量值之间的对应程度。结构效度的评价通常没有"金标准"或专家意见可以参照，需要先收集一定数量的实际调查数据，采用统计学的因子分析方法进行评价。有的学者认为，效度分析最理想的方法是利用因子分析测量量表或整个问卷的结构效度。

因子分析的主要功能是将问卷中所度量的一系列变量，提取出公因子，即将彼此相关性大的变量转化成少数几组彼此独立、有概念化的因子。各公因子与某一群特定变量高度关联，这几个公因子就代表了问卷的基本结构。因此因子分析不仅可以评价结构效度，同时可对变量归类。通过因子分析可以考察问卷是否能够测量出研究者设计问卷时假设的某种结构。在因子分析的结果中，用于评价结构效度的主要指标有累积贡献率、共同度和因子负荷。因子分析的详细介绍和计算请参考统计学教材。

结构效度的最大贡献是可以用来提出和验证假设，然而当测量结果不能验证原来的假设时，无法确定是假设有错误，是测量本身缺乏内容效度，还是实验设计有问题。

（三）信度与效度的关系

信度与效度有着密切的关系。一般说来，效度好的测量指标，信度也好，但信度好的测量结果，效度不一定好。信度是效度的必要条件，但不是充分条件。高效度隐含着高信度，如果效度是有效的，其必定是可靠的。测量结果的准确性是信度与效度的统一。

信度和效度的关系，可以用射击过程来说明。将子弹平均接近靶心的程度比喻为测量的效度；而子弹间相互接近的程度可近似看成测量的信度。如果有信度而没有效度，结果可能是子弹完全偏向一侧。如果效度高，子弹正中目标，则信度也高。理想的结果是一组射击的子弹相对都集中于靶心附近，即当测量结果可信而且有效时，问卷才具有良好的信度和效度。

（四）信度指标的 SAS 统计软件实现

例 7.1 某研究者让三名护士重复测量了 15 名 20～30 岁男性收缩压（mmHg）值，其结果见表 7.4。计算组内 α 信度系数。

表7.4　15名20～30岁男性收缩压（mmHg）

受试者编号	护士		
	1	2	3
1	110	120	115
2	90	98	95
3	100	98	103
4	85	90	86
5	101	110	105
6	105	110	108
7	110	115	108
8	120	115	118
9	108	110	105
10	110	118	115
11	110	115	120
12	108	110	104
13	130	125	130
14	108	106	105
15	102	106	110

1. SAS 程序

（1）建立数据集

```
data eg7_1;
  do person = 1 to 3;
    do no = 1 to 15;
     input x @@;
     output;
    end;
  end;
cards;
110  90  100  85  101  105  110  120  108  110  110  108  130  108  102
120  98  98  90  110  110  115  115  110  118  115  110  125  106  106
115  95  103  86  105  108  108  118  105  115  120  104  130  105  110
;
run;
```

（2）方差分析

```
proc anova data = eg7_1 outstat = stat;
    class person no;
    model x = person no;
run;
```

（3）信度分析

```
data stat;
    set stat; ms = ss/df;
run;
proc transpose data = stat out = stat;
    var ms; id _source_;
run;
data _null_;
    set stat;
    k = 3; n = 15;
    r = (no-error)/(no+(k-1)*error+k*(person-error)/n);
    a = 1-error/no;
    file print;
    put '组内相关系数 = ' r;
    put 'Cronbach α 系数 = ' a;
run;
```

步骤（1）为根据收集到的观测值建立 SAS 数据集，名称为 eg7_1，数据集中有三个变量，person 为护士的编号，本例为 1、2、3；no 为研究对象即 20～30 岁男性的编号，本例为 1～15；x 为观测值，即收缩压（mmHg）。

步骤（2）为进行随机区组设计方差分析。

步骤（3）为计算组内相关系数和 α 信度指标。

本教材仅介绍最基本的 SAS 程序，对于各语句的详细说明及深入用法请参考 SAS 软件教程相关章节。

2. 结果解释

（1）方差分析结果

第一部分：

The ANOVA Procedure
Dependent Variable: x

Source	DF	Sum of Squares	Mean Square	F Value	Pr>F
Model	16	4144.488889	259.030556	25.25	<0.0001
Error	28	287.288889	10.260317		
Corrected Total	44	4431.777778			

The ANOVA Procedure

Source	DF	Sum of Squares	Mean Square	F Value	Pr > F
Model	16	4144.488889	259.030556	25.25	<0.0001
Error	28	287.288889	10.260317		
Corrected Total	44	4431.777778			

R-Square	Coeff Var	Root MSE	x Mean
0.935175	2.959811	3.203173	108.2222

第二部分：

Source	DF	Anova SS	Mean Square	F Value	Pr > F
person	2	81.377778	40.688889	3.97	0.0305
no	14	4063.111111	290.222222	28.29	<0.0001

第一部分是对方差分析模型检验的结果和模型的描述性统计量。其中，检验将总变异分解为两部分，一部分来源于模型（model），另一部分来源于随机误差（error），输出的统计量有自由度（DF）、离均差平方和（sum of square）、均方（mean square）、检验统计量 F 值（F value）以及该检验统计量所对应的 P 值（$Pr > F$）。模型的描述性统计量包括：决定系数（R-square），观测值的变异系数（coeff var）、模型误差均方的平方根（root MSE）、观测值的均数（x mean）。本例模型的方差分析表中 $F = 25.25$，$P < 0.0001$，可认为方差分析模型有统计学意义。

分组变量 person 的 $F = 3.97$，$P = 0.0305$，说明护士间测量结果的差别有统计学意义；分组变量 no 的 $F = 28.29$，$P < 0.0001$，说明研究对象间测量结果的差异有统计学意义。

（2）组内相关系数和 α 信度计算结果

组内相关系数 $= 0.884$

Cronbach α 系数 $= 0.965$

（3）结果表述

综合上述结果，三名护士重复测定结果的信度较高，三次测量之间具有很好的一致性，该测量数据是可靠的。

（五）效度指标的 SAS 统计软件实现

例7.2　SF-36 量表是目前世界上公认的普适性生活质量评价量表。该量表测量生活质量的 8 个维度：躯体活动功能（PF）、躯体功能对角色功能的影响（RP）、疼痛（BP）、健康总体自评（GH）、活力（VT）、社会功能（SF）、情绪对角色功能的影响（RE）、心理功能（MH）。除此之外，SF-36 还包括另一项健康指标：健康变化（HT）。某研究者利用量表 SF-36 调查某地 668 位居民生活质量，得到以下数据。请进行结构效度分析。

表 7.5　某地居民 SF-36 量表得分

ID	pf01	pf02	pf03	pf04	pf05	…	mh2	mh3	mh4	mh5	ht
1	2	3	3	2	3	…	4	3	5	4	1
2	2	3	3	3	3	…	5	2	6	2	3
3	2	3	2	2	3	…	6	4	4	4	3
…	…	…	…	…	…	…	…	…	…	…	…
1998	3	3	3	3	3	…	6	2	6	2	3
1999	3	3	3	3	3	…	6	2	6	4	3
2000	3	3	3	3	3	…	5	4	5	3	4

1. SAS程序

（1）建立数据集

```
data eg7_2;
    input pf01-pf09 pf10 rp01-rp04 re01-re03 bp01-bp02 sf01-sf02 vt01-vt04 mh01-mh05
gh01-gh05 ht;
    cards;
    3     3     3     3     3     …     5     1     5     1     3
    2     3     3     3     3     …     5     1     2     4     4
    3     3     3     3     3     …     5     1     4     2     3
    …     …     …     …     …     …     …     …     …     …     …
    3     3     3     3     3     …     4     1     1     1     3
    3     3     3     3     3     …     3     1     5     2     3
    3     3     3     3     3     …     4     2     4     2     2
    ;
    run;
```

（2）因子分析

```
proc factor rotate = varimax data=eg7_2;
run;
```

步骤（1）为根据收集到的观测值建立SAS数据集，名称为eg7_2，数据集中有36个变量。步骤（2）为调用FACTOR过程对原始数据集eg7_2做因子分析，rotate = varimax 表示使用最大方差旋转法，使得求出的因子载荷阵结构简化，便于对各因子进行专业上解释。

本教材仅介绍最基本的SAS程序，对于各语句的详细说明及深入用法请参考SAS软件教程相关章节。

2. 结果解释

因子分析的结果如下：

第一部分：

The SAS System

The FACTOR Procedure

Initial Factor Method: Principal Components

Prior Communality Estimates: ONE

Eigenvalues of the Correlation Matrix: Total

= 36 Average = 1

第二部分：

	Eigenvalue	Difference	Proportion	Cumulative
1	11.1068530	6.5636406	0.3085	0.3085
2	4.5432124	1.8481800	0.1262	0.4347
3	2.6950323	0.5459473	0.0749	0.5096
4	2.1490851	0.7556607	0.0597	0.5693
5	1.3934243	0.1062112	0.0387	0.6080
6	1.2872132	0.2153443	0.0358	0.6437
7	1.0718688	0.0464930	0.0298	0.6735
8	1.0253758	0.1083270	0.0285	0.7020
9	0.9170489	0.0894060	0.0255	0.7275
10	0.8276428	0.1258525	0.0230	0.7505
11	0.7017904	0.0379081	0.0195	0.7700
12	0.6638823	0.0238060	0.0184	0.7884
13	0.6400763	0.0295210	0.0178	0.8062
14	0.6105553	0.0520606	0.0170	0.8231
15	0.5584947	0.0404487	0.0155	0.8387
16	0.5180459	0.0196634	0.0144	0.8530
17	0.4983825	0.0219276	0.0138	0.8669
18	0.4764549	0.0356934	0.0132	0.8801
19	0.4407615	0.0349071	0.0122	0.8924
20	0.4058544	0.0244746	0.0113	0.9036
21	0.3813798	0.0262915	0.0106	0.9142
22	0.3550884	0.0442080	0.0099	0.9241
23	0.3108804	0.0110873	0.0086	0.9327
24	0.2997930	0.0408540	0.0083	0.9411
25	0.2589391	0.0090629	0.0072	0.9483
26	0.2498762	0.0220819	0.0069	0.9552
27	0.2277943	0.0146023	0.0063	0.9615
28	0.2131920	0.0108327	0.0059	0.9674
29	0.2023593	0.0185055	0.0056	0.9731
30	0.1838538	0.0087488	0.0051	0.9782
31	0.1751050	0.0198790	0.0049	0.9830
32	0.1552260	0.0101159	0.0043	0.9873
33	0.1451101	0.0103490	0.0040	0.9914
34	0.1347611	0.0273883	0.0037	0.9951
35	0.1073728	0.0391592	0.0030	0.9981
36	0.0682136		0.0019	1.0000

8 factors will be retained by the MINEIGEN criterion.

第三部分：

Rotated Factor Pattern

	Factor1	Factor2	Factor3	Factor4	Factor5	Factor6	Factor7	Factor8
pf01	0.41936	0.34621	-0.03777	0.16889	-0.29781	-0.32202	-0.04034	0.01929
pf02	0.77963	0.14378	0.03483	0.01017	-0.22117	-0.17958	-0.02899	0.16024
pf03	0.82989	0.02060	0.01893	0.01358	-0.11213	-0.11806	-0.02682	0.07850
pf04	0.78817	0.20287	-0.00336	0.09417	-0.15302	-0.18772	-0.10112	0.05833
pf05	0.85567	0.05108	0.04181	0.04575	-0.00557	-0.13175	-0.09351	0.00201
pf06	0.79642	0.10837	0.03710	0.09070	0.01430	-0.07671	-0.14039	-0.10848
pf07	0.64144	0.24844	0.10607	0.18109	-0.10850	-0.13445	-0.08366	-0.04399
pf08	0.86625	0.11914	0.10675	0.03283	-0.01942	-0.01856	-0.03540	-0.05955
pf09	0.88458	0.01961	0.13820	-0.01570	0.02321	0.10719	0.00038	-0.17660
pf10	0.84662	0.01118	0.10784	0.01495	0.01378	0.12698	-0.01039	-0.21450
rp01	0.13755	0.86067	0.10250	0.15092	-0.14264	-0.07361	-0.15918	-0.09033
rp02	0.15370	0.88508	0.09393	0.19642	-0.13041	-0.07097	-0.11003	-0.06048
rp03	0.13529	0.87797	0.06993	0.18505	-0.17685	-0.07518	-0.06517	-0.06970
rp04	0.19968	0.82555	0.07708	0.11367	-0.11671	-0.07726	-0.09236	0.00522
re01	0.02501	0.21140	0.12127	0.89029	-0.04176	-0.04742	-0.06408	-0.08808
re02	0.08893	0.17637	0.15035	0.88345	-0.06110	-0.02443	-0.06635	-0.06336
re03	0.07409	0.12655	0.15600	0.86710	-0.10146	-0.01812	-0.01206	-0.06210
bp01	-0.12767	-0.13656	-0.16114	-0.11852	0.15669	0.05672	0.85142	0.15544
bp02	-0.22874	-0.28529	-0.14407	-0.16234	0.19509	0.05567	0.78349	-0.02581
sf01	-0.16039	-0.14818	-0.19490	-0.55423	0.15278	0.16001	0.31467	-0.12376
sf02	0.18724	0.24467	0.35324	0.23765	-0.28297	-0.24395	-0.16542	0.26389
vt01	-0.16343	-0.09655	-0.17546	-0.06246	0.14030	0.77036	0.04468	0.09534
vt02	-0.15197	-0.10236	-0.30414	-0.04545	0.16519	0.71009	0.06937	0.17283
vt03	0.09107	0.17708	0.60437	0.05672	-0.20936	-0.27073	0.06866	-0.15980
vt04	0.14009	0.15577	0.58590	0.07998	-0.25811	-0.32345	0.02188	-0.07135
mh01	0.04320	-0.00104	0.67558	0.07260	-0.09267	0.23413	-0.09130	0.04259
mh02	0.03665	0.00930	0.71712	0.19250	-0.11307	-0.06613	-0.10865	-0.03661
mh03	-0.06032	-0.07548	-0.58265	0.00584	-0.09497	0.17462	0.16546	0.16370
mh04	0.04742	0.01404	0.74925	0.17395	-0.20825	-0.11254	-0.01651	-0.00308
mh05	-0.09286	-0.08582	-0.55419	-0.13712	0.20105	0.43097	0.06977	0.05102
gh01	-0.07532	-0.21635	-0.18309	-0.02836	0.40144	0.28167	0.18315	0.36388
gh02	0.09564	0.13523	0.23047	0.07661	-0.80285	-0.06194	-0.10818	0.04016
gh03	-0.10593	-0.12993	-0.17685	-0.08826	0.82387	0.10909	0.11281	0.05167
gh04	0.09743	0.22021	0.19550	0.13794	-0.61149	-0.13440	-0.10187	-0.48496
gh05	-0.06640	-0.24366	-0.20924	-0.10108	0.65855	0.21339	0.08536	0.37012
ht	-0.14370	-0.06184	-0.13373	-0.09127	0.18860	0.17090	0.05754	0.70958

第四部分：

Variance Explained by Each Factor

Factor1	Factor2	Factor3	Factor4	Factor5	Factor6	Factor7	Factor8
6.5213385	3.8054897	3.5890753	3.0789242	3.0500357	2.1226474	1.7178643	1.3866898

第五部分：

Final Communality Estimates: Total = 25.272065

pf01	pf02	pf03	pf04	pf05	pf06	pf07	pf08
0.52005987	0.7374983	0.72307045	0.74353367	0.76476326	0.69319597	0.55599677	0.78257023
pf09	pf10	rp01	rp02	rp03	rp04	re01	re02
0.84543412	0.79117596	0.85222328	0.89220799	0.87429561	0.76841965	0.8684998	0.85485427
re03	bp01	bp02	sf01	sf02	vt01	vt02	vt03
0.81233029	0.85180629	0.83650737	0.55611302	0.51276408	0.69494411	0.69434585	0.55551035
vt04	mh01	mh02	mh03	mh04	mh05	gh01	gh02
0.57037048	0.53709727	0.58304306	0.44253887	0.65039781	0.57554083	0.4932525	0.74814331
gh03	gh04	gh05	ht				
0.7732243	0.75278155	0.74128509	0.6222693				

第一部分结果中，Initial Factor Method: Principal Components，表示初始因子提取方法为主成分分析法。Prior Communality Estimates: ONE，表示初始估计指标的公共度为1。Eigenvalues of the Correlation Matrix: Total = 36 Average = 1，表示相关矩阵的特征值的和为36，平均为1。

第二部分是公因子的特征值（Eigenvalue）、前后特征值的差值（Difference）、贡献率（Proportion）和累计贡献率（Cumulative）。系统默认保留因子数的最小特征值的界值（mineigen）为1，即特征值大于1的因子将被保留下来。本例特征值大于1的前8个因子将被保留（8 factors will be retained by the MINEIGEN criterion.），此时累计贡献率为70.20%。

第三部分输出的是旋转后的因子载荷阵（Rotated Factor Pattern）。因子1（factor1）在pf02～pf10上载荷较大，可以认为因子1反映了躯体活动功能方面的情况；因子2在rp01～rp04上载荷较大，可以认为因子2反映了躯体功能对角色功能的影响情况；因子3在mh01、mh02和mh04上载荷较大，可认为因子3反映了心理功能的情况；因子4在re01～re03上载荷较大，可认为因子4反映了情绪对角色功能的影响情况；因子5在gh02～gh05上载荷较大，可认为因子5反映了健康总体自评情况；因子6在vt01和vt02上载荷较大，可认为因子6反映了活力情况；因子7在bp01和bp02上载荷较大，可认为因子7反映了疼痛的情况；因子8在ht上载荷较大，可认为因子8反映了健康变化的情况。

第四部分是因子能解释的方差：Variance Explained by Each Factor，因子 1 所能解释的方差 6.5213385、因子 2 为 3.8054897、因子 3 为 3.5890753、因子 4 为 3.0789242、因子 5 为 3.0500357、因子 6 为 2.1226474、因子 7 为 1.7178643、因子 8 为 1.3866898。

第五部分输出的是最终共性估计值（Final Communality Estimates）的总和及每个变量所对应的公因子方差。

3. 结果表述

综合上述结果，本次调查中 SF-36 量表测量结果与设计结构基本符合，但某些维度之间尚有重叠。

思考题

1. 某研究采用病例—对照设计分析咖啡与心肌梗死发作之间的关系，研究者回访了近 2 个月医院治疗的心肌梗死患者，并从门诊体检人群中根据年龄、性别等因素匹配了健康对照人群，请问该病例—对照研究可能存在什么偏倚？如要研究咖啡与心肌梗死应当采用哪一类观察性研究？

2. 预调查居民进行体力活动的情况，问题为"请选择您平时进行体力活动（如重体力工作、散步、骑自行车、进行体育锻炼等）的频率"。提供的备选答案为：①从不；②极少；③偶尔；④经常。请问这样设计问题能达到调查目的吗？应如何修改？

第八章　横断面研究设计及统计分析

横断面研究（cross-sectional survey），也称现况研究，是一种常用的观察性研究方法，也是最基本、最常用的描述性研究方法，主要用于描述疾病或健康状态在不同地区、不同时间及不同人群中的分布状况。

第一节　横断面研究的概念与特点

在医学研究中，横断面研究是指特定时间内对某特定范围内的人群应用普查或抽样调查等方法收集该人群中有关疾病、健康状态以及影响疾病和健康状况的相关因素等信息，以描述该人群当时的疾病或健康状态等，并观察某些因素与疾病或健康状况之间的关联。

横断面研究除了有观察性研究共有的特点外，还有其自身的一些特点，如：一般不设对照组，所需时间短，花费少；一般不用于研究病程比较短的疾病；所收集的资料也相对的较粗糙和广泛，不能得出有关因果关系的结论，只能提示因素与疾病之间是否存在关联。

横断面研究常用于事物研究的初期阶段，对研究事物的基本情况进行了解，如了解某疾病在研究人群中存在的强度（发生的频率）及分布情况；同时也可了解研究对象的某些特征（年龄、性别、生活行为方式等）与研究事物（疾病或健康状态）的联系，提出病因假设，为发现问题和进一步深入研究打下基础。此外，横断面研究可用于评价防制措施的效果（如：评价疫苗接种效果）；筛查出患有研究疾病的人群，从而达到早发现、早诊断和早治疗的目的（如：高血压的普查）；监测传染病、慢性病等疾病的发病情况。

横断面研究常用的调查方法有普查、典型调查和抽样调查。

普查又称全面调查（overall survey），是指在一定时间内对根据研究目的所确定的一定范围内的人群中的每个成员进行调查，如我国每 10 年一次的全国人口普查（census）。一定时间是指在较短时间内，一般普查可以在数日完成，大规模的普查也应在 2～3 个月内完成，否则失去横断面研究的意义；一定范围的人群指研究总体为有限总体，如对限定的高危人群进行宫颈癌、乳腺癌等的普查。另外普查应选择患病率高（或事件发生率较高）的疾病和人群，通过简单易行、价廉的检查手段，在具备一些有效的治疗方法的条件下进行。目前，疾病调查选择普查方式的主要目的是希望在研究总体中早期发现病人，达到早期治疗和改善预后的目的。

典型调查（typical survey）是根据调查目的选择群体中有代表性的个人、部门或单位进行调查，以便将先进个人或单位好的经验或做法进行推广，如对医疗工作先进单位的调查。但典型调查的样本为非随机抽取，不具有代表性。

抽样调查（sampling study）指在总体中随机抽取部分有代表性的人群进行调查，根据抽样结果估计总体人群的患病率和分布特征。有代表性的样本人群，一是要根据总体的特征，将总体中的抽样单位以同等机会抽入样本；其次要有足够的样本含量。抽样调查的优点是：节省人力、物力、经费，在较短的时间内获得精度较高的结果。

第二节　研究设计与实施

一、研究对象选取

横断面研究中调查目的是调查研究各个环节中最核心的问题。根据调查目的，确定调查的总体和调查对象。例如，调查某市成年人高血压的患病情况，调查对象为调查期间该市 18 岁以上的全部常住成年人，这些调查对象形成研究的总体。通常情况下，研究总体数量较大，可抽取其中有代表性的一部分作为研究的样本。确定调查对象应注意同质性，如上例中调查对象必须是常住人口，临时的外地人口应排除。

二、样本量估计

在横断面研究设计中，确定调查的样本例数是一个重要的问题。对样本含量的估计是在保证研究结果有一定精度的前提下，估计所需最少的样本例数。抽样调查的目的是用样本信息推断总体特征，要求样本对总体具有代表性。从理论上讲，抽样误差与样本例数的平方根成反比。样本例数越多，抽样误差越小，结果越可靠，但盲目追求大样本，有时会给调查的质量控制带来困难，也造成人力、物力和时间的浪费。

抽样方法不同，估计样本例数的方法各异，本节仅介绍单纯随机抽样时估计总体均数和总体率所需样本量的方法。

估计样本量需预先确定几个参数：

1. 允许误差（δ）。即研究者希望抽样的样本统计量（如均数、样本率）与总体参数（如总体均数、总体率）之间相差的最大的误差值。一般由研究者根据预调查和研究目的，结合专业知识确定。

2. 所调查指标的变异情况。如计量资料需了解估计指标的标准差（σ），若同时有几个估计值（σ）可参考，应取其较大者。计数资料需了解估计指标的发生率，若不了解，须通过预调查或有关文献资料进行估计。

3. 规定容许误差 $\leqslant \delta$ 的置信度 100（$1-\alpha$）%。一般取 $\alpha=0.05$，置信度为 100（1-0.05）% ＝ 95%；置信度越高，α 越小，所需例数越多。

（一）估计总体均数的样本例数

计算公式如下：

$$n = \left(\frac{u_{\alpha/2}\sigma}{\delta} \right)^2 \qquad (8.1)$$

式中：n 为样本量；σ 为总体标准差；δ 为允许误差；$u_{\alpha/2}$ 为 u 界值表（σ 已知）或 t 界值表（σ 未知）中双侧概率对应的界值。

例 8.1 欲了解某地区健康成人白细胞数的水平，采用抽样调查方法，研究者希望抽样调查的白细胞数水平与一般人群白细胞数水平的误差不超过 0.2×10^9/L，且根据文献报道，健康成人白细胞数的标准差约为 1.5×10^9/L，需调查多少人？（α=0.05，双侧）

PASS 进行样本量估计的操作为：选择"Mean→One Mean→Confidence Interval→Confidence Interval for One Mean"，在弹出的对话框中输入相应参数，点击"Calculate"（图 8.1）。

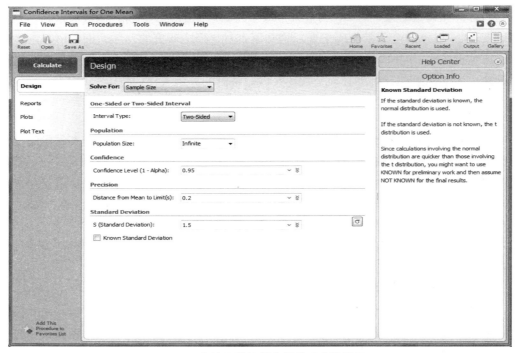

图 8.1 总体均数的样本量估计参数设置

根据软件计算出的样本量估计结果为 219 例（图 8.2）。本次抽样调查需调查 219 名健康成人。即按 219 人做抽样调查，调查结果的误差$\leqslant 0.2 \times 10^9$/L 的置信度为 95%。考虑到应答率的问题，一般在计算出的样本量基础上增加 10%～20%。

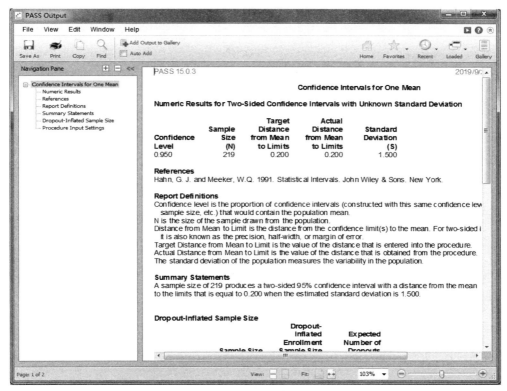

图 8.2　总体均数的样本量估计结果

（二）估计总体率的样本例数

事件的发生率接近 0.5 时，可用下式估计：

$$n = \frac{u_{\alpha/2}^2 P(1-P)}{\delta^2}, \quad \delta = P - \pi \qquad (8.2)$$

事件的发生率接近 0 或 1 时，可用下式估计：

$$n = \left[\frac{57.3 u_{\alpha/2}}{\sin^{-1}(\delta / \sqrt{P(1-P)})} \right]^2 \qquad (8.3)$$

式中：P 为事件发生率的估计值（可用预调查的样本率作为参考）；若同时有几个 P 可参考，取最接近 0.5 的，若对发生率情况不知，也可设 $P=0.5$，因为此时 $P(1-P)$ $=0.5^2=0.25$ 为最大，以免计算的 n 过小。δ 为样本率与总体率的允许误差，实际中，δ 指根据样本计算的总体参数置信区间的半宽度。

例 8.2　欲了解某地区高血压患病率情况，要求估计的样本率（P）与真正总体率（π）之差超过 3% 的概率不大于 5%（$\alpha = 0.05$），从文献和实际工作经验估计高血压患病率为 20%，需调查多少人？

PASS 进行样本量估计的操作为：选择"Proportions→One Proportion→Confidence

Interval→Confidence Interval for One Proportion"，在弹出的对话框中输入相应参数，点击"Calculate"（图 8.3）。

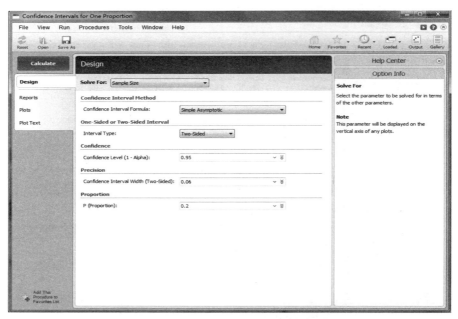

图 8.3　总体率的样本量估计参数设置

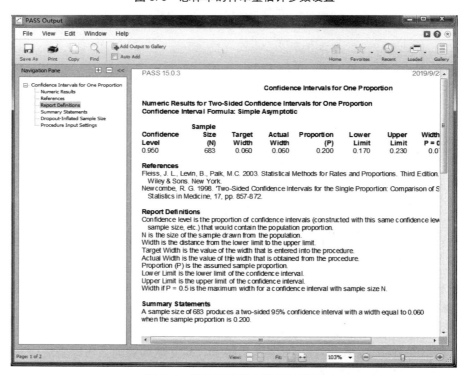

图 8.4　总体率的样本量估计结果

计算结果 $n=683$，本例需调查 683 人（图 8.4）。即调查 683 人时，调查的样本率（P）与真正的总体率（π）之差在 3%内的置信度为 95%。同样，考虑到应答率的问题，一般在计算出的样本量基础上增加 10%～20%。

其他抽样方法的样本量估计有专门的公式，可参考有关统计书籍；上述单纯随机抽样的样本量计算公式所得结果可作粗估，有时误差较大。

上面讨论的是单项指标的样本例数估计，如对同一对象调查多个指标，需对各指标分别估计 n，然后综合判定，这时应在经费预算范围内选择最大的 n 值作为调查所需的样本量。一个好的设计应在经费预算范围内达到最大的精度，因而估计例数也应结合经费。

三、常用抽样方法

从总体抽样有两种方式：一种按概率原则从总体中抽样组成样本，称为概率抽样（probability sampling）；另一种是有意识地选择若干具有代表性的单位组成样本，称为非概率抽样（non-probability sampling）。总体中的每个观察单位为一个抽样单位，全部抽样单位组成总体及总体的观察单位数。把全部抽样单位列出，称为该总体的抽样框架（sampling frame）。有限总体可列出抽样框架。概率抽样可按抽样框架进行，被抽到的观察单位组成调查的样本。而无限总体不能列出抽样框架，即抽样的目标总体观察单位不明确，不适合采用概率抽样的方法。现况研究中常用的概率抽样方法包括：

（一）单纯随机抽样

单纯随机抽样（simple random sampling）指在总体中以完全随机的方法抽取部分观察单位组成样本，即总体中每一个观察单位都有同等的机会被抽到样本中，又称等概率抽样法。具体的做法是：抽样前先对总体的全部观察单位（N）统一编号，再用随机的方法（如随机数字表、计算机或计算器产生随机数字等方法）从中随机抽取部分观察对象（n）组成调查的样本。

单纯随机抽样均数和率的标准误计算公式如下：

均数的标准误 $S_{\bar{X}}$：

$$S_{\bar{X}} = \sqrt{\left(1-\frac{n}{N}\right)\frac{S^2}{n}} \qquad (8.4)$$

率的标准误 S_P：

$$S_P = \sqrt{\left(1-\frac{n}{N}\right)\frac{P(1-P)}{n-1}} \qquad (8.5)$$

式中：n/N 为抽样比，$1-n/N$ 为有限总体的校正数。

例 8.3　欲了解某校 1500 名学生的近视情况，拟调查 150 名学生作为样本，采用单纯随机抽样的方法，如何实现？

抽样可采用 SAS 软件中的 surveyselect 过程实现，程序如下：

```
data eg8_1;
   do i=1 to 1500;
   output;
   end;
run;
proc surveyselect data=eg8_1 method=srs n=150 out=b seed=12345;
run;
proc print data=b;
run;
```

程序说明：首先通过 data 步建立数据集 eg8_1，变量 i 表示 1500 名学生的编号，从 1 到 1500；采用 surveyselect 过程进行抽样，选项 data=eg8_1 表示从数据集 eg8_1 中抽取样本；method=srs 表示采用 srs 抽样方法，即单纯随机抽样（simple random sampling）；n 指样本量；out=b 表示将抽中的学生的编号输出到数据集 b 中；seed 指定一个 $\leqslant 2^{31} - 1$ 的正整数，用该值作为随机数发生器的种子数，以便在下次运行该程序时得到的结果不变；最后 print 过程将抽取的 150 名学生的编号打印输出。

单纯随机抽样方法是一种最基本的抽样方法，它的均数（率）和抽样误差计算比较简单；常作为其他复杂抽样方法的基础。然而，在总体观察单位较多和分布较分散时，对每一观察单位一一编号较困难，而且抽样和现场实施也较困难。

（二）系统抽样

系统抽样（systemic sampling）又称为等距抽样或机械抽样，指在总体的抽样框架中按照研究对象已有的某种顺序（如学生证号、门牌号等）机械地每隔若干个对象抽取一个观察对象的抽样方法。具体做法是：先根据抽样比例（n/N）来确定抽样间隔（$i=N/n$），然后随机抽取一个小于抽样间隔（i）的随机号（k）作为样本的第一个抽样单位，以 k 为起点，每间隔 i 个单位抽取一个观察对象，组成样本。

例 8.4　续例 8.3。例 8.3 中欲采用系统抽样的方法，如何实现？

SAS 软件实现的程序如下：

```
data eg8_2;
   do i=1 to 1500;
   output;
   end;
run;
proc surveyselect data=eg8_2 method=sys samprate=0.1 out=b seed=12345;
run;
proc print data=b;
run;
```

程序说明：使用的抽样方法 SYS 即系统抽样（systemic random sampling）；samprate 即抽样比例，也可采用 sampsize=150，可获得相同的结果。

系统抽样方法的优点是操作简单，易得到一个按比例分配的样本，由于抽样的顺序号在总体分布中较均匀，一般情况下，其抽样误差小于单纯随机抽样方法。缺点是当抽样对象的某种特征在总体中的分布呈周期性或单调递增、递减变化时，得到的样本可能存在着明显的偏性。系统抽样的标准误可用单纯随机抽样的公式计算。

（三）分层抽样

分层抽样（stratified sampling）又称为分类抽样，先按对研究指标影响较大的某个特征（如城乡、职业、文化程度等），将总体分成若干个互不重叠的子总体，统计上称为层（stratum），然后分别从每一层中随机抽取一定数量的观察单位，由各层抽得的观察单位组成本次抽样的样本。分层的原则是层间差别越大越好，层内差别越小越好。在样本量（n）确定之后，可用按比例分配和最优分配两种方法分配各层的样本例数（n_i）。

1. 按比例分配：即按总体各层观察单位数（N_i）占总体观察单位数（N）的比例分配抽样例数（n_i），每个层（i）的抽样比例（W_i）等于样本（n）在总体（N）中的抽样比例（W），每层分配的抽样例数（n_i）可按公式 8.6 计算。

$$n_i = n(N_i / N) = N_i(n / N) \qquad (8.6)$$

式中：n 为调查的总样本例数，n_i 为某层的样本例数。

2. 最优分配：即同时按总体各层观察单位数（N_i）的多少和标准差（σ_i）的大小分配例数。使得抽样误差最小。各层分配的抽样例数可按公式 8.7 计算。

$$n_i = n \frac{N_i \sigma_i}{\sum N_i \sigma_i} \qquad (8.7)$$

例 8.5 如从某单位 $N = 10000$ 人中抽出 $n=400$ 人为样本（见表 8.1），预调查发现调查的变量在该单位中的三个部门之间差异很大，需采用分层抽样的方法在三个部门抽样，组成本次抽样的调查例数（n）。当调查的样本例数（n）确定后，各层抽样的例数（n_i）的分配，可用按比例分配的方法计算获得。

表 8.1 总体分为三层按比例分配抽样例数

部门编号	A 部门	B 部门	C 部门	整个单位
部门人数（N_i）	5000	3010	1990	10000
比例分配 ($n_i = N_i n / N$)	200	120	80	400

分层抽样如抽样比为 $W_i = \dfrac{N_i}{N}$，样本均数和率及抽样误差的计算公式如下：

样本均数：

$$\bar{X} = \Sigma W_i \bar{X}_i \qquad (8.8)$$

样本均数标准误：

$$S_{\bar{X}} = \sqrt{\sum \left(1 - \frac{n_i}{N_i}\right) W_i^2 S\frac{2}{\bar{X}_i}} \qquad (8.9)$$

样本率：

$$P = \Sigma W_i P_i \qquad (8.10)$$

样本率的标准误：

$$S_P = \sqrt{\Sigma(1 - \frac{n_i}{N_i})W_i^2 S_{P_i}^2} \qquad (8.11)$$

分层后各层的抽样方法可根据实际情况灵活掌握，采用整群抽样或系统抽样等。根据层内观察单位抽样方法的不同，可分别称为"分层整群抽样""分层随机抽样"等。

例 8.6　欲了解某校 1500 名学生的近视情况，拟调查 150 名学生作为样本，采用分层抽样的方法，分层因素为年级，分为两层：低年级和高年级，如何实现？

采用 SAS 软件程序如下：

```
data eg8_3;
   input no grade $;
cards;
1 低年级
2 低年级
…
1500  高年级
;
run;
proc surveyselect data= eg8_3 method=srs samprate=0.1 out=b seed=12345;
   strata grade;
run;
proc print data=b;
run;
```

程序说明：首先通过 data 步建立数据集 eg8_3，变量 no 表示 1500 名学生的编号，变量 grade 为年级；采用 surveyselect 过程进行抽样，这里使用的抽样方法 srs 即单纯随机抽样（simple random sampling）；strata 语句用以定义分层变量，这里分层变量是年级，变量名为 grade。

采用分层抽样方法要求层内个体变异越小越好，层间差异越大越好，由于层内个体间差异比较小，分层后各层内的方差一般减小，在抽样例数相等时，分层抽样的抽样误差小于单纯随机抽样和整群抽样。如分层因素选择不当，分层抽样就会失去意义。因此，设计分层抽样方案时，应本着各层间差异尽可能大的原则进行分层。

（四）整群抽样

整群抽样（cluster sampling）是以"群"为抽样单位，先将总体按某种与研究目的无关的特征（如学校学生的班级、医院等）划为若干个"群"，每个"群"包含了若干个观察单位；在由 K 个群组成的总体中随机地抽取 r 个群，对抽中的"群"内的所有观察单位都进行调查。

例如某校调查学生龋齿情况，采用整群抽样的方法，以班级为抽样单位，即每个班级为一个"群"，从全校 $K=124$ 个班级中以单纯随机抽样的方法抽 $r=10$ 个班级，然后对抽中的 10 个班级中的每个学生都进行调查。

整群抽样最大的优点是抽样和组织调查工作实施方便，省时、省力、省钱，容易控制调查质量，是一种常用的抽样方法。缺点是抽样误差较大，特别是抽样的"群"数太少，"群"间差异较大时。因此在组织整群抽样时，应尽可能缩小"群"之间差异，增加"群"的个数，群的大小大致相等，可提高结果的精度。

各种抽样方法的抽样误差一般是：整群抽样≥单纯随机抽样≥系统抽样≥分层抽样。在保证相同精度的前提下，所用抽样方法的抽样误差越大，所需样本例数越多。

四、数据采集

原始资料收集方式主要有观察法和问卷调查法，二者通常结合使用。

（一）观察法

指由调查员对调查对象进行直接观察、检查、测量或计数取得资料，如身高、体重的测量，血液指标的检查等。观察法取得的数据较为真实可靠，但成本一般较高。

（二）问卷调查法

指通过调查表（调查问卷）调查，根据被调查者的回答来收集资料。访问法分为直接访问法和间接访问法。

1. 直接访问法：指调查员对调查对象进行面对面访问，根据调查对象的回答，收集资料。调查员向调查对象做口头询问并将答案填入调查表，称为"访问调查"。其优点是有利于调查对象对问题的理解，保证被调查者对问题的理解与设计要求一致，一般应答率较高，但须避免诱导性。由调查对象本人填写问卷一般称为"自填调查"，其优点是调查成本较低，保密性强，但是当调查对象对问题的理解和设计不一致时，影响调查质量，而且应答率相对较低。有时可以将二者结合，由调查对象自填调查表，调查员在一旁辅助。

2. 间接访问法：指通过信件、电话或网上访问等方式对调查对象进行间接调查，这种调查方式的应答率通常较低，调查质量不易控制。

五、调查实施与质量控制

设计中应对调查的每一环节做周密的计划安排，制定组织计划，包括：宣传、时间进度、调查员培训、经费预算、调查表准备等。调查的实施严格按研究设计进行，并且应分析每个环节产生偏倚的可能性，充分估计可能出现的各种问题，制定详细的质量控制对策与措施，例如做好调查流程安排、调查员选拔与培训、编写研究课题执行须知手册等。需要注意的是调查质量控制应贯穿于调查设计、调查实施、数据分析与总结的各个环节。

第三节 常用统计分析方法

一、描述性分析

将调查人群的疾病按不同年龄、地区、时间、人群整理为不同的频数分布，计算不同变量的描述性指标，并结合患病率的差异比较得出影响疾病的因素，为病因研究提供线索及干预效果评价提供基线资料。

例 8.7 欲了解某地区功能性便秘（经量表诊断）患病率情况，随机调查了 500 名当地居民，结果如表 8.2 所示。

表 8.2 某地 500 名居民功能性便秘调查情况

编号	性别	年龄	是否患病
1	男性	49	否
2	男性	43	否
…	…	…	…
499	女性	62	是
500	女性	33	否

对是否患功能性便秘者进行年龄描述，可采用 SAS 软件实现，程序如下：

```
data eg8_4;
    input nl sex dis @@;
cards;
2 49 0
2 43 0
…
1 62 0
1 33 1
;
run;
proc means;
    var nl;
    class dis;
run;
```

程序说明：首先通过 data 步建立数据集 eg8_4，变量 nl 表示年龄；sex 表示性别，1 表示女性，2 表示男性；dis 表示疾病，1 表示患病，0 表示未患病。然后，采用 proc means 过程分析计量资料的描述性指标，主要包括例数、均数和标准差；var 表示要分析的变量，本例为 nl；class 表示分组变量，本例为 dis。

SAS 运行结果：

MEANS PROCEDURE

分析变量: nl 年龄

dis	观测的个数	N	均值	标准差	最小值	最大值
0	464	464	46.0064655	15.3736037	18.0000000	80.0000000
1	36	36	56.3888889	16.2819405	31.0000000	79.0000000

从 SAS 运行结果可以看出，无功能性便秘者 464 人，年龄均数为 46.00 岁，标准差为 15.37 岁；有功能性便秘者 36 人，年龄均数为 56.39 岁，标准差为 16.28 岁。

对是否患功能性便秘者进行年龄和性别的描述，可采用 SAS 软件实现，程序如下：

```
proc freq;
    tables sex*dis;
run;
```

SAS 运行结果：

FREQ 过程

频数 百分比 行百分比 列百分比	sex	dis		合计
		0	1	
	1	258 51.60 91.81 55.60	23 4.60 8.19 63.89	281 56.20
	2	206 41.20 94.06 44.40	13 2.60 5.94 36.11	219 43.80
	合计	464 92.80	36 7.20	500 100.00

sex-dis 表

程序说明：采用 proc freq 过程分析计数资料的描述性指标，用 tables 语句表示建立以变量 sex 为行变量，以变量 dis 为列变量的二维列联表，结果中会输出每个格子的实际频数、总百分比、行百分比及列百分比。

从 SAS 运行结果可以看出，281 位女性中有功能性便秘者 23 人，占 8.19%，即女性功能性便秘的患病率为 8.19%；219 位男性中有功能性便秘者 13 人，占 5.94%，即男性功能性便秘的患病率为 5.94%。

二、统计推断

横断面研究的一个重要目的是分析暴露因素与疾病发生之间的关系,将有暴露因素组与无暴露因素组之间做比较,常用的统计方法有 χ^2 检验、logistic 回归等,提示暴露因素与疾病的联系,借助比值比等指标推测暴露因素的危害。一般下结论要考虑多个因素与疾病的关系,即应根据多因素分析结果下结论。

例 8.7 中分析功能性便秘的相关因素,如果进行多因素的分析,可采用 logistic 回归。采用 SAS 软件实现,程序如下:

```
proc logistic descending;
    model dis=nl sex ;
run;
```

程序说明:采用 logistic 过程做回归分析,采用 model 语句定义模型,dis 为应变量,nl 和 sex 为自变量。

SAS 运行结果:

优比估计

效应	点估计	95% Wald 置信限	
nl	1.046	1.022	1.071
sex	0.619	0.302	1.269

从 SAS 运行结果(以上为部分结果)可以看出,年龄的比值比为 1.046,其 95%置信区间为(1.022-1.071),说明年龄与功能性便秘有关,年龄越大患功能性便秘的危险性越高;性别的比值比为 0.619,其 95%置信区间为(0.302-1.269),说明性别与功能性便秘无关。

思考题

某人欲调查某市成年人胃食管反流病的患病率及相关因素,采用完全随机抽样的方法抽取该市部分成年人作为研究对象,调查方法为自填式问卷调查。调查内容包括:性别、年龄、身高、体重、职业、学历、吸烟、饮酒等。该研究者采用单因素分析方法进行数据分析,结果显示胃食管反流病患病与年龄、体重指数(BMI)、饮酒等关联有统计学意义,与性别、职业、学历、吸烟等无关。请问:

(1)该研究在设计上存在什么问题?

(2)该资料的统计分析存在什么问题?

第九章　病例—对照研究设计及统计分析

病例—对照研究（case-control study）是一种"由果推因"的回顾性观察性研究，主要研究疾病与危险因素的关联性关系，为病因研究和疾病预防提供线索和依据。从20世纪20年代以来，通过病例—对照研究方法，先后阐明了输血与乙型肝炎、包皮过长与阴茎癌、吸烟与肺癌、口服避孕药与心肌梗死、低剂量电离辐射与白血病、孕妇服用反应停与婴儿短肢畸形等的关系。通过这种回顾性分析，可为疾病的病因和危险因素找出线索，通过进一步做干预试验或前瞻性调查研究（队列研究），以获得某因素是否为疾病病因的更确切的证据。

第一节　病例—对照研究的概念与特点

一、病例—对照研究的概念

病例—对照研究的基本原理为以现在确诊的患有某特定疾病的病人作为病例，以不患有该病但具有可比性的个体作为对照，通过询问、实验室检查或复查病史，搜集既往各种可能的危险因素的暴露方式，测量并比较病例组与对照组中各因素的暴露比例，经统计学检验，若两组差别有统计学意义，则可认为因素与疾病之间存在着统计学上的关联，其示意图见图9.1。

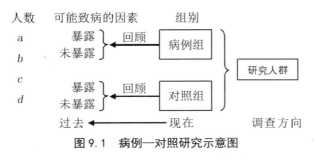

图9.1　病例—对照研究示意图

二、病例—对照研究的特点

病例—对照研究资料容易获取，工作量小、研究周期短，出结果快；但信息的获取通过回顾获得，有的暴露信息可能不真实，对照的选择容易产生偏倚，具有如下特点：

第一，病例—对照研究是一种回顾性的调查研究，研究者不能主动控制病例组和对照组对危险因素的接触（暴露），暴露与否在调查时已为事实。

第二，病例—对照研究是一种由果到因的回顾性调查，通过对两组人过去接触史的询问和病史记录调查收集信息，找出两组人对该病可疑危险因素的暴露史。

第三，病例—对照研究是一种分析性研究，通过与设立的对照组比较，说明某暴露史与疾病的关系。

三、病例—对照研究的衍生类型

随着流行病与统计学的发展，病例—对照研究在其经典的研究设计基础上衍生出了多种改进的、非传统意义的新方法，大大丰富和发展了病例—对照研究的内涵。

（一）巢氏病例—对照研究（nested case-control study）

将传统的病例—对照研究和队列研究（第十章）进行组合，在对一个事先确定好的队列进行随访观察的基础上，应用匹配病例—对照研究的设计思路选择病例和对照，再按匹配病例—对照研究的方法进行资料处理与分析。其实施方法为：

1. 确定某一人群作为研究队列；
2. 收集队列内每个成员的相关信息；
3. 随访一段预定的时间；
4. 确定随访期内发生的所研究疾病的全部病例组成；
5. 对每个病例抽取一定数量的对照构成对照组；
6. 按照匹配病例—对照研究做统计分析；
7. 获得研究结果并做出结论。

（二）病例—队列研究（case-cohort study）

同样也是将队列研究与病例—对照研究进行了结合设计。队列研究开始时，在队列中按一定比例随机抽样出一个有代表性的样本作为对照，观察结束时，队列中出现的所研究疾病的全部病例作为病例组，与上述随机对照组进行比较。病例—队列研究与巢式病例—对照研究的不同之处在于：对照是随机抽取的，不能与病例进行匹配；随机对照组中的成员如发生所研究的疾病，既作为对照又同时作为病例；可以同时研究几种疾病，不同的疾病有不同的病例组，共用一组对照。病例—队列研究适用于队列研究中随访一段时间后只发生了少量病人的研究，如继续队列研究获得所有研究对象的协变量资料做统计分析，需要花费大量资源，病例—队列研究根据这种情况进行了改进，使得研究可以继续进行下去。

（三）病例—病例研究（case-case study）

也称单纯病例研究（case only study），是近年来被广泛用于疾病病因研究中评价基因与环境交互作用的一种方法，仅通过某一疾病患者群体来评价二者间的交互作用。基本原理为：拟定某一患病人群作为研究对象，追溯每一成员环境暴露资料，收集病人的一般情况及其他信息，采集病人的生物标本，以具有某一基因型的病例作为类病例组，以无该基因型的病例作为对照组，调整其他协变量，分析基因型与环境暴露情况的交互作用。

第二节　研究设计与实施

一、研究对象选取

（一）病例的选择

病例的选择的原则是对于该病人应采用统一、公认的诊断标准，入选的病例均符合该病的定义和诊断标准，尽可能选用新病例，病例要求能够合作。

（二）对照的选择

对照的选择非常重要，从理论上讲，对照的设置是提供比较或参照作用的暴露率，以反映暴露因素对疾病的影响，如对照选择的不当，则会产生错误的结论。

对照的定义取决于病例的定义，被选择为对照的条件是不患被调查的疾病（可为其他疾病或健康人），病例与对照的暴露机会应均等。在疾病病因和危险因素研究中，对照可选用其他疾病的患者，但应避免选择的对照与病例的疾病在病因上相似，例如研究吸烟与某疾病的关系，如设置的对照组的病因也与吸烟有关系，可降低危险因素与研究疾病的效应。在预后研究中，对照可用同疾病的病人，有并发症的为病例，无并发症者为对照。

选择对照时必须考虑对照的代表性，对照与病例的可比性，以及可能出现的选择偏倚等。对照的选择应遵循四个目的：（1）排除选择偏倚；（2）缩小信息偏倚；（3）缩小不清楚或不能很好测量的变量引起的残余混杂（准确测量的混杂因素在分析阶段可以控制）；（4）符合真实性要求和逻辑限制的前提下使统计学检验效能到最大。

（三）病例和对照的来源

病例和对照的来源都可来自两方面：一是来自人群（社区）的调查。其优点是人群中包括了病情程度不同的病例，代表性较好；缺点是费时、费力、费钱、合作困难。另一来源是医院。其优点是研究对象容易获得、易于询问，所获信息完整、费用节省；缺点是病例组研究对象的病情较严重，疾病的危险因素较高，反映了病例组中病情严重人群的信息分布，易发生选择偏倚，如病例选自大医院，代表性更差。

病例和对照最好有同一来源，如同一医院，在报道研究的结果时，应报告病例和对照的来源。

二、病例与对照的匹配

选择对照时根据是否与病例进行匹配，可将病例—对照研究类型分为成组病例—对照设计和匹配病例—对照设计两种。成组病例—对照设计的病例和对照来自同一医院（或同地区）的两组人群。研究对象容易获得，但两组的某些因素在组间可能不均衡，容易造成暴露因素与疾病的关系被夸大或缩小，样本例数要求也较多。匹配病例—对照设计的匹配目的是尽可能使某些已知的混杂因素在对照和病例中一致，以控制混杂因素。一个病例配一个对照称为1∶1配对，一个病例配多个对照称为1∶M匹配，一般M不超过4。匹配的目的在于提高研究效率，每个研究对象提供的信息量增加了，所需样本例数小；其次在于控制混杂因素，所以匹配因素必须是一致的混杂因素或有充分理由怀疑为混杂因子的，否则会出现匹配过度（匹配因素可能是危险因素），掩盖了真正的影响因素。

三、样本量估计

病例—对照研究一般采用抽样研究。病例—对照研究中样本量的估算需考虑以下 4 个因素：（1）研究因素在对照组的暴露率 P_0；（2）相对危险度 RR，即暴露组与非暴露组发病率的比值 RR，由于病例—对照研究不能直接计算 RR，通常由优势比 OR 值来代替；（3）检验水准 α；（4）检验效能 $1-\beta$。

（一）成组病例—对照设计样本例数估计的计算公式

$$n_1 = \frac{(1+1/C)\overline{P}(1-\overline{P})\ (\mu_{\alpha/2}+\mu_\beta)^2}{(P-P_0)^2} \tag{9.1}$$

式中：n_1 为病例组样本例数；C 为对照组例数与病例组例数之比；$u_{\alpha/2}$，u_β 分别为 $\alpha/2$ 和 β 值对应的标准正态界值；P_1 为病例组的暴露率，P_0 为对照组的暴露率，$\overline{P}=P_0+P_1/2$，其中 P_1 计算公式为：

$$P_1 = \frac{OR \times P_0}{1+p_0 \times (OR-1)} \tag{9.2}$$

病例—对照研究样本量估算可以通过公式计算，也可以借助于 SAS、PASS、Epi Info 等统计软件完成。

例 9.1 某研究者做病例—对照研究，对照组的某因素暴露率（P_0）估计为 0.25，希望 $OR \geqslant 2$，要求双侧 $\alpha=0.05$，$\beta=0.10$，对照组与病例组例数相同，样本例数估计为多少？

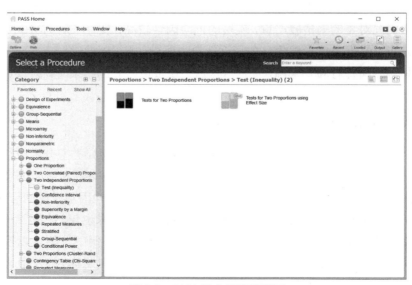

图 9.2　PASS 样本量计算界面

　　可借助于 PASS 15 软件实现，选择如图 9.2 中"Tests for Two Proportions"程序，再在弹出的图 9.3 对话框中输入样本量估算所需 4 个要素，在"Effect Size"的"Input Type"下选择"Odds Ratios"，同时加上病例组与对照组样本量之比，点击"Calculate"按钮，PASS 软件会自动输出每组所需的样本量。

　　计算结果 $n_0 = n_1 = 200$，各组样本例数至少要求为 200 例。

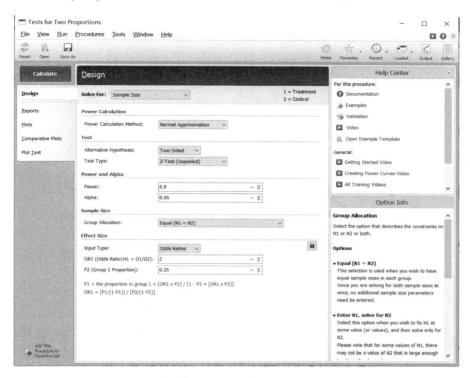

图 9.3　成组病例-对照研究 PASS 样本量计算界面

（二）配对病例—对照研究样本含量估计

1. 1：1 匹配设计。此时病例与对照暴露情况不一致的对子才是有意义的，Schlesselman 推荐的公式如下：

$$m = \frac{\left[u_{\alpha/2}/2 + u_{\beta}\sqrt{P(1-P)} \right]^2}{(P-0.5)^2} \tag{9.3}$$

　　式中：m 为结果不一致的对子数；$P = OR/(1+OR)$；$u_{\alpha/2}$, u_{β} 分别为 $\alpha/2$ 和 β 值对应的标准正态临界值。

　　需要的总对子数为：

$$M = \frac{m}{p_1(1-p_0) + p_0(1-p_1)} \tag{9.4}$$

　　式中：p_1 为病例组的暴露率，p_0 为对照组的暴露率。

$$p_1 = \frac{p_0 OR}{[1 + p_0(OR-1)]} \tag{9.5}$$

例 9.2 设某研究用 1∶1 的配对病例—对照研究，对照组某因素暴露率（p_0）估计为 0.3，OR 为 2，要求双侧 $\alpha=0.05$，$\beta=0.10$，需要多少样本例数？

可借助于 PASS 15 软件实现，选择"Tests for the Odds Ratio in a Matched Case-Control Design with Binary X"程序，在弹出的图 9.4 对话框中输入样本量估算所需要素。M_D 和 M_H 为每个对子中病例和对照的个数，分别输入 1；P_E 为估计的暴露比例，本例中 $P_0=0.3$，根据公式（9.5）计算 $P_1=0.46$，$P_E=(0.3+0.46)/2=0.38$；本例没有考虑协变量，R^2 输入 0。点击"Calculate"按钮，得到 M=186，各组例数至少需要 186 例。

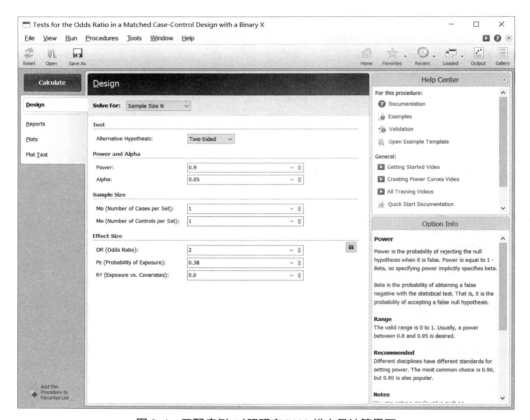

图 9.4 匹配病例-对照研究 PASS 样本量计算界面

2.1∶M 匹配设计。当病例来源有限时，为了提高把握度，可以增加病例与对照比达 1∶M，可用下列公式计算样本例数：

$$n_1 = \frac{\left[u_{\alpha/2}\sqrt{(1+1/C)P(1-P)} + u_\beta\sqrt{P_1(1-P_1)+P_0(1-P_0)/C}\right]^2}{(P_1-P_0)^2} \tag{9.6}$$

$$P = \frac{P_1 + CP_0}{1+C}, \quad n_0^{\cdot} = Cn_1$$

$$\overline{P} = (p_1 + Cp_0)/(1+C) \tag{9.7}$$

式中：n_1 为病例组样本例数，n_0 为对照组样本例数；$u_{\alpha/2}$，u_β 分别为 $\alpha/2$ 和 β 值对应的标准正态临界值；C 为对照组例数与病例组例数之比；P_1 为病例组的暴露率，P_0 为对照组的暴露率。P_1 的计算同公式（9.5）。

例9.3 某研究为 1：3 的配对病例—对照研究，对照组某因素的暴露率（P_0）估计为 0.3，OR 为 2，要求双侧 $\alpha = 0.05$，$\beta = 0.10$，样本例数估计为多少？

可借助于 PASS 15 软件实现，选择 "Tests for the Odds Ratio in a Matched Case-Control Design with Binary X" 程序，在弹出的图 9.5 对话框中输入样本量估算所需要素。M_D 和 M_H 为每个对子中病例和对照的个数，分别输入 1 和 3；P_E 为估计的暴露比例，本例中根据公式（9.5）计算 P_1=0.46，根据公式（9.7）计算 P_E=（0.46+0.3*3）/（1+3）=0.34；本例没有考虑协变量，R^2 输入 0。点击 "Calculate" 按钮，得到 M=130，病例组和对照组分别需要 130 例和 390 例。

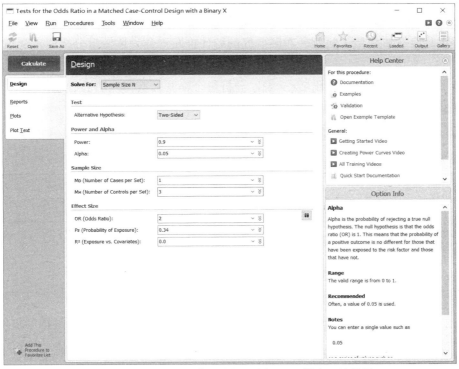

图 9.5　1：C 匹配病例-对照研究 PASS 样本量计算界面

实际研究中往往同时探索几个危险因素，每个因素有各自的 OR 和 P_0，计算样本例数时常采用最小的 OR 和适当的 P_0 进行估计，使得所有因素都能获得较高的检验效能。另外，病例组和对照组的例数可相等或不等，但两组例数相等时，检验效率最高。

四、资料的收集

病例—对照研究主要靠询问调查对象填写问卷收集信息资料,有时需要辅助以查阅档案、采样化验、实地查看或从有关方面咨询获得。病例组和对照组的调查方式、资料来源应一致,调查表的设计参见第七章。无论什么方法,都需要实行质量控制,以保证调查质量。如抽取一定比例的样本复查,然后进行一致性检验等。

第三节　常用统计分析方法

一、描述性分析

描述性分析为观察性研究统计分析的第一个步骤,对调查所得的数据进行初步的整理和归纳,以便找出这些资料的内在规律。病例—对照研究通常需要描述研究对象人数及各种特征的构成:例如性别、年龄、职业、出生地、疾病类型等,对于研究中可能的混杂因素,也要进行统计描述。主要借助各种数据所表示的统计量,如均数、百分比等,进行单因素分析。具体描述分析方法可参见第八章常用统计分析方法描述性分析部分。

二、统计推断

根据是否有协变量,病例—对照研究的统计推断可分为单变量分析和多变量分析。

（一）单变量分析

将每个暴露因素逐个列出 2×2 表,分析每个暴露因素与疾病的联系。

1. 非配对资料的分析

（1）将每个因素与病例组、对照组整理为 2×2 的频数表。

表9.1　非配对资料病例-对照研究的 2×2 表

组别	某因素暴露史		合计
	有	无	
病例组	a	b	$a+b$
对照组	c	d	$c+d$
合计	$a+c$	$b+d$	N

（2）计算疾病与暴露因素联系强度的指标。比值或优势（odds）是指某事件发生的可能性与不发生的可能性之比。在病例—对照研究中:

病例组暴露因素的比值:$\dfrac{a/(a+b)}{b/(a+b)} = \dfrac{a}{b}$

对照组暴露因素的比值:$\dfrac{c/(c+d)}{d/(c+d)} = \dfrac{c}{d}$

病例组与对照组的暴露比值之比称为比值比（odds ratio,OR）或优势比,公式如下：

$$OR = \frac{病例组的暴露比值}{对照组的暴露比值} = \frac{a/b}{c/d} = \frac{ad}{bc} \qquad (9.8)$$

优势比是指病例组中暴露于该因素者优势与对照组暴露者优势的比值，反映了疾病与暴露的关系。

（3）对样本 OR 是否具有显著性的检验可采用 χ^2 检验，计算公式如下：

$$\chi^2 = \frac{(ad-bc)^2(N-1)}{(a+b)(c+d)(a+c)(b+d)} \qquad (9.9)$$

自由度 $v=(2-1)(2-1)=1$，可采用 SAS 软件实现。

（4）OR 的 $100(1-\alpha)\%$ 置信区间估计。可利用 Miettinen 法估计 OR 的 $100(1-\alpha)\%$ 置信区间：

$$OR^{(1\pm u_{\alpha/2}/\sqrt{\chi^2})} \qquad (9.10)$$

置信区间范围内如不包括1，认为该 OR 在 α 水平上有显著性，即表示暴露因素与疾病的关系有统计学意义；当 OR 的置信区间下限值大于1，表示暴露因素是疾病的危险因素；当 OR 的置信区间的上限值小于1，表示暴露因素是疾病的保护因素。置信区间范围包括1，表示暴露与疾病的关系无统计学意义。

2.配对资料的分析

（1）资料的整理列入表 9.2 的四格表

表9.2　1∶1 配对病例—对照研究资料的 2×2 表

病例组暴露史	对照组暴露史		合计
	有	无	
有	a	b	$a+b$
无	c	d	$c+d$
合计	$a+c$	$b+d$	N

（2）计算疾病与暴露因素的联系强度指标

$$OR = \frac{病例（+）对照（-）的对子数}{病例（-）对照（+）的对子数} = \frac{b}{c} \qquad (9.11)$$

（3）检验样本 OR 是否具有统计意义，计算公式如下：

$$\chi^2 = \frac{(|b-c|-1)^2}{(b+c)}, \quad v=1 \qquad (9.12)$$

（4）OR 的 $100(1-\alpha)\%$ 置信区间估计

可利用 Miettinen 法估计 OR 的 $100(1-\alpha)\%$ 置信区间：

$$OR^{(1\pm u_{\alpha/2}/\sqrt{\chi^2})} \qquad (9.13)$$

如为 1∶2 的配对病例—对照研究资料，资料的整理如表 9.3。

表9.3　1：2配对病例—对照研究资料表

病例组暴露史	对照组暴露史		
	++	+-	--
+	a	b	c
-	d	e	f

依次按下列公式计算 OR 值、χ^2 检验、置信区间。

$$OR = \frac{b+2c}{2d+e} \qquad (9.14)$$

$$\chi^2 = \frac{[C-E(c)+b-E(b)]^2}{\mathrm{Var}(c)+\mathrm{Var}(b)}, \quad v = 3-2 = 1 \qquad (9.15)$$

c 的期望值 $E(c)=(c+d)/3$；c 的方差 $\mathrm{Var}(c)=2(c+d)/9$。

b 的期望值 $E(b)=(b+d)/3$；b 的方差 $\mathrm{Var}(b)=2(b+d)/9$。

OR 的 $100(1-\alpha)\%$ 的置信区间估计：

$$OR^{(1\pm u_{\alpha/2}/\sqrt{\chi^2})} \qquad (9.16)$$

（二）多变量分析

病例—对照研究常调查多个因素，有的因素为与暴露因素和疾病有关的混杂因素，如果混杂因素在组间不平衡，采用单因素的统计分析常可夸大或缩小暴露因素与疾病的相关联系。在混杂因素较少时可采用分层分组的 Mantel-Haenszel 方法平衡混杂因素的作用，但暴露因素与疾病的关系是非常复杂的，有的因素既可能是混杂因素，也可能是疾病的危险因素，另外在分层分组较多时，某些格子的频数减少，采用 Mantel-Haenszel 方法可造成 OR 的估计不合理和置信区间估计困难。此时，可采用 logistic 回归模型进行多变量的分析，筛选出主要危险因素，给出暴露与疾病的联系强度指标（OR）和置信区间。

三、SAS 统计软件实现

例9.4　欲研究胃癌与饮酒的关系，将每日饮酒量大于 100g 定义为暴露组，100g 及以下定义为非暴露组，资料如下：

表9.4　胃癌病例与对照的饮酒量比较

编号	每日饮酒量（g/天）	组别
1	＞100	病例组
2	＞100	对照组
…	…	…
719	≤ 100	对照组
720	≤ 100	对照组

对例9.5中的数据进行分析，可编写 SAS 程序如下：

（一）建立数据集

```
data eg9_5;
   input disease exposure @@;
cards;
1 1 0 1 … 0 0 0 0
;
run;
```

（二）数据整理，x^2 检验

```
proc freq data=eg9_5 order=data;
   tables disease*exposure/chisq;
run;
```

（三）计算优势比

```
proc logistic data= eg9_5 descending;
   model disease=exposure;
run;
```

步骤（一）为根据收集到的观测值建立 SAS 数据集，名称为 eg9_5；数据集中有两个变量 disease 为组别，其取值 0、1 分别代表对照组、病例组；exposure 为每日饮酒量，其取值 0、1 分别代表≤100g/天、>100g/天。步骤（二）将资料按暴露与结果整理为四格表，并进行 χ^2 检验。步骤（三）计算因素的优势比。

（四）结果解释

1. 例9.5数据整理及 χ^2 检验结果如下：

The FREQ Procedure

Table of disease by exposure

disease Frequency Percent Row Pct Col Pct	exposure		
	1	0	Total
1	87	75	162
	12.08	10.42	22.50
	53.70	46.30	
	48.33	13.89	
0	93	465	558
	12.92	64.58	77.50
	16.67	83.33	
	51.67	86.11	
Total	180	540	720
	25.00	75.00	100.00

Statistics for Table of disease by exposure

Statistic	DF	Value	Prob
Chi-Square	1	91.8519	<.0001
Likelihood Ratio Chi-Square	1	83.2463	<.0001
Continuity Adj. Chi-Square	1	89.8872	<.0001
Mantel-Haenszel Chi-Square	1	91.7243	<.0001
Phi Coefficient		0.3572	
Contingency Coefficient		0.3364	
Cramer's V		0.3572	

2. 优势比计算结果如下：

Odds Ratio Estimates

Effect	Point Estimate	95% Wald Confidence Limits	
exposure	5.800	3.964	8.487

由上述结果可见，暴露因素饮酒的OR值是5.800，$\chi^2 = 91.85, P<0.0001$，OR的95%置信区间是（3.964，8.487），饮酒与胃癌有关系。

（五）结论表述

本例暴露因素饮酒 $OR=5.80$，$\chi^2 = 91.85, P<0.0001$，OR 的95%置信区间为（3.964，8.487），可以认为饮酒与胃癌有关联关系，饮酒过量（>100g/天）的人更容易患胃癌。

四、敏感性分析

为评估结果的稳健性，研究中常进行敏感性分析，敏感性分析常见方式包括：对不同的数据集进行分析；采用不同的统计学分析方法；校正不同的混杂因素等。对于病例—对照研究，通常校正不同的混杂因素、对有争议的诊断方法采取不同标准的诊断等，需要注意的是，其他不同设定的结果只作为本研究的辅助结果，如果其他设定的结果与本研究设计下的设定结果相近，说明本研究设计下的评价结果稳健，如果结果相差比较大甚至相悖，则要怀疑本研究的设计可能存在问题。

思考题

某研究者在某人群胃食管反流病现况研究的基础上，随意挑选了30名胃食管反流病患者和30名正常人进行病例—对照研究。调查内容包括性别、年龄、身高、体重、饮酒、抽烟等因素，分析主要目的是探讨肥胖与胃食管反流病的关系。该研究者用单因素方法进行分析，结果显示胃食管反流病患病与年龄、体重指数（BMI）、高脂饮食等关联有统计学意义，与性别、饮酒、抽烟等无关。请问：

（1）该研究在设计上存在什么问题？

（2）该资料的统计分析存在什么问题？

（3）什么因素可能影响肥胖与胃食管反流病的关系，在该研究设计中存在哪些可能的混杂因素？

第十章 队列研究设计及统计分析

第一节 队列研究的概念与特点

一、基本概念

队列研究（cohort study）是将某一特定人群按是否暴露于某可疑因素或暴露程度分为不同的亚组，追踪观察两组或多组结局（如疾病）发生的情况，比较各组之间结局发生率的差异，从而判定这些因素与该结局之间有无关联及关联程度的一种观察性研究方法。队列研究是一种"由因寻果"的观察性研究。

队列研究中，研究的暴露因素（可能是病因或是与疾病有关的因素，统称为暴露因素）与疾病的时序关系清楚，能直接反映因果关系，对预后的探讨有实际的意义；在研究人群的定义、纳入标准、处理措施等影响因素与结果评定中可做到标准化，选择偏倚小；并且可以同时观察一种暴露与多种疾病的关系，直接计算发病率和死亡率。但队列研究时间较长，花费人力、物力、财力多，由于随访时间过长，依从性也难以保证，沾染、干扰、失访增加，有的研究对象的特征或暴露会发生改变，如吸烟者戒烟，从而影响到结果的正确性。

二、队列研究的特点

第一，研究的暴露因素有无在研究开始已经存在，研究者不能对研究对象进行随机分组和控制，暴露组和非暴露组的分组是自然形成的。

第二，研究开始时，暴露组和非暴露组都没有发生目标疾病或事件。

第三，有同期对照组和同期随访结果，属于群体的分析研究。

三、队列研究的类型

（一）前瞻性队列研究（prospective cohort study）

研究开始时暴露因素已存在，但两组人群均无研究疾病或事件发生，经过一段时间随访后，比较两组间目标疾病发生率或死亡率的差异，以便确定暴露与疾病的关系。前瞻性的队列研究属于群体研究，为获得较稳定的发病率，需要观察大量的人群和随访一定的时间，因此，前瞻性队列研究不适宜研究诱导期较长的疾病。

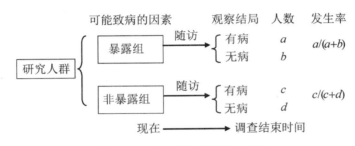

图 10.1　前瞻性队列研究示意图

（二）回顾性队列研究（retrospective cohort study）

也称历史性队列研究，即在研究开始时疾病和暴露都已发生，研究者以过去某个时间为开始点，按某个群体有暴露因素和无暴露因素分组，根据过去的记录随访，查出两组人群暴露与疾病的关系。由于回顾性队列研究取决于历史记录，资料的完整性和真实性将直接影响研究结果的可靠性和可行性。回顾性队列研究的优点是不需要长时间等待疾病的发生，因此研究的花费少，时间短，节省人力、物力，可迅速得到研究结果。

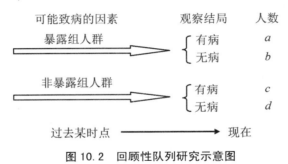

图 10.2　回顾性队列研究示意图

（三）双向性队列研究（ambispective cohort study）

也称混合性队列研究，即在历史性队列研究的基础上，继续前瞻性观察一段时间，是将前瞻性队列研究与历史性队列研究结合起来的一种模式，因此，双向性队列研究兼有前瞻性队列研究和历史性队列研究的优点，且相对地在一定程度上弥补了各自的不足。

第二节　研究设计与实施

一、研究对象选取

（一）暴露组的选择

应选择高暴露水平的人群。在研究暴露与疾病关联时，首先选择特殊暴露人群作为暴露组，特殊暴露人群是指某因素有高暴露水平的人群，如接触电离辐射、某化学药品等。在一般人群中选择暴露组，应选择暴露因素接触时间长、强度大的人群作为暴露人群，如 Doll 与 Hill 在"吸烟与肺癌"的研究中选择男性吸烟人群为暴露组。如研究冠心病的发病率与影响因素关系时，选择观察一般人群血脂水平、体力活动、家族史等因素为暴露因素。

（二）非暴露组（对照组）的选择

选择对照组时，需注意可比性，即对照组除未暴露于所研究的因素外，其他各种特征应尽可能与暴露组相似。常用的对照组有以下几种：

1. 内对照：先选择一研究人群，其中暴露于所研究因素的观察对象组成暴露组，其余即为非暴露组。内对照是队列研究比较理想的对照，除了暴露因素外，两组人群在其他特征上比较接近，可比性较强。如研究不同治疗方法（手术或化疗）与某病生存时间的关系时，在同一医院里选择用手术方法治疗该病的病人为暴露组，未用手术方法治疗的病人即为非暴露组。

2. 外对照：当选择特殊暴露人群作为暴露组时，需另外选择一个人群作为对照组，对照组除不暴露于特殊因素外，其他特征应与暴露组大致相似。如将具有可疑暴露因素的某工厂全体工人作为暴露组，而无该暴露因素的另一工厂工人作为非暴露组。

3. 总人口对照：不另外设立对照组，而是将暴露组的发病率或死亡率与总人口的相应发病率或死亡率进行比较。如利用全国的统计资料做比较。在用这种方法时，需注意总人口与暴露人群在时间、地理上的可比性，最好用暴露人群所在地区的总人口率来作比较，时间上也应一致。

4. 多重对照：用上述几种方法同时做对照，以减少只用一种对照带来的偏倚。

二、样本量估计

在暴露组和对照组样本量相同时，可按下式计算所需的样本例数。

$$n_1 = n_0 = \frac{(u_{\alpha/2}\sqrt{2PQ} + u_\beta\sqrt{P_0Q_0 + P_1Q_1})^2}{(P_1 - P_0)^2} \qquad (10.1)$$

式中：n_1 为暴露组样本例数，n_0 为对照组样本例数；u_α，u_β 分别为 α 和 β 值对应的标准正态临界值；P_1 和 P_0 分别为暴露组与对照组的发病率，Q_1 和 Q_0 为两组未发病率，$P = (P_0 + P_1)/2$，$Q=1-P$。

例 10.1 欲观察母乳中 IgG 抗体滴度高低与其婴儿在 6 个月后患呼吸道疾病的关系，进行队列研究。据有关资料估计相对危险度为 2.2，母乳中 IgG 抗体滴度高的婴儿呼吸道疾病发病率约为 0.38，设要求双侧 $\alpha = 0.05$，$\beta = 0.10$，试计算其样本量。

可采用 PASS 软件实现，程序如下：

首先选择 Proportion-Two Independent Proportions-Tests for two proportions(ratios)（图 10.3）。再在弹出的图 10.4 对话框中 input type 中选择 ratios，group allocation 选择 equal（N1=N2））。同时输入样本量估计所需 4 个要素，点击"Calculate"按钮，PASS 软件会自动输出每组所需的样本量。

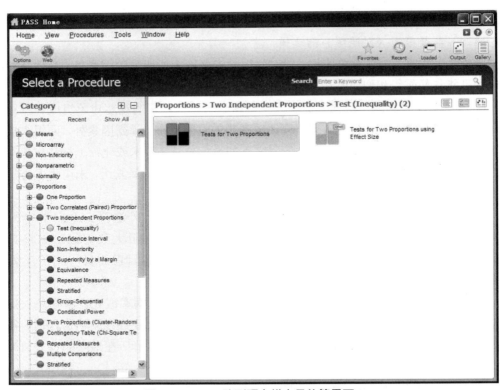

图 10.3 PASS 队列研究样本量估算界面 1

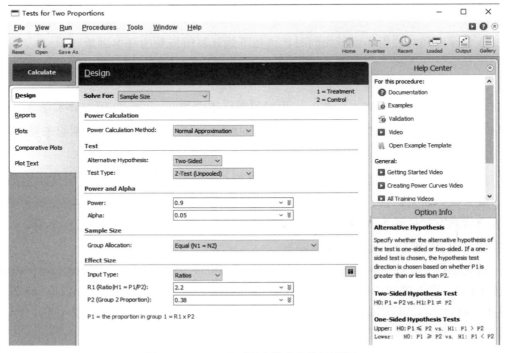

图 10.4 PASS 队列研究样本量估算界面 2

界面主要变量赋值说明：solve for sample size 为计算样本量；power 为 $1-\beta$；alpah 为 α；R1 为相对危险度；P2 为对照组的发病率。

计算结果 $n=19$，本研究暴露组与对照组各需要 19 例。

估计样本例数应注意：队列研究中失访难以避免，因此估计样本例数时应考虑失访率，防止在研究过程中因数量不足，影响结果的分析。通常在估计样本例数后再增加 20%；两组例数最好相等。

三、资料的收集

队列研究主要关注暴露与结局变量的关系。在研究对象随访之前研究者需要获得研究对象的暴露信息。此外还需采集其他协变量，如既往病史、吸烟、饮酒、生活习惯等，并在数据分析时采用统计学方法校正协变量，从而揭示暴露与结局的真正关联。上述基线资料可以通过查阅现有记录、访视、检验检查等方式完成。

在对结局变量收集时，应注意研究对象的随访。随访的目的在于确定研究对象是否仍然处于被观察之中，以确定分母的信息；确定观察对象的各种疾病事件，即得到分子的信息；进一步收集观察对象有关的暴露因素和混杂因素的资料。在前瞻性队列研究中，保持与研究对象的联系，是队列研究成功的关键之一。因研究对象的流动，造成了随访的困难。研究对象失访过多，如失访率达 20% 以上，研究的真实性会受到怀疑。　随访通常可用以下方法实施：特殊安排的随访，与随访人群保持联系。如定期家庭访视、电话询问、信访、定期健康检查、询问调查。特殊随访是目前用得较多的随访方法。根据疾病的潜伏期和诱导期的时间长短安排随访时间，通过常规登记和疾病登记资料来随访研究对象。

第三节　常用统计分析方法

一、描述性分析

在队列研究中，需要描述研究对象人数及各种特征的构成：例如性别、年龄、BMI、既往用药史等。此外，还需计算各种结局变量的发生率。

（一）资料和数据的整理

将每个暴露因素逐个列出 2×2 表，计算每个暴露因素和非暴露因素的发病率或死亡率。

表 10.1　暴露因素与疾病研究的 2×2 表

某因素	某疾病结果		合计
	有	无	
暴露组	a	b	N_1
对照组	c	d	N_0

暴露组的发病率＝$\dfrac{a}{N_1}$，非暴露组的发病率＝$\dfrac{c}{N_0}$。

（二）计算疾病与暴露因素的联系强度指标

1. 归因危险度（attributable risk，AR）：又称率差（rate difference，RD），表示暴露人群的发病率与非暴露人群发病率之差。其差值表示在暴露状态下比非暴露状态增加（或减少）的数量。

2. 归因危险度百分比（attributable risk percent，ARP 或 AR%）：说明暴露组由于暴露因素所致的发病占全部病因发病的百分比。

$$AR\% = \frac{P_e - P_0}{P_e} \times 100\% \qquad (10.2)$$

式中：P_e 为暴露组的发病率，P_0 为非暴露组的发病率。

3. 相对危险度（relative risk，RR）：又称危险度比（risk ratio），指暴露人群的发病率（或死亡率）与非暴露人群的发病率（或死亡率）之比。RR 表明暴露状态下发病的危险是非暴露状态下发病的倍数，具有病因学意义，是衡量暴露因素与疾病的强度关系的指标。有研究表明，当 RR＞2 时，暴露与疾病有一定的因果关系，RR＞4，暴露与疾病有肯定的因果关系。同时应计算 RR 的 95% 的置信区间。

$$RR = \frac{P_e}{P_0} \qquad (10.3)$$

式中：P_e 为暴露组的发病率，P_0 为非暴露组的发病率。

队列研究中，研究观察时间较长，其间人口有动态变化，可采取一定方法计算"暴露人年数"，才能计算发病率；否则，两组成员由于进入开始观察的时间不同，或因死亡、迁出及其他原因或早或晚地退出该组，而造成观察时间的不同，即各组成员的暴露时间不同，可使发病率出现误差。

二、统计推断

（一）检验样本的 RR 是否具有统计学意义

计算公式如下：

$$\chi^2 = \frac{(ad - bc)^2(N-1)}{(a+b)(c+d)(a+c)(b+d)} \qquad (10.4)$$

自由度 $v = (2-1)(2-1) = 1$，可采用 SAS 软件实现。

（二）RR 的 $100(1-\alpha)\%$ 置信区间估计

可利用如下公式估计 RR 的 $100(1-\alpha)\%$ 置信区间：

$$RR \times e^{-u_{\alpha/2}\sqrt{\frac{b/N_1 + d/N_2}{N_1 \quad N_2}}}, \qquad RR \times e^{u_{\alpha/2}\sqrt{\frac{b/N_1 + d/N_2}{N_1 \quad N_2}}} \qquad (10.5)$$

置信区间范围内如不包括 1，认为该 RR 在 α 水平上有统计学意义，即表示暴露因素与疾病的关联关系有统计学意义；置信区间范围包括 1，表示暴露与疾病的关联关系无统计学意义。

（三）多因素分析

队列研究常调查多个因素，有的因素只是与暴露因素和疾病有关的混杂因素，为能平衡多个混杂因素，筛选出主要危险因素及给出暴露与疾病的联系强度指标和置信区间，目前分析的队列研究的病因和危险因素与疾病关系的多因素统计方法可采用 logistic 回归模型。当结局事件率不低（>10%）时，logistic 输出的 OR 值直接当作 RR 的话，偏倚较大，此时应进行 OR 向 RR 的转换。若分析肿瘤病人的生存时间长短与多个危险因素的关系，可采用 Cox 回归模型。

例 10.2 续例 10.1。有人观察母乳中 IgG 抗体滴度高低与其婴儿在 6 个月后患呼吸道疾病的关系，进行队列研究，结果如下表：

表 10.2 母乳中 IgG 抗体滴度高低与 6 个月后婴儿患呼吸道疾病的关系

编号	IgG 抗体滴度	是否患呼吸道疾病
1	低	发病
2	高	未发病
…	…	…
41	低	未发病
42	高	未发病

对例 10.2 中的数据进行分析，可编写 SAS 程序如下：

（1）建立数据集

```
data eg10_1;
  input IgG disease @@;
cards;
1 1 0 0
…
1 0 0 0
;
run;
```

（2）数据整理

```
proc freq data=eg10_1 order=data;
  tables IgG*disease;
run;
```

（3）计算 AR、ARP

```
proc freq data=eg10_1 order=data;
  tables IgG*disease/out=b;
run;
```

```
data b1; set b;
    if IgG =1 and disease=1 then n1=count; else delete; keep n1;
run;
data b2; set b;
    if IgG =1 and disease=0 then n2=count; else delete; keep n2;
run;
data b3; set b;
    if IgG =0 and disease=1 then n3=count; else delete; keep n3;
run;
data b4; set b;
    if IgG =0 and disease=0 then n4=count; else delete; keep n4;
run;
data c;
    merge b1 b2 b3 b4;
run;
data c; set c;
    p1=n1/(n1+n2);p2=n3/(n3+n4);
    AR=put(100*(p1-p2),6.2)||"%";
    ARP=put(100*(p1-p2)/p1,6.2)||"%";
run;
proc print;
    var AR ARP;
run;
```

（4）χ^2 检验，RR 及其 95% 置信区间估计

```
proc freq data= eg10_1 order=data;
    tables IgG*disease/chisq relrisk;
run;
```

步骤（1）为根据收集到的观测值建立SAS数据集，名称为eg10_1；数据集中有两个变量IgG为母乳IgG抗体浓度，其取值0代表高剂量组，1代表低剂量组；disease为是否发病，其取值0、1分别代表未发病、发病。步骤（2）将资料按暴露与结果整理为四格表。步骤（3）计算AR、ARP。步骤（4）可进行χ^2检验，计算RR及其95%置信区间。

结果解释：

（1）例10.2数据整理结果如下：

The FREQ Procedure

Table of IgG by disease

IgG Frequency Percent Row Pct Col Pct	disease	1	0	Total
1		20 47.62 74.07 80.00	7 16.67 25.93 41.18	27 64.29
0		5 11.90 33.33 20.00	10 23.81 66.67 58.82	15 35.71
Total		25 59.52	17 40.48	42 100.00

（2）*AR*、*ARP* 计算结果如下：

Obs	AR	ARP
1	40.74%	55.00%

结果显示，本例母乳中IgG抗体滴度高的婴儿6个月后呼吸道疾病发病率为33.33%，母乳中IgG抗体滴度低的婴儿6个月后呼吸道疾病发病率为74.07%，*AR* = 40.74%；*ARP* 为55.00%，说明母乳中IgG抗体滴度低的婴儿由于该因素所致的发病占全部病因发病的55.00%。

（3）χ^2 检验，*RR* 及其 95%置信区间计算结果如下：

Statistics for Table of IgG by disease

Statistic	DF	Value	Prob
Chi-Square	1	6.6431	0.0100
Likelihood Ratio Chi-Square	1	6.6926	0.0097
Continuity Adj. Chi-Square	1	5.0598	0.0245
Mantel-Haenszel Chi-Square	1	6.4850	0.0109
Phi Coefficient		0.3977	
Contingency Coefficient		0.3696	
Cramer's V		0.3977	

Estimates of the Relative Risk (Row1/Row2)

Type of Study	Value	95% Confidence Limits	
Case-Control (Odds Ratio)	5.7143	1.4434	22.6223
Cohort (Col1 Risk)	2.2222	1.0501	4.7028
Cohort (Col2 Risk)	0.3889	0.1872	0.8079

Sample Size = 42

结果显示，$RR = 2.22$，$\chi^2 = 6.64$，$P = 0.0100$，RR 的 95%置信区间为（1.05，4.70），可以认为母乳中 IgG 抗体滴度高低与 6 个月后婴儿患呼吸道疾病有关系。

本例母乳中 IgG 抗体滴度高的婴儿 6 个月后呼吸道疾病发病率为 33.33%，母乳中 IgG 抗体滴度低的婴儿 6 个月后呼吸道疾病发病率为 74.07%；$AR = 40.74\%$，$ARP = 55.00\%$；$RR = 2.22$，其 95%置信区间为（1.05，4.70），可以认为母乳中 IgG 抗体滴度高低与 6 个月后婴儿患呼吸道疾病有关联关系，母乳中 IgG 抗体滴度较低的婴儿更容易患呼吸道疾病。

此外，在队列研究数据分析中，还可进行敏感性分析。敏感性分析的目的是验证分析结果的稳健性。在临床研究数据的统计分析中，敏感性分析并没有一个固定的形式，常用的敏感性分析方法包括：对不同的数据集进行分析；采用不同的统计学分析方法；校正不同的混杂因素等等。如果有可能且有必要采用敏感性分析，研究者需要将敏感性分析的结果逐一呈现，对比不同分析结果的差异并给出一定的解释和讨论。研究者最好对多种方式都进行一些尝试，并分析不同分组下结局的差异，以验证研究结果的稳健性。

思考题

某研究者欲采用队列研究观察乙肝病毒感染与原发性肝细胞癌发生的关系，该如何设计与实施？

（1）本研究的暴露因素与结局因素是什么？

（2）需要考虑哪些混杂因素的影响？

（3）样本量如何计算？

第十一章　医学科研论文的撰写

医学科研论文是整个医学科研工作的概括，但又不同于一般的工作总结报告，是科学研究实践的理论升华。首先它要有明确的论点、充分的科学论据和系统的论证过程，再者科研论文更讲究客观、准确和求是。一篇文章成功与否，选题和构思的水平固然重要，研究论文的撰写同样具有非常重要的地位。医学科研论文是临床和基础科研工作的总结，是建立在充足的证据和科学的推论之上的，因此，论文的撰写格式必须十分严谨。期刊编辑和审稿专家审阅稿件的工作量非常大，他们更愿意接受可读性强且易于编辑加工的稿件。

第一节　医学科研论文的基本格式

国际医学期刊编辑委员会（International Committee of Medical Journal Editors，ICMJE）制定发布的《生物医学期刊投稿的统一要求：生物医学出版物的写作与编辑》（Uniform Requirements for Manuscripts Submitted to Biomedical Journals: Writing and Editing for Biomedical Publications）包含了对医学科研论文写作准备的要求，这一"统一要求"提供的是适用于所有生物医学期刊稿件准备的普遍性指南。具体到某个期刊的特殊要求，一般都会在"作者须知"中提供相应的信息。对于不同类型的研究设计，已经制定了相应的报告指南（如表 11.1 所示），如随机对照试验作者应遵循 CONSORT 声明（Consolidated Standards of Reporting Trials），观察性研究作者应遵循 STROBE 声明（Strengthening the Reporting of OBservational studies in Epidemiology）等。本章将在第二至第五节对医学研究中常用的几种报告规范进行介绍。另外，"提高医疗卫生研究的质量和透明性工作网"（Enhancing the Quality and Transparency of Health Research

表 11.1　常见研究设计形式及其报告标准

研究设计形式	报告标准
动物实验研究	ARRIVE
随机对照试验	CONSORT
非随机对照研究	TREND
观察性研究 （队列、病例对照、横断面研究）	STROBE
诊断试验	STARD

Network，EQUATOR Network；http://www.equator-network.org/）整理并更新发布了各种研究设计类型的报告规范，是研究人员查找报告指南的很好的在线资源库。

对于《生物医学期刊投稿的统一要求：生物医学出版物的写作与编辑》中的稿件准备和撰写的普遍性原则，分为以下九个部分进行说明。

一、文题页

文题页应包括：

1. 文章题目。题目应该简洁、准确、醒目、重点突出，需指出采用何种研究设计类型，在撰写随机对照试验论文时题目尤其重要；

2. 每个作者的姓名和所属单位，某些期刊还刊印每个作者的最高学位；

3. 负责完成研究工作的单位和科室；

4. 各种声明（若有）；

5. 通讯作者。写明负责稿件通讯联系的作者的姓名、地址、电话和传真号码以及电子邮件；

6. 需要索取单行本时应联系的作者姓名及地址，或说明作者不提供单行本的声明；

7. 基金、设备、药品等各种形式资助的来源，即一般的项目资助，如国家自然基金等，也有期刊将这部分写在正文后面；

8. 页眉题目（Running title）。有些杂志要求提供一个简短的页眉或页脚题目，通常不超过 40 个字符（包括字母和空格），置于文题页的顶部或底部；

9. 字数。字数是只对正文所作的字数统计，通常包括背景介绍、方法、结果和讨论四部分内容；

10. 图、表的数目。部分期刊采用投稿系统，可以直接在投稿系统中说明图、表数目。

二、利益冲突声明页

为了避免作者利益冲突的信息被忽略或放错地方，需要把这方面的信息作为其中一部分内容放入文档。利益冲突声明应单列一页或几页，紧随在文题页之后，也有的将该部分内容放在文章正文后，具体放置位置可参考相应期刊的读者须知。

三、摘要和关键词

摘要应放在文题页之后，长度和格式的要求因期刊不同而不同，作者应遵循拟投期刊的格式要求书写摘要。结构式摘要适用于原创性研究和系统综述。摘要应提供以下内容：背景、目的、方法（包括研究对象或实验动物的选择、观察和分析方法）、主要研究结果（如果可能，提供具体的效应大小及其统计学意义）、主要结论和基金来源。应强调研究或观察中重要的新发现。而在报告随机对照研究中，摘要必须覆盖CONSORT所要求的基本项目，需要重点指出的是在摘要中必须注明该随机对照试验的注册号及注册机构。

由于摘要是论文中仅有的被许多电子数据库收录的实质性部分，并且是许多读者仅能阅读到的部分，因此作者需要认真撰写摘要，以使其准确地反映论文的内容，必须做到摘要是全文的精髓。

四、引言

提供研究背景或基本情况，即所研究问题的性质和重要性。明确说明研究或观察的目的或验证的假设。通常作为问题提出更能突出研究目的。应明确主要目的和次要目的，应描述任何预先所设定的亚组分析。仅列举直接相关的文献，不要包含所进行的研究中的数据或结论。

五、方法

方法部分应该仅包括制定研究计划和撰写研究方案时确定的信息，研究过程中获得的资料应在结果部分描述。

研究对象的选择和描述：清楚地描述观察或实验对象（病人或实验动物，包括对照）的选择方法，包括入选/排除标准以及对来源总体的描述。由于年龄和性别等变量与研究目的的关系并不总是很明确，因此如果研究涉及研究对象的年龄和性别时作者应予以解释说明，例如为什么只选择某一年龄段的研究对象，或为什么排除女性研究对象等。明确说明如何以及为何可用某种特定方法证明一个研究命题。当研究涉及如民族或种族等变量时，作者应说明如何设定和表示这些变量，并证明变量间的相关性。

技术信息：介绍研究方法、仪器（在括号中注明厂家名称和地址）和尽量详细的操作程序，以便他人能够重现实验，得到结果。对已经建立的方法，包括统计学方法（见下文），应给出参考文献；对已经发表但尚未被人熟知的方法，应提供参考文献并对该方法作简要描述；对新的或进行本质上改进的方法应予详述，说明采用它们的理由，并评估其局限性。准确地说明所使用的所有药物和化学试剂，包括通用名、剂量和给药途径。作者投寄系统综述类稿件时，应描述文献查找、筛选、数据提取及综合资料所采用的方法。这些方法在摘要部分也应简要介绍。

统计学：详细描述统计学方法，以便有读者能够通过原始数据验证所报告的结果。如若可能，应定量描述结果，并给出测量误差或某置信水平下的描述性指标，如置信区间。避免单纯依据统计假设检验的结果下结论，例如单独使用 P 值，这样无法说明效应大小的重要信息。实验设计和统计学方法所参照的文献应尽可能引用标准著作（注明页码）。应对统计学术语、缩略词和符号进行注解。需说明所使用的统计软件。

六、结果

在正文中按逻辑顺序描述结果，首先给出主要的或最重要的结果，并配合图表说明，需要注意的是，不要在正文中重复图表中的所有数据，仅需强调或概述最重要的观察结果。为了不影响正文的连贯性，附加材料和技术细节可在附录中描述，或在电子版上发表。在结果部分对数据进行概括总结时，数值结果不能仅仅是相对值（如百分数），必须同时给出计算相对值的绝对数，并说明数据分析所使用的统计方法。图表切忌过多，只选用能说明和支持文章论点的图表。若表格中项目很多，可用线图代替；图与表的数据不应重复。避免将统计学专业术语，例如"随机"（指随机化设计）、"正常""显著""相关"和"样本"等做非专业性使用。只要专业上认为合适，就应该从年龄、性别等变量的角度对数据进行分析。

七、讨论

着重强调研究中新的重要发现，以及由此得出的结论，切忌重复在前言或结果部分中已经给出的详细数据或其他信息。对于实验研究，比较好的做法是在开始讨论时对主要发现进行简要总结，然后探讨导致这些结果的可能机制或解释，并将该结果与其他相关的研究的结果进行比较和对照，并说明研究的局限性，最后对该结果对于未来研究和临床实践的意义进行讨论。将研究结论与开头交代的研究目的联系起来讨论，但应避免没有数据支持的结论，尤其应避免因经济利益而做出某些陈述。避免在工作尚未完成时就声明首创权。如果合理且有证据表明，可提出新的假设，但应清楚地表明这些是在某些证据支持下的新的假说。

八、参考文献

关于参考文献的总体考虑：尽管引用综述可引导读者获得大量相关文献，但综述并不能准确反映所引文章的原始工作情况。因此，应尽可能地向读者提供原始研究文献。另一方面，过多引用同一研究主题的原始文献会占用过多的印刷版面，可对少数关键性原始文献进行引用。避免将摘要作为参考文献。引用已被期刊接受但尚未发表的论文，应注明"正在印刷（in press）"或"即将出版（forthcoming）"，但应获得引用此类文章的书面同意材料及文章已被接受发表的证明材料。引用已投稿但尚未被接受的文章，也应获得书面同意材料，并应注明为"未发表资料"。避免引用"私人通信"，除非它提供了无法从公共渠道获取的重要信息。有些期刊会检查所有参考文献的准确性，有时文章刊出后也会出现一些引用错误。为尽量避免或减少此类错误，作者应使用电子文献资源如Pubmed或源文献的印刷版核实每一条参考文献。作者应负责检查以确保没有引用已经撤销的文献。

参考文献格式：参考文献的格式因期刊而异，一般的期刊都会在"作者须知"中提供相应的格式要求。目前，已有文献管理软件如EndNote、NoteExpress等可以方便地实现参考文献的格式管理，作者可以根据投稿需要在其参考文献的Styles选择相应的期刊。

九、表格和图

大多数期刊都有对于表格和图的具体格式要求。多数期刊要求表格为正规的三线统计表格，图应根据具体的研究目的和数据类型，选择适当的统计图进行表示，每个出现的表格和图在正文中都应进行相应的引用。

第二节　动物实验报告规范——ARRIVE 指南

为提高动物实验研究设计、分析和报告的质量，最大化研究报告的信息量并将不必要的研究降至最低程度（减少实验动物的使用），英国国际实验动物 3Rs 中心（National Center for the Replacement Refinement & Reduction of Animals in Research，NC3Rs）牵头提出并制定了动物实验研究报告指南（Animals in Research：Reporting *In Vivo* Experiments Guidelines，ARRIVE Guideline）。ARRIVE 指南制订的专家工作组由不同学科领域的研究人员、统计师、期刊编辑和研究资助机构等组成。工作组在 2009 年 6 月召开共识会议，讨论并形成 ARRIVE 指南的草案，之后针对指南的内容和措辞广泛征求科学界的意见，在此基础上整合形成了最终的 ARRIVE 指南清单。该指南最初于 2010 年 6 月在 PLOS Biology 上在线发表，现已被众多学术期刊、资助机构和学术团体所认可，研究人员可以在 NC3Rs 官方网站上找到 ARRIVE 指南相关的信息资源（https://www.nc3rs.org.uk/arrive-guidelines）。

ARRIVE 指南适用于涉及实验动物生物科学领域的任何研究，尤其适用于两个或多个实验动物组的比较研究，比较药物不同剂量的研究，或采用单一动物作为其自身对照的研究。指南中的大多数建议也适用于不含对照组的研究。该指南是一个包含 20 个条目的核对清单（表 11.2），具体评估内容包括动物的数量和特点（包括种类、品系、性别和基因），住所和饲养的细节，实验、统计和分析方法（包括使用随机来减少偏倚）等动物实验所必须报告的重要信息。该指南可用于动物实验研究者、同行评审专家、期刊编辑、资助机构等对文稿进行准备或评审，进而促进具有可重复性、透明性、全面性的高质量研究成果在科学界更广泛的交流。

表 11.2　ARRIVE 指南清单

报告项目	条目编号	建议
文题	1	尽可能对文章内容提供精确和简明的描述
摘要	2	研究背景、目的、所用动物的种系、关键方法、主要结果和结论
前言		
背景	3	a. 充分的科学背景（既往工作的相关参考文献），明确研究目的和背景，解释实验方法和基本原理
		b. 解释所用动物种类和模型的选择依据，阐述科学目的、适用范围，研究与人体生物学的关联程度
目的	4	清楚地描述研究的主要和次要目的，或者将被验证的具体研究假设
方法		
伦理声明	5	伦理审查权限的性质，相关执照[如动物（科学程序）法案1986]，与研究相关的国家或机构的动物护理和使用指南

表11.2续1

报告项目	条目编号	建议
实验步骤	7	对于每个实验或每个实验组（包括对照组），应提供所有实施过程中准确的详细资料。如： a. 何法（药物配方和剂量，给药部位和途径，麻醉镇痛药物的应用和监测，手术步骤，动物处死方法），提供所使用的任何专业设备的详细信息，包括供应商 b. 何时（实验日期） c. 何处（饲养笼、实验室和水迷宫） d. 何因（特定麻醉药、给药途径和药物剂量的选择缘由）
实验动物	8	a. 提供研究动物的详细资料，包括种类、品系、雌雄、发育阶段（年龄均值或中位数及其范围）和体重（均值或中位数及其范围） b. 提供进一步的相关信息，如动物来源、国际命名、遗传修饰状态（如基因敲除或转基因）、基因型、健康/免疫状况、未使用药物或未曾用于实验、和先前的实验使用等
饲养场所和 饲养	9	a. 饲养场所（如设备类型、无特定病原、笼舍类型、垫底材料、同笼动物数量、饲养鱼类水箱的形状和材料等） b. 饲养条件（如繁殖计划、光/暗周期、温度、鱼类的水质、饲养食物的种类、食物和水的获取和环境净化等） c. 实验前、中和后期动物福利有关的评估和干预
样本量	10	a. 特别说明实验中使用的动物总数和每个实验组中分配的动物数 b. 解释动物实验所需样本量的算法及计算公式 c. 如适用，标明每个实验的独立重复的动物数量
动物实验分组	11	a. 详细描述动物如何分配到各实验组的详细信息，包括随机化分组，如果进行配对，应介绍匹配条件 b. 描述各实验组对实验动物进行处理和评估的顺序
实验结果	12	明确界定主要和次要实验测量指标的评估（如细胞死亡、分子标记和行为改变）
统计方法	13	a. 提供每种分析所使用统计方法的详细信息 b. 特别说明每个数据集的分析单位（如单个动物、一组动物和单神经元） c. 描述用来评估数据是否满足统计学方法的假设及所采用的任何方法
结果		
基线数据	14	对于每个实验组，报告处理或测试前动物的有关特征和健康状况（如体重、微生物状况和未使用过药物或未曾用于实验）。这些信息常可用表格形式表示
数字分析	15	a. 报告进入每一项分析中每组的动物数量，报告绝对数（如10/20，而不是50%） b. 分析中未纳入的任何动物或数据，需说明原因

表11.2续2

报告项目	条目编号	建议
结果和评价	16	报告每一项分析的结果及精确度（如标准误或置信区间）
不良反应	17	a. 给出每个实验组所有重要不良反应的详细信息
		b. 描述为减少不良反应而对实验操作规程所作出的修改
讨论		
诠释/科学内涵	18	a. 解释结果时需考虑研究目的、假设、当前的理论和文献中的其他相关的研究
		b. 评价研究的局限性，包括造成偏倚的任何潜在来源，动物模型的局限性以及与结果相关的不精确性
		c. 描述该研究方法或研究发现对于替代、优化或减少动物使用（3R原则）的意义
概括/转化	19	评论是否或如何使本研究成果转化到其他物种或系统，包括与人体生物学相关的研究
基金支持	20	列出本研究涉及的所有资金来源（包括授权号）和研究资助者及其作用

第三节　随机对照试验报告规范——CONSORT 声明及其扩展

1993 年，由 30 位生物医学期刊编辑、临床试验专家、流行病学家和方法学家在渥太华举行了一次以开发一种新的评价 RCT 质量量表为目的的会议，但是结果发现所开发量表的条目由于试验报告的不规范而显得实用性不大，因此接下来讨论的重点转移到了如何改进 RCT 的报告质量。这次会议的成果之一是达成了 CONSORT 的前身之一——试验的标准化报告 (Standardized Reporting of Trials，SORT) 声明。同时期，另外一个小组的成员也在美国的加州进行了 RCT 报告方面的研讨会，达成了 CONSORT 前身的另一部分——Asilomar 提议。1996 年，在 JAMA 副主编 Drummond Rennie 的建议下，上述两个工作小组对 SORT 声明和 Asilomar 提议进行了合并，制定了 CONSORT 声明，并在 JAMA 上发表。而后在 2001 年和 2010 年分别进行了修订和更新，最终形成了包括一张含有 25 项条目的对照检查清单（表 11.3）和一张流程图（图 11.1）的 CONSORT2010 声明，该版本为目前的最新版，可从下列网址免费获取：http://www.consort-statement.org/。该声明可为各种随机对照试验提供指导，但主要针对最常用的两组平行随机对照试验。CONSORT2010 声明在 2010 年的 3 月 24 日由国际上的 8 本期刊同时发表，它们分别是 BMJ、Annals of Internal Medicine、BMC Medicine、Journal of Clinical Epidemiology、Obstetrics and Gynecology、Open Medicine、PLoS Medicine 和 Trials。目前，国际上 585 本生物医学期刊和 2 个主流的编辑组织如国际医学期刊编辑委员会（ICMJE）和世界医学编辑联合会（World Association of Medical Editors，WAME）对 CONSORT 给予官方支持，期刊的具体名单可从网站 http://www.consort-statement.org/about-consort/endorsers1 获知。另外，BMJ 和 Journal of Clinical Epidemiology 同时发表了一篇与 CONSORT 声明配套的"解释与详述"的论文，该文结合实际例子对声明中的条目给予了详细说明。CONSORT 声明的开发不仅能为作者报告平行组随机对照试验提供帮助，也可作为期刊编辑和同行审稿人审阅稿件的重要依据。

表 11.3　CONSORT2010——报告平行组随机试验的条目清单

论文部分/主题	条目编号	条目描述
文题和摘要	1a	文题能识别是随机对照试验
	1b	结构性摘要，包括试验设计、方法、结果、结论几个部分（具体的指导建议参见"CONSORT for abstracts"）
引言		
背景和目的	2a	科学背景和对试验理由的解释
	2b	明确研究目的和假设
方法		
试验设计	3a	描述试验设计（比如平行、析因），包括受试者分配入各组的比例
	3b	试验开始后对试验方法所作的重要改变（如合格受试者的挑选标准），并说明原因
受试者	4a	受试者合格标准
	4b	资料收集的场所和地点
干预措施	5	详述每组干预的细节（以便其他研究者能够重复）及实际实施情况，包括了实施时间和实施方式
结局指标	6a	完整而确切地说明预先设定的主要和次要结局指标，包括它们是在何时、如何测评的
	6b	如果在试验开始后对结局变量进行修改，必须说明原因
样本量	7a	如何确定样本量
	7b	必要时，解释期中分析及试验中止原则
随机化		
序列的产生	8a	产生随机分配序列的方法
	8b	随机方法的类型，任何限定的细节（如怎样分区组和各区组样本多少）
分配隐藏机制	9	用于执行随机分配序列的机制（例如按序编码的封藏法），描述干预措施分配之前为隐藏序列号所采取的步骤
实施	10	谁产生随机分配序列，谁招募登记受试者，谁给受试者分配干预措施

表 11.3 续

论文部分/主题	条目编号	条目描述
盲法	11a	若使用了盲法，需指明谁是干预的被盲者（例如受试者、干预给予者、结果评价者）以及如何设盲
	11b	如若涉及，描述每组干预的相似性
统计学方法	12a	用于比较组间主要和次要结局的统计学方法
	12b	附加分析的统计学方法，诸如亚组分析和校正分析
结果		
受试者流程图（极力推荐使用流程图）	13a	报告随机分配到每一组的受试者，接受治疗的例数以及进行主要结局分析的病例数
	13b	报告进行随机化分组后，各组脱落和被剔除的例数，并说明原因
受试者招募	14a	招募期和随访时间的长短，并说明具体日期
	14b	说明为何试验中断或停止
基线资料	15	用一张表格列出每组受试者的基线数据，包括人口学资料和临床特征
纳入分析的例数	16	各组纳入每一种分析的受试者数目（分母），以及是否按最初的分组分析
结局和估计值	17a	各组每一项主要和次要结局指标的结果，效应估计值及其精确性（如95%置信区间）
	17b	对于二分类结局，建议同时提供相对效应值和绝对效应值
辅助分析	18	报告所有其他进行的分析，包括亚组分析和校正分析，说明哪些是预先设定的，哪些是探索性的
危害	19	报告每组出现的所有危害或意外效果（报告方式可参考 CONSORT for harms）
讨论		
局限性	20	试验的局限性，报告潜在偏倚和不精确的原因，以及出现多种分析结果的原因（如果有这种情况的话）
可推广性	21	试验结果的可推广性（外部有效性及适用性）
解释	22	解释与结果须一致，平衡利害关系，并且考虑其他相关证据
其他信息		
试验注册	23	临床试验注册号以及注册机构名称
试验方案	24	如果有的话，在哪里可以获取完整的试验方案
资助	25	研究基金来源以及其他支持（如药物的供应），资助者在研究中的角色

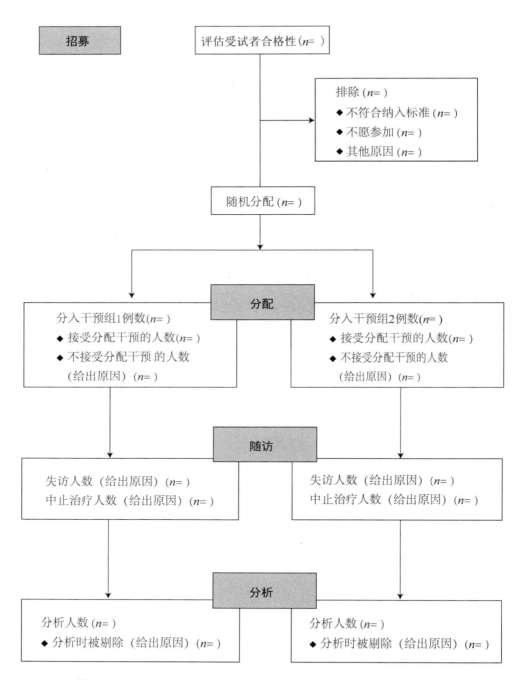

图 11.1　CONSORT2010——报告平行组随机试验不同阶段进展的流程图

　　非劣效/等效性试验设计的目的是评估试验药物的疗效是否不差于或相当于阳性对照药，目前在新药临床试验中被广泛应用。与传统的优效性试验相比，非劣效/等效性试验在试验设计、实施、分析和结果解读方面有其自身特点。为提高非劣效性或等效性试验的报告质量，由世界卫生组织的 Gilda Piaggio 博士领衔的一个工作组在 2006 年首次对 CONSORT 声明作了修改和增补，形成了非劣效性或等效性试验报告的条目清单。随后，在 CONSORT 2010 声明的基础上，结合近年来新的方法学进展，对非劣效/等效性试验报告的条目进行了更新。表 11.4 列出了最新版非劣效/等效性试验报告的条目清单，其中根据非劣效/等效性试验的特点进行增补或修改的内容主要涉及条目 1-2、4-7、12、17 和 22。非劣效性或等效性试验的研究流程图与 CONSORT2010 声明保持一致，见图 11.1。

表 11.4　非劣效性或等效性试验报告的条目清单——CONSORT2010 的扩展

论文部分和主题	条目编号	条目描述（根据非劣效性或等效性试验作了修改或增补）
文题	1a	题目中明确说明试验是一个非劣效性或等效性试验
摘要	1b	结构化摘要中，包括试验设计、方法、结果和结论等几个部分（具体的指导建议参见"非劣效性或等效性试验的摘要报告信息清单"）
引言		
背景和目的	2a	非劣效性或等效性设计的理论基础
	2b	特定的研究目的和研究假设，包括有关非劣效性或等效性的假设，指明选定非劣效性或等效性界值的理论基础
方法		
试验设计	3a	描述试验设计（比如平行、析因），包括受试者分配入各组的比例
	3b	试验开始后对试验方法所作的重要改变（如合格受试者的挑选标准），并说明原因
受试者	4a	受试者的入选标准（详细说明非劣效性或等效性试验的受试者是否与确立参照处理有效性的试验的受试者相似）
	4b	数据收集的场所和地点
干预措施	5	每个试验组要接受的干预措施的细节，详细说明非劣效性或等效性试验中用到的参照处理是否与以前确立有效性的试验中用到的处理相同（或非常相似），以及实际上他们是何时如何接受的干预
结局	6a	指明非劣效性或等效性结局，以及对主要结局和次要结局的研究假设是否是非劣效性或等效性或优效性作出清楚的定义。详细说明非劣效性或等效性试验中用到的结局是否与以前确立参照处理有效性的试验中用到的结局相同（或非常相似）
	6b	如果在试验开始后对结局变量进行修改，必须说明原因
样本量	7a	样本量是如何确定的，需要详细说明样本量的计算是否按照非劣效性或等效性标准，而且需要给出非劣效性或等效性界值
	7b	样本量主要应用于哪个（或哪些）结局，以及是否与非劣效性或等效性界值相关

表11.4续

论文部分和主题	条目编号	条目描述（根据非劣效性或等效性试验作了修改或增补）
随机化		
序列的产生	8a	产生随机分配序列的方法
	8b	随机方法的类型，任何限定的细节（如怎样分区组和各区组样本多少）
分配隐藏机制	9	用于执行随机分配序列的机制（例如按序编码的封藏法），描述干预措施分配之前为隐藏序列号所采取的步骤
实施	10	谁产生随机分配序列，谁招募登记受试者，谁给受试者分配干预措施
盲法	11a	若使用了盲法，需指明谁是干预的被盲者（例如受试者、干预给予者、结果评价者）以及如何设盲
	11b	如若涉及，描述每组干预的相似性
统计学方法	12a	用于对主要和次要结局进行组间比较的统计方法，指明是否用了单侧或双侧置信区间的方法
	12b	附加分析的统计学方法，诸如亚组分析和校正分析
结果		
受试者流程图（极力推荐使用流程图）	13a	报告随机分配到每一组的受试者，接受治疗的例数以及进行主要结局分析的病例数
	13b	报告进行随机化分组后，各组脱落和被剔除的例数，并说明原因
受试者招募	14a	招募期和随访时间的长短，并说明具体日期
	14b	说明为何试验中断或停止
基线资料	15	用一张表格列出每组受试者的基线数据，包括人口学资料和临床特征
纳入分析的例数	16	各组纳入每一种分析的受试者数目（分母），以及是否按最初的分组分析
结局和估计	17a	对于每一个主要和次要结局，列出每组的结果和估计的效应量及其精度（如95%置信区间）。对于非劣效性或等效性假设的结局，可以利用图形表示置信区间和非劣效性或等效性界值
	17b	对于二分类结局，建议同时提供相对效应值和绝对效应值
辅助分析	18	报告所有其他进行的分析，包括亚组分析和校正分析，说明哪些是预先设定的，哪些是探索性的
危害	19	报告每组出现的所有危害或意外效果（报告方式可参见"危害CONSORT 声明"）
讨论		
局限性	20	试验的局限性，报告潜在偏倚和不精确的原因，以及出现多种分析结果的原因（如果有这种情况的话）
可推广性	21	试验结果的可推广性（外部有效性及适用性）
解释	22	对结果进行解释，考虑非劣效性或等效性假设。若某结局指标的研究假设是非劣效，而得到优效性结论，需给出转换的理由
其他信息		
试验注册	23	临床试验注册号以及注册机构名称
试验方案	24	如果有的话，在哪里可以获取完整的试验方案
资助	25	研究基金来源以及其他支持（如药物的供应），资助者在研究中的角色

　　单病例随机对照试验（N-of-1 trials，简称 N-of-1）是一种基于单个病例或者一系列的（a series of）单个病例进行随机、多周期二阶段交叉设计的研究方案，常用于比较两种干预（或药物）的疗效，近年来被越来越多地应用于临床研究。N-of-1 是 RCT 的一种，可为个体患者的治疗决策提供有力的证据，其设计方案适用于非自限性、病情较为稳定且需长期服药的疾病，特别是病情稳定的慢性病。

　　为提高 N-of-1 的报告质量，2009 年，由临床试验方法学家、报告指南开发者和项目协调员组成的国际指导委员会主持了 N-of-1 的报告标准 CENT 声明（CONSORT extension for reporting N-of-1 trials）的开发研制工作，最终形成了 CENT 2015 条目清单（表 11.5）。CENT 2015 对 CONSORT 2010 的 25 个条目中的 14 个（条目 1-6、8、12-14、16-19）进行了修改和增补，最终共包括 44 个子条目。N-of-1 的受试者可能是单个病例，也可能是一系列的单个病例，对于系列 N-of-1 的特殊报告要求，条目清单在相应位置作了针对性补充说明。CENT 2015 推荐系列 N-of-1 使用研究流程图（图 11.2），流程图包括招募、纳入、完成和分析四个部分。CENT 国际指导委员会同时提供了与 CENT 2015 相配套的一份"解释与详述"文档，文档结合实际例子对清单中的条目提供了详细说明。CENT 2015 声明及其"解释与详述"文档均同时发表在 2015 年 5 月的 BMJ 和 Journal of Clinical Epidemiology 上。

表 11.5　CENT2015 条目清单——CONSORT2010 的扩展

论文部分和主题	条目编号	条目描述（根据 N-of-1 或系列 N-of-1 的特点作了修改或增补）
文题和摘要	1a	文题能识别是"N-of-1"或"系列 N-of-1"
	1b	具体的指导建议参见"CENT 摘要报告指南"
引言		
背景和目的	2a.1	科学背景和对试验理由的解释
	2a.2	使用"N-of-1"的理由
	2b	明确研究目的或假设
方法		
试验设计	3a	描述试验设计，计划实施的阶段数，每个阶段的时间（如果合适，应该包括磨合期和洗脱期） 系列 N-of-1：是否每一个参与者实施 N-of-1，及如何实施，并解释系列设计
	3b	试验开始后对试验方法所作的重要改变（如合格受试者的挑选标准），并说明原因
受试者	4a	诊断或疾病，诊断标准，合并症，和同时给予的治疗 系列 N-of-1：受试者合格标准
	4b	数据收集的场所和地点
	4c	试验是否代表一个研究，如果是这样，是否得到机构伦理的批准
干预措施	5	详述每个阶段干预方法的细节以使他人能够重复，包括何时、如何实施的
结局指标	6a.1	完整而确切地说明预先设定的主要和次要结局指标，包括它们是在何时、如何测评的
	6a.2	结局评价工具的描述和测量性能（效度和信度）
	6b	如果在试验开始后对结局变量进行修改，必须说明原因
样本量	7a	如何确定样本量
	7b	必要时，解释期中分析及试验中止原则

表 11.5 续

论文部分和主题	条目编号	条目描述（根据 N-of-1 或系列 N-of-1 的特点作了修改或增补）
随机化		
序列的产生	8a	治疗阶段的顺序是否随机及其理论，产生随机分配序列的方法
	8b	合适时，说明随机方法的类型，任何限定的细节（如配对、区组）
	8c	完整的，预先设定的阶段序列
分配隐藏机制	9	用于执行随机分配序列的机制（例如按序编码的封藏法），描述干预措施分配之前为隐藏序列号所采取的步骤
实施	10	谁产生随机分配序列，谁招募登记受试者，谁分配受试者
盲法	11a	若使用了盲法，需指明谁是干预的被盲者（例如受试者、干预给予者、结果评价者）以及如何设盲
	11b	如若涉及，描述每组干预的相似性
统计学方法	12a	用于汇总数据、比较各组主要和次要结局指标的统计学方法
	12b	系列 N-of-1：个体试验数据的定量合成方法，包括亚组分析、校正分析，以及如何评价参与者之间的异质性（报告多个试验合并的具体指南，请参照 PRISMA 声明）
	12c	说明残留效应、阶段效应和个体内相关的统计学方法
结果		
受试者流程图（强烈建议）	13a.1	完成的阶段数量和阶段序列，任何不同于原计划的变化及原因
	13a.2	系列 N-of-1：纳入和接受分配的参与者数量，用于主要结局指标分析的参与者数量
	13b	各组治疗分配后参与者的丢失和排除，并说明原因
受试者招募	14a	确定招募期和随访期的具体日期
	14b	是否有阶段提前停止，和/或是否试验提前停止，并说明原因
基线资料	15	用一张表格列出每组受试者的基线数据，包括人口学资料和临床特征
分析的人数	16	各种干预中，纳入分析的阶段数量
		系列 N-of-1：如果进行定量合成分析，说明用于合成数据的试验数量
结局及估计值	17a.1	各个阶段给出主要和次要结局指标的结果，并建议给出显示数据的图形
	17a.2	每个主要和次要结局指标的效应估计值及其精度（如 95%置信区间）
		系列 N-of-1：如果开展定量的合成分析，计算每组主要和次要结局指标的效应值及其精度
	17b	对于二分类结局，建议同时提供相对效应值和绝对效应值
辅助分析	18	其他分析的结果，包括残留效应、阶段效应和个体内相关的分析
		系列 N-of-1：亚组分析和敏感性分析
危害	19	各种干预出现的所有危害或意外效应（具体的指导建议参见"危害 CONSORT 声明"）
讨论		
局限性	20	试验的局限性，报告潜在偏倚和不精确的原因，以及出现多种分析结果的原因（如果有这种情况的话）
可推广性	21	试验结果的可推广性（外部有效性及适用性）
解释	22	解释与结果须一致，平衡利害关系，并且考虑其他相关证据
其他信息		
试验注册	23	临床试验注册号以及注册机构名称
试验方案	24	如果有的话，在哪里可以获取完整的试验方案
资助	25	研究基金来源以及其他支持（如药物的供应），资助者在研究中的角色

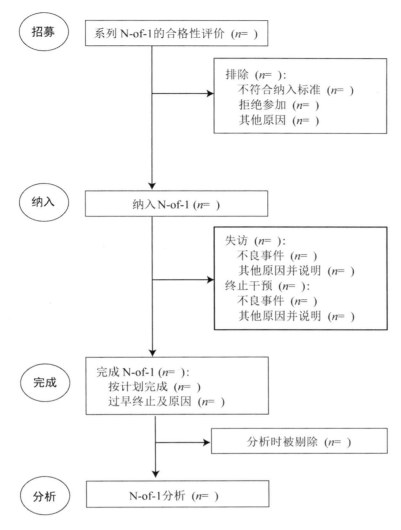

图 11.2 系列 N-of-1 的 CENT 流程图

第四节 观察性研究报告规范——STROBE 声明

流行病学观察性研究是应用观察法客观地记录某些现象的现状及相关特征，以评估潜在的有害暴露对个体健康或公共卫生的影响、描述疾病或治疗模式的现状、分析某种治疗的罕见或远期不良反应、确定疾病致病因素的一类研究。透明、准确地报道观察性研究的设计、实施、分析和结果对于评价研究论文的学术水平和应用价值具有重要意义。为了给观察性研究报告提供指导，避免观察性研究报告中重要信息缺失或含混不清等现象，2004年，一个由方法学家、研究人员及期刊编辑组成的国际性合作小组——STROBE 工作组成立，就三种主要的流行病学观察性研究（即队列研究、病例对照研究、横断面研究）的报道内容拟订出声明草案。同年9月，小组在英国布里斯托尔召开为期2天的研讨会，会上讨论并制定了观察性研究报告规范，即加强流行病学中观察性研究报告质量（Strengthening the Reporting of Observational Studies in Epidemiology，STROBE）声明第1版，并将其公布在 STROBE 官方网站（https://www.strobe-statement.org/index.php?id=strobe-home）上，随后又分别在2005年4月、2005年9月和2007年10月对声明进行了3次修订，以使其更加全面、细致、科学、合理。最新版（即2007年修订版）的 STROBE 声明同时发表在了 Journal of Clinical Epidemiology、Lancet、Epidemiology、Bulletin of the World Health Organization、Preventive Medicine、BMJ、PLoS Medicine 和 Annal of Internal Medicine 等医学期刊上。与 STROBE 声明相配套的"解释与详述"文章提供了详细的不同清单条目的方法学背景和报告范例，读者可在 PLoS Medicine、Annals of Internal Medicine 和 Epidemiology 等期刊网站上免费获得。

　　STROBE 声明是指流行病学中采用三种主要设计（队列研究、病例—对照研究和横断面研究）的观察性研究报告应纳入的条目清单。它由 22 个条目组成（见表 11.6），其中的 18 个条目通用于上述三种研究设计，其余 4 个条目（条目 6、12、14 和 15）则根据设计类型而定，相应条目的全部或部分内容在三种设计类型之间不同。读者可以在 STROBE 网站获得三种设计类型对应的条目清单。目前，STROBE 声明已被 120 多种医学期刊采纳，国际医学期刊编辑委员会亦将其写入《向生物医学期刊投稿的统一要求》，这对提高观察性研究报告质量、扩大论文及期刊影响力发挥了重要作用。

表 11.6　STROB 声明——报告观察性研究的条目清单

论文部分	条目	建议
文题和摘要	1	(a)在题目或摘要中用常用术语表明研究所采用的设计
		(b)在摘要中对所做工作和获得的结果作一个简明的总结
引言		
背景/原理	2	解释研究的科学背景和原理
目的	3	阐明具体研究目的，包括任何预先设定的假设
方法		
研究设计	4	尽早陈述研究设计的关键内容
研究设置	5	描述研究机构、研究地点及相关资料，包括招募的时间范围、暴露、随访和数据收集等
参与者	6	(a)队列设计描述纳入标准，参与者的来源和选择方法，随访方法
		病例对照设计描述纳入标准，病例和对照的来源及确认病例和选择对照的方法，病例和对照选择的原理
		横断面设计描述纳入标准，参与者的来源和选择方法
		(b)队列设计对于配对设计，应说明配对标准及暴露和非暴露的人数
		病例对照设计对于配对设计，应说明配对标准和每个病例配对的对照数
变量	7	明确定义结局、暴露、预测因子、可能的混杂因素及效应修饰因素，如果相关，给出诊断标准
数据来源/测量	8*	对每个有意义的变量，给出数据来源和详细的测量方法。如果有一个以上的组，描述各组之间测量方法的可比性

表 11.6 续

论文部分	条目	建议
偏倚	9	描述解决潜在偏倚的方法
样本大小	10	描述样本量的确定方法
定量变量	11	解释定量变量是如何分析的。如果相关，描述分组的方法和原因
统计学方法	12	(a)描述所用的所有统计方法，包括减少混杂因素的方法
		(b)描述所有分析亚组和交互作用的方法
		(c)解释如何解决数据缺失
		(d)如果相关：队列设计描述解决失访问题的方法；病例对照设计描述如何对病例和对照进行配对；横断面设计描述考虑到抽样策略的分析方法
		(e)描述所用的敏感性分析方法
结果		
参与者	13*	(a)报告研究各阶段参与者的人数，如可能合格的人数、参与合格性检查的人数、证实合格的人数、纳入研究的人数、完成随访的人数及完成分析的人数
		(b)解释在各阶段参与者退出研究的原因
		(c)考虑使用流程图
描述性数据	14*	(a)描述参与者的特征（如人口统计学、临床和社会特征）以及暴露和潜在混杂因素的相关信息
		(b)描述就每一个待测变量而言缺失数据的参与者人数
		(c)队列设计总结随访时间（如平均随访时间和全部随访时间）
结局数据	15*	队列设计报告随时间变化的结局事件数或综合指标
		病例对照设计报告各种暴露类别的人数或暴露综合指标
		横断面设计报告结局事件数或综合指标
主要结果	16	(a)报告未校正的估计值，如果相关，给出混杂因素校正后的估计值及其精确度（如95%置信区间）。阐明按照哪些混杂因素进行了校正以及选择这些因素进行校正的原因
		(b)如对连续变量进行分组，要报告每组观察值的范围
		(c)对有意义的危险因素，最好把相对危险转化成针对有意义的时间范围的绝对危险度
其他分析	17	报告进行过的其他分析，如亚组分析、交互作用分析和敏感性分析
讨论		
关键结果	18	根据研究目的概括关键结果
局限性	19	讨论研究的局限性，包括潜在偏倚或不准确的来源。讨论任何潜在偏倚的方向和大小。
解释	20	结合研究目标、研究局限性、多重分析、相似研究的结果和其他相关证据，谨慎给出一个总体的结果解释
可推广性	21	讨论研究结果的普适性（外推有效性）
其他信息		
资金来源	22	提供研究资金的来源和资助机构在研究中的作用，如果相关，提供资助机构在本文基于的初始研究中的作用

注：*在病例—对照研究中，分别给出病例和对照的信息，如果相关，在队列研究和横断面研究中给出暴露组和非暴露组的信息。

第五节　诊断试验准确性研究报告规范——STARD清单

诊断试验准确性研究是指在用参考试验或"金标准"确诊的患者和非患者的样本中实施的一种评价研究，其目的是评价某种诊断试验区分患者和非患者人群的真实性，有时也称为准确性。诊断试验准确性的评价常采用灵敏度、特异度、预测值、似然比及ROC曲线下面积等指标来描述。完整、准确的研究报告是评估诊断准确性研究结果的内部有效性（潜在偏倚）和外部有效性（适用性）及其在实践中应用可能性的重要前提。为加强研究报告的透明度及完整性，提高研究报告质量，2003年，一个由包含研究人员、临床流行病学家和期刊编辑在内的国际指导委员会开发了诊断准确性研究报告规范（Standards for Reporting Diagnostic Accuracy Studies，STARD），称为STARD 2003，它是一个由25项条目组成的清单，列出了所有诊断准确性研究都应报告的内容，涵盖研究设计、场所、研究对象选择、待评价诊断方法参考标准的测量及原理、数据分析和结果部分的关键要素。STARD还强烈推荐使用流程图来说明研究设计和研究对象的诊断流程。自发布以来，STARD 2003已被300余家生物医学期刊推荐使用。为更加全面地指导诊断准确性试验的规范报告，STARD指导委员会在2015年对STARD2003清单及流程图进行了重新修订和完善，并将其同时发表在BMJ、Radiology和Clinical Chemistry上。STARD 2015的清单（表11.7）条目增至30项，与2003版相比，STARD 2015在研究假设、样本量估算、试验预期用途和作用、研究的局限性、前瞻性诊断试验的提前注册等方面要求提供更明确的细节。新版流程图见图11.3，要求包括招募研究对象、开展目标试验和参考标准试验、明确两种试验的结局等。

表11.7　STARD2015清单

部分与主题	条目编号	建议
标题或摘要	1	标题或摘要中描述出至少一种诊断准确性研究的计算方法（如灵敏度、特异度、预测值、或AUC）
摘要	2	包括研究设计、方法、结果和结论在内的结构化摘要（具体指导参见STARD摘要）
引言	3	科学和临床背景，包括待评价诊断方法和预期用途和作用
	4	研究目的和假设
方法 研究设计	5	是在完成待评价诊断方法和参考标准检测之间采集数据（前瞻性研究），还是之后（回顾性研究）？
研究对象	6	入选排除标准
	7	如何识别潜在的合格研究对象（症状、之前的检查结果、注册登记数据库）
	8	何时、何地入选潜在的合格研究对象（机构、场所和日期）
	9	研究对象是否连续的、随机的入组还是选取方便样本

表11.7续

部分与主题	条目编号	建议
试验方法	10a	充分描述待评价诊断方法的细节，使其具备可重复性
	10b	充分描述参考标准的细节，使其具备可重复性
	11	选择参考标准的原理（如果存在其他备选的参考标准）
	12a	描述待评价诊断方法的最佳截断值或结果分类的定义和原理，区分截断值是否为预先设定的还是探索性的
	12b	描述参考标准的最佳截断值或结果分类的定义和原理，区分截断值是否为预先设定的还是探索性的
	13a	待评价诊断方法的检测人员或是读取结果人员是否知晓研究对象的临床资料和参考标准的结果
	13b	参考标准的评估者是否知晓研究对象的临床资料和待评价诊断方法结果
分析	14	用于评估诊断准确性的估计或比较方法
	15	如何处理待评价诊断方法或参考标准的不确定结果
	16	待评价诊断方法或参考标准中缺失数据的处理方法
	17	任何关于诊断准确性变异的分析，区分是否为预先设定的还是探索性的
	18	预期样本量及其确定方法
结果		
研究对象	19	使用流程图报告研究对象的入选和诊断流程
	20	报告研究对象的基线人口学信息和临床特征
	21a	报告纳入的研究对象的疾病严重程度分布
	21b	报告未纳入的研究对象的其他诊断的分布
	22	报告实施待评价诊断方法和参考标准的时间间隔，及期间采取的任何临床干预措施
试验结果	23	比照参考标准的结果，使用四格表来展示待评价诊断方法的检测结果（或分布）
	24	报告诊断准确性的估计结果及其精度（如95%置信区间）
	25	报告实施待评价诊断方法或参考标准期间出现的任何不良事件
讨论		
	26	研究的局限性，包括潜在的偏倚来源，统计的不确定性及外推性
	27	实际意义，包括待评价诊断方法的预期用途和临床应用
其他信息		
	28	研究注册号及注册名称
	29	能够获取完整研究方案的地方
	30	研究经费和其他支持的来源；经费赞助者的角色

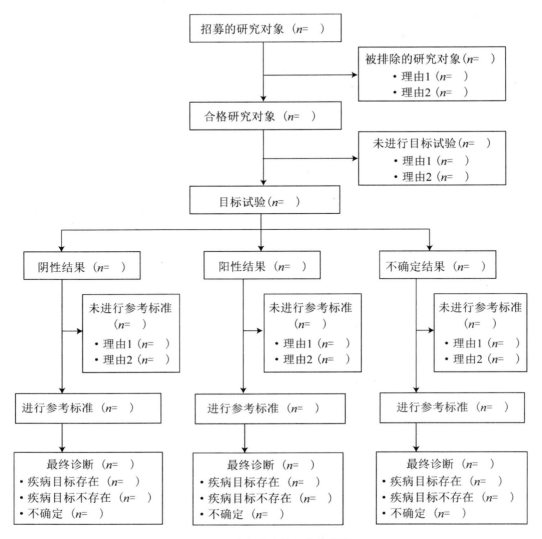

11.3 诊断准确性研究流程图

参考文献

1.Christopher M. Booth, Safiya Karim, William J. Mackillop. Real-world data: towards achievingthe achievable in cancer care[J]. Nat Rev Clin Oncol, 2019, 16(5):312-325.

2.Rachel E. Sherman, Steven A. Anderson, Gerald J. Dal Pan, et al. Real-world evidence - what is it and what can it tell us?[J]. N Engl J Med, 2016, 375(23):2293-2297.

3.Sunita Vohra, Larissa Shamseer, Margaret Sampson, et al; CENT Group. CONSORT extension for reporting N-of-1 trials (CENT) 2015 Statement[J]. J Clin Epidemiol, 2016, 76:9-17.

4.Patrick M. Bossuyt, Johannes B. Reitsma, David E. Bruns, et al; STARD Group. STARD 2015: an updated list of essential items for reporting diagnostic accuracy studies[J]. BMJ, 2015, 351:h5527.

5.Kenneth F. Schulz, Douglas G. Altman, David Moher. CONSORT 2010 Statement: updated guidelines for reporting parallel group randomised trials[J]. BMJ, 2010, 340:c332.

6.Carol Kilkenny, William J. Browne, Innes C. Cuthill, et al. Improving bioscience research reporting: the ARRIVE guidelines for reporting animal research[J]. PLoS Biol, 2010, 8(6):e1000412.

7.Jin ZC., Yu DH, Zhang LM, et al. A retrospective survey of research design and statistical analyses in selected Chinese medical journals in 1998 and 2008[J]. PLoS One, 2010, 5(5):e10822.

8.Xu L., Li J., Zhang M., et al. Chinese authors do need CONSORT: reporting quality assessment for five leading Chinese medical journals[J]. Contemp Clin Trials,2008, 29(5):727-731.

9.Erik von Elm, Douglas G Altman, Matthias Egger, et al; STROBE Initiative. The Strengthening the Reporting of Observational Studies in Epidemiology (STROBE) statement: guidelines for reporting observational studies[J]. Lancet, 2007, 370(9596):1453-1457.

10.Don C. Des Jarlais, Cynthia Lyles, Nicole Crepaz; TREND Group. Improving the reporting quality of nonrandomized evaluations of behavioral and public health interventions:

the TREND statement[J]. Am J Public Health, 2004, 94(3):361-366.

11. Iris Pigeot, Juliane Schafer, Joachim Rohmel, et al. Assessing non-inferiority of a new treatment in a three-arm clinical trial including a placebo[J]. Stat Med, 2003, 22(6):883-899.

12. Patrick M. Bossuyt, Johannes B. Reitsma, David E. Bruns, et al. The STARD statement for reporting studies of diagnostic accuracy: explanation and elaboration[J]. Ann Intern Med, 2003, 138(1):W1-12.

13. Zhang J, Yu KF. What's the relative risk? A method of correcting the odds ratio in cohort studies of common outcomes[J]. JAMA. 1998, 280(19):1690-1691.

14. John M. Lachin. Biostatistical methods: the assessment of relative risks[M]. New Jersey: John Wiley & Sons, Inc., 2011.

15. U.S. Department of Health and Human Services Food and Drug Administration, Center for Drug Evaluation and Research (CDER), Center for Biologics Evaluation and Research (CBER). Enrichment Strategies for Clinical Trials to Support Determination of Effectiveness of Human Drugs and Biological Products Guidance for Industry[S].2019.

16. U.S. Department of Health and Human Services Food and Drug Administration, Center for Drug Evaluation and Research (CDER), Center for Biologics Evaluation and Research (CBER). Adaptive Designs for Clinical Trials of Drugs and Biologics Guidance for Industry[S]. 2018.

17. U.S. Department of Health and Human Services Food and Drug Administration, Center for Drug Evaluation and Research (CDER), Center for Biologics Evaluation and Research (CBER). Master Protocols: Efficient Clinical Trial Design Strategies to Expedite Development of Oncology Drugs and Biologics Guidance for Industry[S]. 2018.

18. FDA. Guidance: Use of real-world evidence to support regulatory decision-making for medical devices[S]. 2017.

19. ICH E9: Statistical Principles for Clinical Trials[S]. 1998.

20. ICH E6: Guideline for Good Clinical Practice[S]. 1996.

21. ICH E3: Structure and Content Of Clinical Study Reports[S]. 1995.

22. 赵丽君, 李宏田, 段蜚藩, 等. 最小化随机分组方法介绍及其 SAS 实现[J]. 中国生育健康杂志, 2018, 29(2):5-9.

23. 孙鑫, 谭婧, 唐立, 等. 重新认识真实世界研究[J]. 中国循证医学杂志, 2017(2): 126-130.

24. 文天才, 刘保延, 何丽云, 等. 最小化随机算法形式化定义与优化[J]. 中国数字医学, 2017(11):105-108.

25.陶立元,张华,赵一鸣.临床研究中的动态随机分组及应用过程[J].中华儿科杂志, 2016, 54(11):807.

26.陈平雁.临床试验中样本量确定的统计学考虑[J].中国卫生统计,2015, 32(4):727-731.

27.CCTS 工作组,贺佳.临床试验统计分析计划及统计分析报告的考虑[J].中国卫生统计, 2015, 32(3):550-552.

28.CCTS 工作组,夏结来.非劣效临床试验的统计学考虑[J].中国卫生统计, 2012, 29(2):270-274.

29.王倩,金丕焕.动态随机化在临床试验中的应用[J].中华预防医学杂志,2005, 39(1):51-53.

30.刘玉秀,姚晨,杨友春,等.随机化临床试验及随机化的 SAS 实现[J].中国临床药理学与治疗学,2001, 6(3):193-195.

31.宇传华.ROC 分析方法及其在医学研究中的应用[D].西安:第四军医大学(博士论文),2000.

32.陈峰,夏结来.临床试验统计学[M].1 版.北京:人民卫生出版社,2018:37-40,46-50, 174-183.

33.陈世耀,刘晓清.医学科研方法[M].人民卫生出版社,2017.

34.孙颖浩,贺佳.临床研究设计与实践[M].1 版.北京:人民卫生出版社,2017:61-62.

35.彭晓霞,唐讯.临床研究设计[M].4 版.北京:北京大学医学出版社,2017:143-147.

36.陈峰,于浩.临床试验精选案例统计学解读[M].1 版.北京:人民卫生出版社,2015: 90,137.

37.孙振球,徐勇勇.医学统计学[M].4 版.北京:人民卫生出版社,2015.

38.沈红兵,齐秀英.流行病学[M].8 版.北京:人民卫生出版社,2013.

39.邓伟,贺佳.临床试验设计与统计分析[M].1 版.北京:人民卫生出版社,2012:49-61.

40.贺佳.医学科研设计与统计分析[M].上海:第二军医大学出版社,2010.

41.闫永平,陈薇.临床流行病学[M].北京:人民卫生出版社,2009.

42.胡良平.科研课题的研究设计与统计分析[M].北京:军事医学科学出版社,2009.

43.方积乾.卫生统计学[M].6 版.北京:人民卫生出版社,2008.

44.赵耐青,陈峰.卫生统计学[M].北京:高等教育出版社,2008.

45.丁元林,高歌.卫生统计学[M].案例版.北京:科学出版社,2008.

46.贺佳,陆健.SAS8.2 统计软件应用教程[M].北京:人民卫生出版社,2006.

47.周晓华. 诊断医学中的统计学方法 [M]. 宇传华, 译. 北京：人民卫生出版社，2005.

48.李立明. 流行病学[M]. 北京：人民卫生出版社，2003.

49.孙振球. 医学统计学[M]. 2 版. 北京：人民卫生出版社，2002.

50.梁万年. 医学科研方法学[M]. 北京：人民卫生出版社，2002.

51.王仁安. 医学实验设计与统计分析[M]. 北京：北京医科大学出版社，2000.

52.苏炳华. 新药临床试验统计分析新进展[M]. 上海：上海科学技术文献出版社，2000.

53.刘玉秀，洪立基. 新药临床研究设计与统计分析[M]. 南京：南京大学出版社，1999.

54.CDE. 真实世界证据支持药物研发的基本考虑（征求意见稿）[S]. 2019.

55.吴阶平医学基金会中国胸部肿瘤研究协作组. 真实世界研究指南[S]. 2018.

56.CFDA. 关于深化审评审批制度改革鼓励药品医疗器械创新的意见[S]. 2017.

57.CFDA. 药物临床试验的生物统计学指导原则[S]. 2016.

58.CFDA. 临床试验数据管理工作技术指南[S]. 2016.

59.CFDA. 化学药物临床试验报告的结构与内容技术指导原则[S]. 2005.